바르거나 붙여서 치료하는
천연물 패치요법

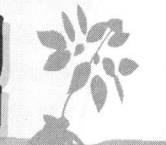
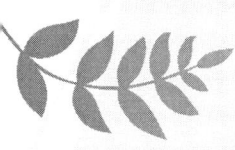

한의학박사 신민교, 노영득, 신창호 공저

Traditional Herb Medicine
based External therapy
of Incurable diseases

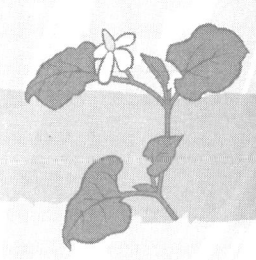

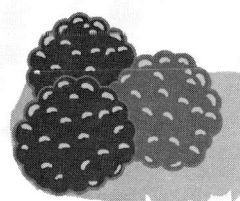

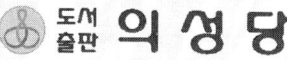

Traditional Herb Medicine based External therapy of Incurable diseases

Author :
MIN-KYO SHIN, O.M.D.,Ph.D. (E-mail : smk6837@hanmail.net)
YOUNG-DEUK RHO, O.M.D.,Ph.D.
CHANG-HO SHIN, C.M.D.,Ph.D.

First published 2008
publisher Dae-Gyeong Kim
Eui Seung Dang publishing Co.

Address : 159-40, Hwagok 8-dong, Gangseo-gu, Seoul Korea
Tel : 82-2-2666-7771~5
Fax : 82-2-2607-6071
E-mail : esdang@hanmail.net
Home page : www.esdang.com

price : ₩ 35,000
ISBN : 978-89-88676-83-7-93510

Copyright 2008 by Eui Seung Dang publishing Co.
All right reserved. No part of this book may be reproduced of transmitted in any form or by any means, electronic or mechanical, including photocopying, or by any information storage and retrieval system, without the written permission of publisher, except where permitted by law.

머 리 말

  21세기 인류의 질병은 매우 복잡난해하게 발생되고 있다. 따라서 동서고금의 이론을 토대로 이들 질병에 대한 예방이나 치료에 대하여 많은 연구가 집중되고 있기는 하지만 어떤 알 수 없는 미생물에 의한 질병인 암 병이나 난치병 치료에 있어서는 아직 만족할만한 해결책이 없어 의료인의 일원으로서 매우 안타깝게 생각한다.
  현대과학문명과 서양의학 역시 고도로 발전되었다고는 생각하나 아직 해결할 수 없는 인류의 질병들이 헤아릴 수 없이 많은 것을 어찌하면 될까? 이는 아무래도 현대문명이 가져다주는 각종의 공해가 남발되기 때문이 아니겠는가? 그리하여 금세기에 들어와서 온 세계 인류가 '자연식과 친환경적 생활 운운…' 하는 부류가 가속화로 늘어가고 더 더욱 문명의 발달 이전의 세계를 그리워하고 추구하는 경향을 볼 수 있다.
  특히 현대의학에서 암 병을 치료하는데 동원되고 있는 화학요법이나 방사선요법 그 어느 것도 암을 퇴치하는데 확실한 것이 과연 얼마나 있다고 생각하는가? 공연한 삶의 시간과 가정 경제의 파탄만 가져오고 결국에는 허망하게 인생을 마치게 되는 사람이 수 없이 많음을 주변에서 보고 듣기란 그리 어렵지 않은 게 현실이 아닌가 생각된다.

화학요법이나 방사선요법 또는 현대의 항암제 투여로 식욕이 떨어지고 머리가 빠지며 온 몸의 기운이 떨어지는 등의 부작용은 무서운 암에 의한 고통보다 치료의 후유증으로 시달려야 하는 것이 더더욱 안타깝기만 할 따름이다.

따라서 그저 안타까워만 할 것이 아니라 늦었지만 이제라도 부작용이 없이 자연의 법칙 대로 순응해 가면서 새로운 한방 패치요법으로 치료를 시행한다면 얼마나 다행일까 하는 생각이 든다.

그러므로 저자 등은 이러한 문제는 동양의 전통의약으로 해결하지 않으면 안 되겠다는 생각에서 신민교 박사가 출간한바 있는 「최신전통약물외치임상」을 독자들이 쉽게 이해하고 응용할 수 있도록 크게 수정하고 대폭 증보하여 공동으로 펴내는 것이다.

우리가 그동안에는 질병을 치료하거나 예방하고자 할 때, 입으로 먹거나 마셔서 소화관을 통하여 약리효과를 병소에 흡수, 전달시키거나 주사요법 등의 수단이 주종을 이루어 왔다.

그러나 여기서는 그러한 방법에서 탈피하여 생체의 피부표면이나 장부경락에 직접 처방약물을 바르거나 붙여주어 삼투작용을 통한 약리작용이 직접 병소에 전달됨으로서 질병의 치료나 예방을 할 수 있는 새로운 의학혁명적인 치료법으로 생로병사에 이바지하고자 하는 것이다.

저자 등은 이 치료법이야말로 21세기에 가장 적절한 패치요법이라고 확신하므로 난치병이나 어떤 알 수 없는 미생물에 의한 질병이라고 일컫는 각종의 암 병이라고 하더라도 훌륭한 치료효과를 얻을 수 있다.

　또한 패치요법의 연원과 이론 및 처방구성, 또는 처방별로 참고 문헌 등을 주석을 붙여두어 처방을 이해하는 데에 편리하도록 하였다.

　특히 이 책에서 예시한 처방들은 역대명의들의 경험적인 처방을 참고로 하고 실제적으로 임상활용이 가능한 내과, 부인과, 근골과(筋骨科), 외과, 악성종양과 등의 질환 군으로 나누어 수록하였다.

　또한 이 책에 예시한 처방구성의 약물들은 보편적으로 활용하는 것 외에 내복하기가 어려운 것들을 외용으로 치료하는 방법으로서 특히 독성이나 부작용 및 불량한 반응이 적은 약물들로 구성하였음을 밝혀둔다.

　특히 이 책은 입원환자를 대상으로 임상에 쉽게 활용할 수 있도록 기술하였을 뿐만 아니라 외래환자에게도 새롭게 시도할 수 있는 "패치요법"이라고 확신하는 바이다.

　따라서 이러한 패치요법을 기존의 임상치료에 겸하여 활용하여 줌으로서 좀 더 나은 임상에 활성을 갖게 될 뿐만 아니라 더욱 많은 질병퇴치에 도움이 되리라 믿는 바이다.

　이 책에서 부족한 내용들은 독자들의 더욱 많은 임상결과로 승화시켜 주었으면 하는 마음 간절하다.

2008년 3월 2일

편자 식

일러두기

여기의 패치요법 신기술은 한의원이나 한방병원에서 기존의 임상하는 방법에 새로운 방법을 추가로 활용할 수 있도록 엮은 간단한 패치요법의 지침서가 되도록 하였다.

이 책에서 제시된 패치 처방들은 실제 임상에 활용하여도 되는 내과, 부인과, 근골과(筋骨科), 외과 또는 각종의 악성종양과 등으로 편술하였다.

이 책에는 임상적 병명을 적고 그 밑에 처 방, 조제법, 효능 및 주치, 임상시술 등의 순으로 간단하게 기술하고 참고 및 주의사항과 아랫부분에 각주를 붙여 내용을 이해하는 데 도움이 되도록 하였다.

처방 속의 용량은 'g'으로 표시하였으나 모두 외용하는 처방이므로 절대적 용량이 될 수 없으므로 시술자의 재량에 맡기기로 한다.

이 책에 예시한 처방의 구성된 약품들은 시술자의 편이를 도모하기 위하여 시장에서 구입하기 쉽거나 직간접적으로 채취가 가능한 것들로서 동일 병명에 치료방 1, 치료방 2 등으로 적어두어 역시 시술자의 자유로운 선택을 유도하였다.

목 차

PART 1.
한약 패치요법 개요 • 13
1. 특 징 • 16
2. 병기와 속성 • 17
3. 병증과 계절 • 18
4. 표본의 병증과 완급 이해 • 19
5. 패치요법 • 20
6. 경혈의 선택과 약물의 효과 • 22
7. 용제의 선택과 약물의 효능 • 23
8. 약물의 서상 • 27
9. 전통약물에 의한 발독시술 및 관리 • 28
10. 상용 처방 • 30
11. 치 법 • 30

PART 2.
내과 질환에 대한 패치임상 • 31
1. 감기 예방 처방 • 32
2. 비뉴 치료방 • 33
3. 만성 기관지염 치료방 • 34
4. 효천 치료방 • 36
5. 폐농양 치료방 • 38
6. 실음 치료방 • 40
7. 기혈허약 치료방 • 42
8. 양허 치료방 • 44
9. 심근경색・협심증 치료방 • 45
10. 고혈압・현훈 치료방 • 49
11. 저혈압 치료방 • 60
12. 당뇨병 치료방 • 61
13. 안면신경마비 치료방 • 63
14. 안면경련 치료방 • 68

15. 중풍 치료방 • 69
16. 만성 위염 치료방 • 71
17. 식적 치료방 • 72
18. 제적 치료방 • 73
19. 복창 치료방 • 74
20. 황달 치료방 • 76
21. 만성 간염 치료방 • 77
22. 급성 담낭염·담석증 치료방 • 87
23. 간경화·복수 치료방 • 93
24. 맹장염 치료방 • 104
25. 두통 치료방 • 108
26. 불면 치료방 • 112
27. 전광 치료방 • 113
28. 전간 치료방 • 114
29. 오십견 치료방 • 116
30. 갑상선종대 치료방 • 118
31. 유정 치료방 • 124
32. 유뇨 치료방 • 126
33. 급만성 신장염 치료방 • 132
34. 방광염 치료방 • 133
35. 비뇨기계결석 치료방 • 135
36. 만성 전립선염 치료방 • 137
37. 전립선비대 치료방 • 138
38. 배뇨곤란 치료방 • 140
39. 학질 치료방 • 141
40. 변비 치료방 • 142

PART 3.

부인과 질환에 대한 패치임상 • 145

1. 월경부조 치료방 • 146
2. 월경불통 치료방 • 148
3. 통경 치료방 • 148
4. 일체어혈 치료방 • 154
5. 자궁근종 치료방 • 155
6. 자궁경관염 치료방 • 158
7. 임신오조 치료방 • 159
8. 유산 치료방 • 161
9. 산후허약 치료방 • 165
10. 산후 자궁출혈 치료방 • 166
11. 산후 어혈 치료방 • 167
12. 산후 패혈증 치료방 • 169
13. 산후 전신통 치료방 • 170
14. 산후 요통 치료방 • 171
15. 유즙불통 치료방 • 172
16. 유즙과다 치료방 • 173
17. 산후 배뇨곤난 치료방 • 173
18. 산후 요실금 치료방 • 182
19. 유방종통 치료방 • 183
20. 자궁하수 치료방 • 186

PART 4.
근골과 질환에 대한
패치임상 • 189

1. 절상어혈종통 치료방 • 190
2. 연조직손상 치료방 • 197
3. 급성 연조직손상 치료방 • 200
4. 타박손상 치료방 • 212
5. 경추 연조직손상 치료방 • 217
6. 신허요통 치료방 • 218
7. 한습요통 치료방 • 219
8. 요추 디스크 치료방 • 220
9. 좌골신경통 치료방 • 223
10. 혈종 치료방 • 226
11. 골절종통 치료방 • 229
12. 건초염 치료방 • 230

PART 5.
외과 질환에 대한
패치임상 • 237

1. 통풍 치료방 • 239
2. 풍습통 치료방 • 240
3. 만성 풍습관절통 치료방 • 242
4. 족근통 치료방 • 243
5. 임파선결핵 치료방 • 250
6. 이하선염 치료방 • 259
7. 대상포진 치료방 • 268
8. 단독 치료방 • 279
9. 족선 치료방 • 281
10. 두선 치료방 • 283
11. 각선 치료방 • 284
12. 건선=우피선 치료방 • 285
13. 완선=신경성 피부염 치료방 • 288
14. 화상 치료방 • 294
15. 탕상 치료방 • 299
16. 탕화상 치료방 • 302
17. 피부궤양 치료방 • 312
18. 백전풍 치료방 • 319
19. 수족군열 치료방 • 321
20. 치창 치료방 • 325
21. 탈항 치료방 • 328
22. 염창 치료방 • 330
23. 음낭습진 치료방 • 333
24. 습진 치료방 • 337
25. 개창 치료방 • 345
26. 개선충창 치료방 • 346
27. 계안 치료방 • 349
28. 모낭염 치료방 • 354
29. 고환염 치료방 • 356
30. 정창종독 치료방 • 359
31. 아창종독 치료방 • 365
32. 무명종독 치료방 • 366
33. 옹종혈종 치료방 • 369
34. 옹종창양 치료방 • 370

35. 옹저 치료방 • 380
36. 절종 치료방 • 385
37. 욕창 치료방 • 393
38. 창구불렴 치료방 • 397
39. 농포창 치료방 • 398
40. 좌창=면포 치료방 • 400
41. 주사비 치료방 • 404
42. 혈전·정맥류 치료방 • 406
43. 아장풍 치료방 • 412
44. 다한 치료방 • 415
45. 반독 치료방 • 416
46. 비자 치료방 • 419
47. 액취 치료방 • 420
48. 독사교상 치료방 • 422

PART 6.
악성종양과 질환에 대한
패치임상 • 429

1. 뇌종양 치료방 • 431
2. 임파선암 치료방 • 434
3. 갑상선암 치료방 • 440
4. 피부암 치료방 • 442
5. 비인암 치료방 • 449
6. 아은암 치료방 • 451
7. 식도암 치료방 • 452
8. 유방암 치료방 • 456
9. 폐암 치료방 • 462
10. 간암 치료방 • 465
11. 위암·췌장암 치료방 • 472
12. 흉복수암 치료방 • 474
13. 복강암 치료방 • 475
14. 자궁경암 치료방 • 477
15. 신장암 치료방 • 482
16. 방광암 치료방 • 485

PART 1.
한약 패치요법 개요

도 양의학에서의 전통약물의 치료법에는 일반적으로 내복요법, 약침요법, 즉 혈위(穴位) 주사요법 및 외치임상 등이 있다.
전통약물의 외치임상이란 광범하여 대개 약액으로 닦아서 치료하는 법, 약액에 몸을 담가서 치료하는 법, 약액을 끓여 그 증기에 쐬는 법, 약물을 봉대나 자루에 담아 뜨겁게 가열하여 찜질하는 법, 약물을 짓찧거나 개서 붙이는 법 등등의 여러 가지의 질병을 치료하는 방법으로서 이미 그 유래가 오래되었으며 치료효과 역시 괄목할 만한 것들이 매우 많다. 그러나 여기서는 그 가운데서 첩부요법에 해당되는 패치임상을 위주로 전개하고자 하였다.

대개 질병들이 인체의 체표로부터 감염되므로 이를 치료하고자 하는 의사로서도 당연히 체표를 치료하는 것이 마땅하다고 생각한다. 그러므로 먼저 인체의 피부표면인 체표를 취하는 것이다.

질병은 또한 인체내부에서 발생하여 그 형상이 체표인 피부표면에 나타나게 되는 경우도 있는데 이 또한 인체외부인 체표를 통하여 내부의 질병을 치료할 수 있는 것이다.

또한 체표에 나타난 질병이라고 하더라도 내복으로 치료가 어려운 경우에는 직접 피부 경락이나 당처에 붙이거나 발라서 치료하는 것이 편리한데서 착안된 훌륭한 임상기술로서 저자 등은 이를 "패치요법"이라 명명하였다.

패치약물의 처방구성은 예부터 기성의 탕제나 혹은 환제의 처방구성법에 근거를 둔 것이다.

임상시술 과정에서 효과가 뛰어난 탕제나 환제는 일반적으로 모두 고약이나 혹은 분말형식으로 조제하여 인체표면에 붙이거나 발라 사용할 수가 있다.

그러므로 의사 자신이 임상경험과 그 기술에 의하여 처방을 자유롭게 구성할 수 있고 기성처방에 대한 제한을 받지 않는다는 장점이 있는 것이다. 다시 말하자면 기성의 처방을 그대로 임상에 응용하거나 아니면 새로운 처방을 구성하여 사용할 수도 있다.

이러한 인체표면에 바르거나 붙여서 치료하는 패치요법은 결과적으로 내복으로 치료하는 내치법(內治法)의 이치와 전혀 다를 바가 없다고 하겠다.

간단하게 몇 가지만 예를 들어 보면 "우리의 몸속에 울체되어 있는 것은 이를 원만하게 소통시켜 주고 균형이 일그러진 것은 그 균형을 바로잡아 주며; 지나치게 넘치는 것은 다시 되 돌려보내 주고 몸속에 머물러 있는 것은 몸 밖으로 몰아내주고; 몸 안에 가득 차 있는 것은 밖으로 빼내 주고 무엇이 굳게 뭉쳐 있는 것은 깨트려 없애 주고; 몸 밖으로 빠져나가는 것은 몸속에 남아있게 하여 주고 장애가 있는 것은 통행시켜 주며; 거꾸로 위로 올라가는 것은 아래로 끌어내려 주고 아래로 늘어진 것은 끌어 올려 주며; 중간에 가로 막힌 것은 소통하여 주고 밖으로 넘쳐나가는 것은 거두어드려 준다."는 것과 같다.

　패치요법은 어떠한 질병이라고 하더라도 모두 응용할 수 있는데 그 방법은 먹어서 치료하는 법의 이치와 같으나 다만 치료약물의 효능이 병소에 전달되는 경로가 서로 다를 뿐이다.

　임상에서 어떤 약물을 먹였을 때는 반드시 먼저 위를 통하여 소화기를 거쳐 청탁(淸濁)의 두 부분으로 분리된 뒤에야 비로소 다시 전신에 운반되며 약물의 찌꺼기는 경맥으로 직접 들어갈 수 없고 오직 약물의 기미(氣味)만이 경맥으로 운송되어 들어갈 수 있을 따름이다.

　또한 약물을 직접 피부에 붙이거나 바르면 가까운 피부로부터 삼투작용을 일으켜 근육이나 장부로 관통하게 되므로 역시 약물의 기미(氣味)가 피부를 통해 직접 경맥에 전달되어 인체 내에 흡수된 뒤 진액 속으로 융화(融化)됨으로서 하나로 합해져 결과적으로 내외가 일관되는 장점을 지니고 있다고 하겠다.

　따라서 체표에 붙이거나 바르는 약물에 따라서 병사(病邪)를 제거하거나 독기(毒氣)를 체외로 뽑아냄으로써 체내에 있는 병사(病邪)를 억제시키거나 제거하게 되는 것이다.

　또한 정기를 돋우어 영위가 잘 소통할 수 있도록 하고 승강을 조절하며 음양의 균형을 조절하고 오장을 편안케 하며 울체되어 막힌 모든 기(氣)를 원천으로 되살리는 것이다.

　패치요법은 그 응용범위가 매우 광범위하여 인체 음양의 모든 질병을 치료할 수 있는데도 불구하고 만약 피부나 근육에 생긴 창양 종독(腫毒)의 질환인 옹(癰)·창(瘡)·정(疔)·선(癬)의 질환에만 응용한다면 이는 본래 지니고 있는 약물의 효능을 매몰시키는 것과 다름이 없는 것이다.

　이 패치요법은 체표와 체내의 질병을 두루 치료할 수 있고 아울러 오장육부의 질병을 모두 치료할 수 있다. 그러나 질병은 소재하고 있는 위치가 제각기 다르며 그 이름이나 표현하는 방식도 또한 제각기 다르므로 그 질병의 위치를 파악하여 그 질병을 쫓아 증상과 결부시켜 질병에 알맞도록 치료하여야하는 것이 기술이다. 그렇게 함으로써 비록 피부의 땀구멍을 통하여 보이지 않는 오장육부에 이르기까지 약물의 효능이 직접 전달되는 것이다.

　패치요법 응용에 대한 주요한 원칙은 아래와 같다.

1. 특　징

　대개 전통약물을 내복하여 치료할 수 있는 질환은 체표에 직접 붙이거나 발라서도 치료할 수 있는 것이다. 그러므로 내복약과 겸용하여 치료하면 더욱 훌륭한 치료효과가 나타날 수 있는 장점이 있다.

　이러한 패치요법은 감기로 인한 고열, 심혈관계 질환, 이질 등의 급성질환을 다스릴 수 있으며 특히 장부경락학설에 의한 순경취혈(循經取穴)하고 약물 처방을 곱게 가루로 만들어 봉밀이나 식초 또는 주류 및 청수 등을 용제로 사용하여 체표에 직접 붙이거나 발라서 치료하는 특징이 있다.

　특히 패치요법을 시술하는 도중에 약물의 독성으로 부작용이 발생하였다 하더라도 즉시 떼어버릴 수 있는 아주 간단하고도 쉽게 시행할 수 있는 방법 또한 특징적 장점이라고 하겠다.

또한 이 패치요법은 전신의 경맥을 조절하고 음양의 균형을 도와 십이경맥과 내부로는 장부와 연계하고 외부로는 사지관절에 연계하여 생체 기혈의 운행을 돕고 근골을 부드럽게 하여 준다. 또 경맥의 허실을 조절하여 줌으로서 만병을 치료할 수가 있는 것이다.
  이러한 패치요법은 각기 다른 약성을 지닌 약물로서 경맥을 통하여 장부에 영향을 미쳐서 음양을 조절하여주고 나아가서는 정기(正氣)가 허약하여 병사(病邪)가 제거되지 못할 때는 반드시 부정(扶正)하여줌으로서 생체의 조절기능을 발휘토록 하여 병사(病邪)로 하여금 체외로 배출시켜 제거하게 되는 것이다.

2. 병기와 속성

  병기는 질병의 원인, 부위, 증후, 장부의 기혈과 허실의 변화 및 질병의 진행과정 가운데서 변화하는 기전을 뜻한다. 때문에 질병의 원인을 찾고 위치를 명확히 하여야하며 음양의 성향을 판정하고 질병의 속성을 찾아야 비로소 치료방법을 찾을 수 있는 것이다. 예를 들면 풍(風)으로 인하여 근육이 실룩거리는 현상은 모두 간병(肝病)에 속하므로 청간(淸肝)효능이 있는 약물을 위주로 응용하여야 하지만 청양(淸陽)효능이 있는 약물이나 혹은 자음(滋陰)효능이 있는 약물을 위주로 응용할 수도 있다.
  또한 수습(水濕)으로 인한 종만(腫滿)은 소화기인 비병(脾病)에 속하므로 건비(健脾)효능이 있는 약물을 위주로 응용하여야 하지만 이뇨효능이 있는 약물을 위주로 응용할 수도 있다는 것과 같다. 그러므로 육기(六氣)인 풍한서습조화(風寒暑濕燥火)의 병변인 육음(六

淫), 칠정(七情)과 음식에 손상된 질병의 원인이 명확해야 하고 장부, 경락, 상중하의 삼초(三焦), 기혈병위의 소재 등에 대하여 혼돈하지 말아야 하고 또 음양, 한열, 허실, 담음 및 어혈에 대하여도 반대되지 말아야 한다.

3. 병증과 계절

대개 질병은 인체의 내부에 있으면서 그 형상은 인체의 외부인 피부표면에 나타난다. 그러므로 인체의 피부표면을 관찰하여 인체의 내부정황을 살필 수가 있다. 예를 들어 간장의 질병을 앓는 사람은 밖으로는 얼굴색이 퍼렇고 쉽게 노(怒)하거나 화(火)를 잘 내며, 안으로는 배꼽왼쪽에 동계(動悸)가 있고 누르면 아프며 가슴이 답답하고 소변이 찔끔찔끔 나오는 증상이 있고 변비가 있으며 경련을 잘 일으킨다. 또한 간장병을 앓는 사람은 양 옆구리아래에서부터 아랫배에 이르기까지 땅기듯이 아프고 사람으로 하여금 쉽게 노하거나 화나게 하며 간장이 허약한사람은 눈이 침침하여 잘 보이지 않고 귀가 잘 들리지 않으며 공포감을 쉽게 느껴 마치 누구한테 붙잡혀 갈 듯 하는 불안감이 있다. 또 기(氣)가 상역(上逆)하면 두통이 있게 되고 이농(耳聾)으로 잘 듣지 못하며 뺨이 붓게 된다. 그러므로 주로 청간(淸肝)효능이 있는 약물로 치료하거나 청양(淸陽)효능이 있는 약물 또는 자음(滋陰)효능이 있는 약물 등으로도 치료할 수 있다.

사람은 천지와 상응하기 때문에 사계절의 기후와도 밀접한 관련이 있다. 따라서 겨울철에는 해수병이 많이 발생하는데 그 가운데서 열성해수(熱性咳嗽)에는 청폐(淸肺)효능이 있는 약물을 응용하고 한성해수(寒性咳嗽)에는 온폐(溫肺)효능이 있는 약물을 응용하며 봄철에는 풍목(風木)의 질병인 간병(肝病)이 쉽게 발생하므로 이때는 청양(淸陽), 청간(淸肝), 청폐(淸肺), 자음(滋陰) 등의 효능이 있는 약물로 치료할 수 있다.

4. 표본標本의 병증과 완급 이해

질병을 치료하려면 먼저 "표(標)"와 "본(本)"을 반드시 알아야 한다. 왜냐하면 임상에서 질병을 "표(標)"와 "본(本)"으로 나누어 치료하기 때문이며 "표(標)"라는 것은 말초를 뜻하는 것이고 "본(本)"이라는 것은 근본(根本)을 뜻하는 것이다.

임상에서는 흔히 표(標)를 치료하여 질병이 낫는 사람이 있는가 하면 근본을 치료하고 질병이 낫는 사람이 있다. 일반적으로 질병을 치료하는 데는 반드시 그 본(本)을 먼저 치료한 뒤에 표(標)를 치료하여야 하는 것이다. 만약 표(標)를 먼저 치료하고 나중에 본(本)을 치료한다면 병사가 심하게 되어 중병을 면키 어려우며 본(本)을 먼저 치료한 뒤에 표(標)를 치료하게 되면 질병이 비록 복잡하게 있다고 하더라도 모두 치료가 가능하게 되는 것이다.

예를 들면 먼저 가벼운 병증이 발생하고 나중에 무거운 병증이 발생하였을 때 먼저 가벼운 병증부터 치료한 뒤에 무거운 병증을 다스리는 법이므로 이렇게 하면 병사가 스스로 물러가게 된다. 이는 본(本)을 먼저 치료하였기 때문인 것이다.

다시 설명하자면 병증이 체내로부터 시작하여 체표로 나타났을 경우에는 먼저 체내를 조절하고 나중에 체표를 치료하며; 체표로부터 체내로 영향을 주는 병증은 먼저 체표를 치료하고 나중에 체내를 조절하며; 내부에서 외부에 심하게 영향을 주는 병증은 먼저 체내를 조절한 뒤에 체외를 치료하고; 체외에서 체내에 심하게 영향을 주는 병증은 먼저 체외를 치료하고 나중에 내부를 조절한다.

그러나 병증이 급한 대소변의 불리증이 있을 경우에는 표본(標本)을 막론하고 먼저 가장 급한 대소변을 순조롭게 치료한 뒤에 본(本)을 찾아 치료하는 것이다. 이는 대소변이 더욱 급박한 병증이 되기 때문이다. 즉 병증이 급할 경우에는 그 표(標)를 먼저 치료하며 병증이 완만할 경우에는 그 본(本)을 먼저 치료하는 것이다. 이것이 치료법의 커다란 원칙이며 패치요법 또한 이와 같은 이치이다.

5. 패치요법

체표에 직접 붙이거나 발라서 치료하는 방법으로 아래와 같다.

1) 한법汗法

이는 즉 주리(腠理)를 열어 발한을 촉진시켜 줌으로서 병사(病邪)로 하여금 발한에 따라서 해소시키는 치료방법이다. 이러한 한법(汗法)은 또한 기혈을 통창케 하고 나아가서는 영위를 조화시켜 전통약물의 패치임상에서 해표(解表), 투진(透疹), 거습(祛濕), 소종(消腫) 등의 효능을 일으키도록 하는 것이다.

2) 청법淸法

이는 한냉성의 해열효능이 있는 약물로서 체열을 해소시켜주는 치료방법이다.

3) 하법下法

이는 또한 사하법(瀉下法)이라고도 하는 것으로서 즉, 대소변을 소통케 하여 질병을 치료하는 방법으로서 반드시 질환의 경중완급(輕重緩急)을 변별하고 허실(虛實)을 분별하여야 정확한 용약의 처방이 되는 것이다.

4) 소법消法

이는 소도 혹은 소화의 법을 이용하여 적취의 병사를 제거시키는 것으로서 소식(消食), 활담마적(豁痰磨積), 이수(利水) 등의 여러 가지가 있다. 이 치료법은 마땅히 발병부위와 허실을 잘 구분하여 응용하여야 한다.

5) 보법補法

이는 또한 보익법이라고도 하며 음양과 기혈을 보익하는 것으로서 즉 음양과 기혈을 크게 보하는 처방을 구성하여 생체 안팎의 모든 허증(虛證)에 응용하는 것이다.

6) 온법溫法

이는 즉 온양법(溫陽法)이라고도 하며 생체의 양기를 부조(扶助)함으로서 거한, 회양(回陽) 시켜주는 치료법이다.

7) 화법和法

이는 즉, 화해법(和解法)이라고도 하며 표리(表裏)를 화해시키고 간담비위를 조화시키는 효능을 포괄하여 치료하는 것이다.

6. 경혈의 선택과 약물의 효과

일반적으로 병증이 인체외부 표면에 있으면 국부에 약물을 붙이거나 발라주고 병증이 인체내부에 있으면 주요한 경혈을 선택하여 약물을 붙이거나 발라주며 병증이 국부에 있으면 그 국부에 약물을 붙이거나 발라주고; 병증의 변화가 광범하면 선정된 경혈에 약물을 붙이거나 발라 준다.

만약 상초(上焦)의 열을 내리고자 할 때는 심구(心口), 폐수(肺腧), 노궁(勞宮), 내관(內關) 등의 경혈에 약물을 붙이거나 발라주고; 중초(中焦)의 열을 내리고자 할 때는 신궐(배꼽) 등의 경혈에 약물을 붙이거나 발라주며; 하초(下焦)의 열을 내리고자 할 때는 용천(涌泉), 노궁(勞宮) 등의 경혈에 약물을 붙이거나 발라 준다.

또한 반대로 상초(上焦)를 덥히고자 할 때는 노궁, 심구 등의 경혈에 약물을 붙이거나 발라주고; 중초를 덥히고자 할 때는 중완, 신궐 등의 경혈에 약물을 붙이거나 발라주며; 하초를 덥히고자 할 때는 단전, 관원 등의 경혈에 약물을 붙이거나 발라 준다.

오장을 보익하고자 할 때는 각기 그 해당되는 배부의 수혈(腧穴)을 취하며 육부를 사하고자 할 때는 역시 각기 그 해당되는 배부의 수혈을 선택하면 된다.

또 양(陽)을 보익하고자 할 때는 관원, 기해 등의 경혈에 약물을 붙이거나 발라주면 된다.

또한 오장병에 대하여는 폐대장병의 경우 전중, 신궐, 관원, 폐수, 대장수, 운문, 풍지, 등의 경혈에 약물을 붙이거나 발라주며; 심소장병의 경우에는 전중, 심구, 심수, 신궐, 관원 등의 경혈에 약물을 붙이거나 발라주고; 간담병의 경우에는 중완, 신궐, 기문, 간수 등의 경혈에 약물을 붙이거나 발라주며; 비위병의 경우에는 중완, 신궐, 비수, 위수 등의 경혈에 약물을 붙이거나 발라주고; 신병의 경우에는 관원, 명문, 신궐, 신수, 용천 등의 경혈에 약물을 붙이거나 바르며; 자궁병의 경우에는 신궐, 관원, 곡골, 방광수, 음도 등의 경혈에 약물을 붙이거나 발라준다.

결과적으로 주요경혈의 선정이 정확하여야 약물의 효과와 경혈의 효과를 동시에 얻을 수가 있다고 하겠으며 특히 신궐혈(神厥穴)에 대하여 중요시하여야 한다.

7. 용제(溶劑)의 선택과 약물의 효능

약물의 용제를 선택하여 패치약물인 고약이나 가루약을 만드는 것은 약물의 효능을 발휘하는데 매우 중요하다.

용제에는 저지유(돼지기름), 양지유(양기름), 송지(송지), 지마유(참기름), 및 황랍(黃蠟), 백랍(白蠟) 및 vaseline 등이 있는데 임상응용에서의 우수한 용제로는 부드럽고 연하며 미끄럽고 딱딱하거나 찐득찐득한 불편감이 없는 것이다. 왜냐하면 윤활한 시간이 오래도록 유지되어야 피부에 쉽게 흡수되어 약물의 효능을 충분히 발휘할 수 있게 되기 때문이다.

고약의 약미는 반드시 기미가 확고하여야 양호한 효과를 볼 수 있는 것이다. 예를 들면 창출과 반하는 비록 스스로 조성(燥性)의 성질을 지니고 있지만 용제인 기름을 배합하면 성질이 부드럽고 윤활하여 지며; 감수와 견우자, 파두, 남성, 초오, 목별 등의 독성을 지닌 약물들은 용제인 기름이 배합되면 독성이 변화를 일으켜 어떠한 장애도 없게 된다.

또한 식초로 패치약물을 조제하면 약물에 대한 해독(解毒)효능과 혈액순환을 촉진시켜 어혈을 없애는 효능 및 창양종통질환에 대한 소염효능 등을 일으켜 주고 비록 약물의 효능이 맹렬하다고 하더라도 그 성질을 완만하게 변화시켜 준다.

또 백주나 혹은 고량주로 패치약물을 조제하면 행기(行氣), 통경(通經), 소종(消腫), 지통(止痛) 등의 효능을 일으키며 비록 약물의 성질이 완만한 약물이라고 하더라도 그 약물의 성질과 자극성을 높일 수가 있다.

또한 물로 패치약물을 조제하였을 때는 그 약물의 전문 약성을 취하게 되는 것이다.

각종의 모든 패치약물은 대개 열성을 지닌 성질이 급한 약물로부터 한랭한 성질을 지닌 완만한 약물이 있다. 그러므로 열성을 지닌 약물은 득효가 신속한데 비하여 한성을 지닌 약물은 그렇지 못하게 된다.

패치요법은 매우 커다란 장점이 있는데
첫째로는 인체의 상부를 치료할 때 하부를 범하지 않으며;
둘째로는 인체의 하부를 치료할 때 상부를 범하지 않고;
셋째로는 인체의 중간을 치료할 때 상부나 하부를 범하지 않는다는 것이다.

그러므로 임상에 응용이 매우 적당하여 병증에 적중하면 곧바로 병증은 해소하게 된다.
이 패치요법의 또 다른 장점으로는 병증을 발견 즉시 치료할 수 있으며, 중도에 우회하거나 멈춤으로서 시간을 낭비하지 않고 병증에 따라서 진퇴하는 응변에 능하고 병증에 적중하면 즉시 병증이 해소되면서 치료한 뒤의 후환을 남기지 않고 소화의 장애가 없으며 원기에 해로움이 없는 것이다.
즉, 패치요법으로 질병을 치료하면 소화기를 거치지 않게 되므로 소화기계의 손상을 일으키지 않게 되면서 생체 영양물질의 수송에 어떠한 영향도 주는 일이 없게 된다.

패치요법은 비록 약력(藥力)으로 병증에 대하여 공격하는 일은 있지만 직접 장부에 영향주지 않으며 그 효능이 완만하여 오장의 기혈손상 및 이로 인하여 발생되는 음양편승의 병변을 면할 수 있다. 따라서 생체에 해가 없기 때문에 몸이 허약하거나 노약하여 약물을 먹지 못하는 사람에게 특히 필요하고 어떤 때에는 병기와 악기가 서로 잘 맞지 않아 약물이 소화기에 들어가면 즉시 구토하여 약을 먹지 못하면 의사도 방법이 없이 속수무책으로 빠져버리게 되기 쉽다. 그러나 패치요법은 소화기를 거치지 않고 직접 병증부위에 도달되게 되므로 그러한 소화기장애의 염려나 폐단은 없다. 더욱이 신체가 허약하고 노쇠하여 복약이 어려운 경우에는 패치약물과 같이 약력이 매우 미약하고 효능이 완만하며 복용하는 도중에 질식하거나 하는 일이 전혀 없어 아무런 구애를 받지 않게 된다. 그러므로 이 방법 밖에 다른 좋은 수가 없다.

패치요법으로 질병을 치료하는 데는 매우 간단하고 쉽게 응용할 수 있으며 또한 편리하다. 이러한 패치임상을 잘만 응용한다면 그 효과가 매우 뚜렷하게 나타나므로 의사들이 임상에서 갖추어야할 훌륭한 방법이라고 하겠다.

패치임상은 임상을 하는 동안 매우 오랜 경험에서 나온 것이며 뚜렷한 효과가 있으므로 과소평가하지 말아야 하고 임상에 응용하는 과정 가운데서의 효능과 지위는 의심할 바가 없다는 것을 인식하여야 한다.

이상과 같이 패치요법은 21세기와 더불어 심도 있는 임상연구와 임상치료의 장점을 최대한 발휘하여야 할 것으로 생각한다.

또한 마땅히 패치임상중의 효과가 뚜렷한 치료법은 계승하고 발굴하여야만 하며 절대로 이를 이상하게 여기거나 선현들의 누적된 경험을 부인해서는 더더욱 안 된다.

선현들의 경험을 계승함과 아울러 과감히 진취적으로 발전시켜야 하고 패치임상을 더욱 완비하게 연구하고 널리 임상에 알려지도록 하여야 한다.

이 치료법은 임상에서 흔히 볼 수 있으면서 적절한 전통약물의 패치요법의 병행으로 다스릴 수 있는 내과 질환에 대한 패치임상, 부인과 질환에 대한 패치임상, 근골과(筋骨科) 질환에 대한 패치임상, 외과 질환에 대한 패치임상 및 암 질환에 대한 패치임상 등의 5개 부문으로 구분하여 편술하였다.

8. 약물의 저장

　패치요법용 약물은 식물·동물·광물로 구분되어 사용하나 그 중에서도 식물성 한약재를 많이 사용하며 실제로 식물성 한약재는 그 종류도 많고 모양과 성능도 각각 다르기 때문에 여기서는 주로 채취하기가 쉽거나 구하기가 쉬운 식물성 한약재를 위주로 다루고자 한다. 그러므로 한약재의 저장은 매우 중요시 되어 벌레가 먹거나 곰팡이가 나거나 변질이 되지 않도록 예방하여 그 약효를 보존해야 하고 장기간 사용할 수 있어야 한다.
　「천금요방」에 기재된 것을 보면 각종의 제제에 대하여 "도자기에 넣고 밀봉하여 공기가 새지 않게 하면 30년이 지나도 못쓰게 되지 않으며 대개 지면에서 약 1m 아래로 깊이 묻으면 지하의 습기를 받지 안 는다."라고 하였다.
　또 「본초몽전」에두 이와 유사한 기록이 있는데 "무릇 약재를 저장함에 있어서는 항상 주의해야 한다.
　선현들의 이와 같은 저장법들은 모두 실제적으로 실행할 만한 가치가 있다고 하겠다.
　현대의 연구에 의하면 일반적으로 약재의 변질에는 다음과 같은 몇 가지 요소가 있다.

❶ 약재가 은근히 습기를 받게 되면 곧 곰팡이가 나기 쉬우며 또

한 고온은 약재를 오히려 과도하게 건조될 수 있으므로 원래의 품질에 영향을 주게 된다. 일부 방향성 약재들, 예를 들면 박하 육계 등의 휘발성성분이 날아가 효능을 손실시키게 된다.
❷ 광선은 약재의 색을 변화시킨다.
❸ 박테리아와 충류는 적당한 습도에서 생장·번식되기 쉬우며 약재에 곰팡이가 피거나 충해 현상을 일으킨다.

이로 미루어 보아 약성의 변질을 방지하고 잘 보존하려면 모름지기 이상과 같은 요소를 배제해야 한다.
결론적으로 약물의 올바른 저장에 있어서는 적당한 용기에 넣어 밀폐시켜서 저온(5℃이하)으로 저장을 하는 점 등에 관해서 주의해야만 약재가 원래 가지고 있는 효능과 요구조건을 보장할 수 있는 것이다.

9. 전통약물에 의한 발독시술 拔毒施術 및 관리

1) 발독 시술

전통약물의 패치임상 가운데서 발독시술이란 어떠한 질병에 대하여 장부 혹은 병독이 있다고 진단된 국부에 처방으로 구성된 약물을 고운가루나 고약 등으로 제조하여 일정한 시간동안 붙이거나 발라서 그 병독을 체외로 뽑아내서 치료하는 것을 의미한다.
이는 약물의 효능이 직접 체표를 통하여 삼투작용으로 병소에 도달하게 하고 때에 따라서는 수포의 발생을 일으켜 수포를 통하여 병독을 뽑아내는 효과를 나타나게 하고 그 약리작용은 체질이나 병독의 정도에 따라서 차이가 있으며 일정한 기간 지속된다. 그러나 일정한 기간이 지나 약리작용이 멈추게 되면 수포는 가피(痂皮)를 형성하면서 피부표면의 조직이 정상조직으로 교체되는 생리적인 작용이 일어나며 간혹 소양감을 호소하게 된다.

2) 수포의 관리

특별한 관리의 주의할 점은 수포가 발생한 뒤 약 12시간이 지나 수포를 일으킨 부위의 표피 아랫부분을 소독된 침이나 주사기 등으로 터뜨려 포진액이 잘 흘러나오도록 하고 소독된 거즈나 약솜 등으로 가볍게 감싸주어 포진액(疱津液)을 자연스럽게 흡수토록 하여야 한다. 이때에 수포를 일으킨 부분의 표피가 박리되지 않도록 각별한 주의가 요구되며 시술 부위에 대한 소독은 특별한 경우가 아니면 생리식염수가 가장 적합하다. 그러나 만약 부주의로 인하여 표피가 박리되어 그 부위가 당기는 감이 있을 경우에는 vaseline을 가볍게 발라주면 좋다. 일반적으로 2주 전후에 약리작용이 멈추게 되며 대개 원상으로 회복된다.

위의 발독요법을 시행중에 수포가 발생하였을 때, 또는 수포가 생성된 뒤에 간호상의 관리 부주의로 인하여 표피가 박리된 현상이 나타날 수 있다. 이때에 이러한 현상을 잘못 생각하여 일반 화상으로 여기는 경우(양의사)가 있으나 이는 절대로 화상이 아니므로 화상치료를 하여서는 안 되며 오히려 불량한 반응을 일으킬 수 있음에 특별한 주의가 필요하다. 왜냐하면 이 치료법은 수포를 야기(惹起)시켜 수포로 하여금 체내의 병독을 뽑아내려는 치료수단이기 때문이다.

3) 소양감의 해소

한약을 바르거나 붙인 뒤 일정시간이 경과하고 국소의 회복기에는 대개 소양감이 있게 되지만 이때는 긁거나 비비지 말고 깨끗한 냉수에 2~3%의 소금물 혹은 시원한 생리식염수, 또는 초산으로 가볍게 세척하여 주면 자연히 소실된다.

10. 상용 처방

여기의 적은 처방들은 명의들로부터 임상에 대한 경험이 전수되어 온 것들을 저자 등이 선택적으로 예시하고 임상시술에 응용하기 편리하게 처방상의 중요한 부분을 해설하였다.

11. 치 법

여기서의 치법은 각각의 병증에 따라서 임상기술이 차이가 있으므로 각 병증마다 상세히 기술하였으므로 참고하기 바란다.

PART 2.
내과 질환에 대한 패치임상

일반적으로 내과 질환에는 급·만성의 호흡기질환, 심장질환, 고혈압, 현훈, 두통, 중풍, 불면, 전간(癲癎), 자한, 도한(盜汗), 소화기질환, 간담질환, 내분비질환(당뇨병, 갑상선병), 비뇨기 질환 등이 있으며 이들 질병에 대한 예방이나 치료목적으로 생체 피부표면에 바르거나 붙여서 임상하는 것을 총괄한다.

즉, 감기, 기관지염, 효천, 폐농양, 실음(失音), 기혈허약, 양기부족, 심근경색, 고혈압, 저혈압, 구안와사, 안면경련, 중풍, 만성위염, 적병(積病), 복장, 황달, 만성간염, 급성담낭염, 담석증, 간경화 및 복수, 맹장염, 두통, 불면, 전광(癲狂), 오십견, 갑상선종대, 유정, 급·만성신장염, 방광염, 비뇨기계 결석, 만성전립선염, 전립선비대, 배뇨곤란, 학질, 변비 등의 병증에 대하여 소화기를 통하지 아니하고 피부표면을 통한 임상의 기술이다.

1. 감기 예방 처방

 처 방

녹용 30g 홍삼 해마 각 50g 오수유 감초(자) 각 10g 지마유 적당량(별).

 조제법

위의 약물을 고운 가루로 만들어서 지마유나 vaseline 등으로 고르게 반죽하여 저장하고 사용한다.

✓ **효능 및 주치**

이 처방은 온신건비(溫腎健脾), 부정거사(扶正去邪) 등의 효능이 있으므로 각종의 감기를 예방할 수 있다.

 임상시술

임상에 응용할 때는 먼저 뜨거운 거즈로 두제부(복부)를 깨끗이 문질러서 닦아낸 다음에 위의 약물을 신궐혈(배꼽)에 붙인 뒤에 거즈나 붕대 등으로 고정시켜주되 3일에 1회씩 교환하여 준다.[1,2]

☼ **참고 및 주의사항**

---

1) 중화본초 편찬위 : 중화본초, 상해인민출판사, 상해, pp.4・500-514, 315-318, 927-933, 9・646-653, 1999.
2) 신민교 : 임상본초학, 도서출판 영림사, pp.172-175, 188-190, 204-205, 231-232, 306-308, 2002.

이 처방은 인플루엔자 등에 의한 감기의 예방을 목적으로 생체면역을 높이기 위한 것이다.

2. 비뉵鼻衄 치료방

✎ 처 방
황금 15g 백급 10g.

⚕ 조제법
위의 약물 가운데 백급을 별도로 고운 가루로 만들고 또한 황금을 별도로 수전하여 그 약즙에 백급 가루를 넣고 진하게 달여 진흙모양의 고약을 만들어 사용한다.

✓ 효능 및 주치
이 처방은 청열사화(淸熱瀉火), 지혈(止血) 등의 효능이 있으므로 비뉵(鼻衄) 등의 병증을 치료할 수 있다.

👤 임상시술
임상에 응용할 때는 먼저 안면부의 인당혈 부위를 생리식염수 혹은 일반 염수(온수 2,000㎖에 식염 5g 용해)로 깨끗이 씻어내고 소독된 거즈 등으로 수분을 완전히 닦아낸 뒤에 위의 약물 적당량을 거즈로 싸서 인당혈 붙여주고 거즈나 붕대 등으로 고정시켜주되

지혈(止血)되면 제거하여준다.[3]

 참고 및 주의사항

이 처방은 열병의 고열에서 나오는 코피 나는데 양호하다.

3. 만성 기관지염 치료방

치료방 1

 처 방

대산 적당량.

 조제법

위의 약물을 짓찧어서 진흙모양으로 만들어서 사용한다.

✓ **효능 및 주치**

이 처방은 살충(殺蟲), 해독(解毒) 등의 효능이 있으므로 해수 등의 병증을 치료할 수 있다.

 임상시술

매일 저녁에 생리식염수 혹은 따뜻한 물로 발을 깨끗이 씻고 짓

---

3) 신민교 : 임상본초학, 도서출판 영림사, pp.400-402, 493-494, 2002.

찢어진 대산을 양쪽의 용천혈에 붙여주고 거즈나 붕대 등으로 감싸서 고정시켜주었다가 다음날 아침에 제거하되 3-5회를 주기로 반복한다.[4]

 참고 및 주의사항

이 처방은 백일해, 풍한감모, 마른기침, 급성맹장염, 비뉵 등에 응용하여 일정한 효과가 있다. 특히 이 처방을 같은 방법으로 시술하되 12시간 즉 1일 2회 교환하여 붙여주되 연속 5회를 주기로 시술하여 혈소판 감소증의 자반병을 치료할 수 있다.

위의 약물을 족심에 붙였을 때 비교적 강한 자극감이 발생하게 되면 즉시 제거해 준다. 피부에 붙였을 때 피부의 발홍, 작열감, 기포 등의 증상이 유발되기 쉬우므로 오래도록 붙이는 것은 고려하여야 한다.

치료방 2

 처 방

백개자 현호색 각 21g 세신 감수 각 12g 생강즙 적당량.

조제법

위의 약물을 고르게 가루로 만들어 저장하고 사용한다.

---

4) 신민교 : 임상본초학, 도서출판 영림사, pp.939-840, 2002.

✓ 효능 및 주치

이 처방은 온폐산한(溫肺散寒), 화담지해(化痰止咳), 평천(平喘) 등의 효능이 있으므로 만성 기관지염 등의 병증을 치료할 수 있다.

임상시술

임상에 응용할 때는 먼저 환부, 즉 배흉부를 생리식염수 혹은 일반 염수로 깨끗이 씻어내고 소독된 거즈 등으로 수분을 완전히 닦아낸 뒤에 위의 약물을 적당량의 신선한 생강즙으로 버무려 반죽하여 고르게 붙여주되 4-8시간 붙여주고 거즈나 붕대 등으로 고정시켜준다.[5)6)]

4. 효천哮喘 치료방

처 방

대산 30-60g 사향 1-1.5g.

조제법

사향을 개별적으로 고운 가루로 만들고 대산 역시 별도로 짓찧어서 사용한다.

---

5) 중화본초 편찬위 : 중화본초, 상해인민출판사, 상해, pp.3・643-649, 495-502, 735-737, 4・794-798, 1999.
6) 신민교 : 임상본초학, 도서출판 영림사, pp.327-329, 731-732, 736-737, 789-791, 2002.

✅ 효능 및 주치

이 처방은 살충소옹(殺蟲消癰), 기포발독(起疱拔毒) 등의 효능이 있으므로 기관지효천 등의 병증을 치료할 수 있다.

👤 임상시술

임상에 응용할 때는 환자를 눕히고 생리식염수 혹은 따뜻한 물 등으로 국부를 깨끗이 씻어주고 사향가루를 제7경추 극돌~제12흉추 극돌까지 독맥의 장방형으로 너비 2.5~3.5mm로 고르게 뿌리고 곧바로 그 위를 미리 준비한 대산 짓찧어 놓은 것을 붙여주되 붕대나 거즈 등으로 고정시켜주고 매회 30분간 방치하였다가 제거하여주며 온수로 깨끗이 씻어 준다.[7]

☀ 참고 및 주의사항

국소의 피부가 홍색으로 충혈 되며 때에 따라서는 작열의 동통감이 있으며 약간의 작은 수포들이 생길 수 있다(대개 약물을 붙이고 30분간 방치하여서는 수포가 잘 발생하지 않는다). 국소를 깨끗이 씻어 완전히 건조되었을 때는 붕산연고 등을 바르고 소독된 깨끗한 거즈나 붕대 등으로 감싸주되 10-15일을 주기로 한다. 각종의 효천에 응용할 수 있다.

주의할 점으로는 ❶ 폐기종, 심장병, 심기능부전과 호흡기 감염의 합병증이 있을 때는 적당하지 못하며; ❷ 수포가 발생하였을 때는 감염 예방을 소홀히 하지 말고; ❸ 계속적인 치료가 요구될 때는 반드시 피부가 완전히 유합된 뒤에 진행할 것이며; ❹ 사향의 대

---
7) 신민교 : 임상본초학, 도서출판 영림사, pp.601-604, 839-840, 2002.

용으로 용뇌(빙편)로 대체할 수 있다.

5. 폐농양 肺膿瘍 치료방

치료방 1

 처 방

대산 100g 망초 50g.

 조제법

위의 약물을 함께 짓찧어서 진흙 모양으로 만들어 사용한다.

✓ **효능 및 주치**

이 처방은 살충해독(殺蟲解毒), 소옹배농(消癰排膿) 등의 효능이 있으므로 폐농양 등의 병증을 치료할 수 있다.

 임상시술

임상에 응용할 때는 매일 저녁에 생리식염수 혹은 따뜻한 물로 폐수(肺腧)와 흉배부의 아시혈(당처) 주위를 깨끗이 씻어주고 짓찧어진 약물을 붙여주되 붕대나 거즈 등으로 고정시켜주고 매회 2시간 동안 방치하였다가 제거하여주며 온수로 깨끗이 씻어 주기를 매일 1회씩 시행하여준다.[8]

참고 및 주의사항

폐농양은 수종의 병원균으로 인한 폐부의 감염으로서 조기에 화농성염증으로 변화하여 농종으로 야기되어 고열, 해수와 대량의 농담(짙은 가래)이 토출되는 폐옹(화농성 폐렴)을 뜻 한다.

치료방 2

처 방

대황 200g 식초 적당량.

조제법

위의 대황을 고운 가루로 만들 적당량의 식초를 첨가하고 고르게 반죽하여 풀 상태로 만들서 사용한다.

효능 및 주치

이 처방은 청열해독(淸熱解毒), 이습소옹(利濕消癰), 배농담(排濃痰) 등의 효능이 있으므로 폐농양 등의 병증을 치료할 수 있다.

임상시술

임상에 응용할 때는 매일 저녁에 생리식염수 혹은 따뜻한 물로 아시혈(당처) 주위를 깨끗이 씻어주고 위의 약물을 붙여주되 붕대

---

8) 신민교 : 임상본초학, 도서출판 영림사, pp.787-788, 839-840, 2002.

나 거즈 등으로 고정시켜주고 매회 8시간 동안 방치하였다가 제거하여주며 온수로 깨끗이 씻어 주기를 매일 1회씩 시행하여준다.[9)10)]

6. 실음失音 치료방

치료방 1

 처 방

인삼 진피 패모 반하 길경 복령 상백피 지각 행인 지모 맥문동 관동화 황금 지골피 건지황 각 32g 황련 목통 소자 오미자 가자육 석창포 감초 각 15g 비파엽 백합 각 128g 생강 15g.

조제법

위의 약물을 잘게 썰어서 지마유로 오래도록 달여서 여과한 뒤에 황단을 적당량 넣어 점도가 어느 정도 조절되면 아교 25g을 첨가하여 고르게 혼합하여 사용한다.

효능 및 주치

이 처방은 청폐화담(淸肺化痰), 이인(利咽) 등의 효능이 있으므로 폐병 및 실음 등의 병증을 치료할 수 있다.

---

9) 중화본초 편찬위 : 중화본초, 상해인민출판사, 상해, pp.2・708-721, 1999.
10) 신민교 : 임상본초학, 도서출판 영림사, pp.785-787, 2002.

임상시술

  임상에 응용할 때는 먼저 환부를 생리식염수 혹은 일반 염수 등으로 깨끗이 씻어내고 소독된 면봉 등으로 수분을 완전히 닦아낸 뒤에 위의 고약을 흉부에 고르게 붙이고 거즈나 반창고 등으로 고정시켜주되 매일 잠자기 전에 붙여주고 아침에 제거하거나 혹은 매일 1회씩 교환하여 붙여준다.[11]

참고 및 주의사항

  실음(失音)은 즉 성시(聲嘶) 또는 성아(聲啞)의 범주를 의미한다.

치료방 2

 처 방

  인삼 복령 숙지황 당귀 천궁 백작약 토사자 오미자 두충 파극천 반하곡 진피 각 32g 보골지(파고지) 익지인 호로파 감초 각 15g 석창포 10g 생강 3g 대조 2g.

 조제법

  위의 약을 거친 가루로 만들어 지마유로 오래도록 달여서 여과한 다음에 황단을 적당히 넣어 점두를 조절하여 사용한다.

---

11) 신민교 : 임상본초학, 도서출판 영림사, pp.172-175, 188-190, 247-248, 251-252, 262-263, 265-269, 280-282, 294-295, 331-332, 367-369, 400-405, 469-470, 483-484, 604-606, 649-652, 678-679, 734-736, 749-750, 756-757, 763-764, 776-778, 802-803, 819-821, 2002.

✅ 효능 및 주치

이 처방은 난신(暖腎), 납기(納氣), 양혈(養血), 화담(化痰) 등의 효능이 있으므로 신허로 인한 실음증 등의 병증을 치료할 수 있다.

👤 임상시술

임상에 응용할 때는 먼저 제하부를 생리식염수 혹은 일반 염수 등으로 깨끗이 씻어내고 소독된 면봉 등으로 수분을 완전히 닦아낸 뒤에 위의 고약을 붙여주고 그 위를 거즈로 가볍게 덮고 붕대나 반창고로 고정시켜주되 매일 1회씩 교환하여 발라준다.[12]

💡 참고 및 주의사항

이 약은 신허로 인한 불납(不納), 혈허불유(血虛不愈)로 인한 모든 질환에 응용할 수 있다.

7. 기혈허약 氣血虛弱 치료방

✏️ 처 방

인삼 백출 복령 당귀 천궁 백작약 숙지황 황기 육계 진피 감초 생강 대조 각 80g 원지 40g.

---

12) 신민교 : 임상본초학, 도서출판 영림사, pp.172-177, 179-180, 188-190, 209-212, 224-228, 234-242, 248-249, 280-282, 294-595, 469-470, 530-532, 604-606, 649-652, 819-821, 2002.

조제법

위의 약을 거친 가루로 만들어 지마유로 오래도록 달여서 여과한 다음에 황단을 적당히 넣어 점도를 조절하여 사용한다.

효능 및 주치

이 처방은 기혈대보(氣血大補) 등의 효능이 있으므로 내외, 기혈의 허약 등의 병증을 치료할 수 있다.

임상시술

임상에 응용할 때는 먼저 기해혈을 생리식염수 혹은 일반 염수 등으로 깨끗이 씻어내고 소독된 면봉 등으로 수분을 완전히 닦아낸 뒤에 위의 약물을 붙여주고 그 위를 거즈로 가볍게 덮고 붕대나 반창고로 고정시켜주되 매일 1회씩 교환하여 발라준다.[13]

참고 및 주의사항

이 처방은 이미 잘 알려진 기혈을 쌍보하는 십전대보탕에 진피와 원지를 첨가하여 보신(補腎), 익기, 보양, 고정 등의 효능이 있는 기해혈(제하, 즉 신궐혈의 아래 쪽 1.5寸)에 붙여주어 그 효력을 크게 강화시켜 준다.

이 처방은 노인성 치매를 예방할 수 있다.

---

13) 신민교 : 임상본초학, 도서출판 영림사, pp.172-177, 176-177, 179-180, 188-190, 194-196, 234-242, 248-249, 294-295, 308-310, 469-470, 530-532, 646-467, 649-652, 2002.

8. 양허陽虛 치료방

처 방
오미자 황기(밀자) 각 6g 유황 3g 천산갑 2片 부자 1매 사향 0.3g.

조제법
위의 약물가운데서 사향을 제외한 모든 약물을 함께 고운 가루로 만들어 저장하고 사용한다.

효능 및 주치
이 처방은 보기(補氣), 보신(補腎), 조양(助陽) 등의 효능이 있으므로 양기부족으로 인한 남성 생식기가 위약불용(痿弱不用)하거나 발기불능, 혹은 발기부전 등으로 정상적인 방사불능 등의 병증을 치료할 수 있다.

임상시술
임상에 응용할 때는 먼저 두제부(복부)를 생리식염수 혹은 일반 염수 등으로 깨끗이 씻어내고 소독된 면봉 등으로 수분을 완전히 닦아낸 뒤에 위의 약물을 고량주 250㎖에 넣고 약한 불로 끓여 수분이 건조되면 짓찧어 고약을 만들어서 신궐혈(배꼽)에 붙여주고 그 위를 거즈로 가볍게 덮고 붕대나 반창고로 고정시켜주되 3일 뒤에 제거하고 10일 뒤에 재차 시술한다.[14]

참고 및 주의사항

이 처방은 허증에 응용이 가능하며 실증에는 응용이 적당하지 못하다.

9. 심근경색心筋硬塞·협심증 치료방

치료방 1

처 방

백단향 유향(제) 몰약(제) 울금 현호색(주초) 각 12g 용뇌(빙편) 2g 사향 0.1g.

조제법

위의 약물가운데서 사향을 제외한 모든 약물을 함께 고운 가루로 만들고 별도로 사향 0.1g을 첨가하여 고르게 혼합한 다음에 밀폐용기에 저장하고 필요에 따라서 사용한다.

효능 및 주치

이 처방은 개관통규(開關通竅), 활혈(活血) 등의 효능이 있으므로 심근경색, 협심증 동증을 치료할 수 있다.

---

14) 신민교 : 임상본초학, 도서출판 영림사, pp.194-196, 280-282, 298-301, 562-563, 601-603, 860-861, 2002.

임상시술

임상에 응용할 때는 먼저 전중혈과 양측의 내관혈을 생리식염수 혹은 일반 염수 등으로 깨끗이 씻어내고 소독된 면봉 등으로 수분을 완전히 닦아낸 뒤에 위의 약물을 조금씩 부착포의 중심부에 발라서 전중혈과 양측의 내관혈에 붙여주고 그 위를 거즈로 가볍게 덮고 붕대나 반창고로 고정시켜주되 매일 1회씩 교환하여 붙여준다.[15]

 참고 및 주의사항

심근경색, 협심증은 한의학적으로 흉비 혹은 진심통, 궐심통이라고 부르는 관상동맥의 죽양경화성 심장병을 의미한다.

이 처방은 용해가 잘되며 피부에 삼투력이 강하므로 심계항진, 심전구(心前區)의 진발성(陣發性) 동통 등의 병증에 대하여도 효과가 좋다.

치료방 2

 처 방

강진향 단향 삼칠근 호초 각 10g 용뇌(빙편) 0.25g 사향 0.1g.

조제법

위의 약물 가운데서 먼저 강진향 단향 삼칠근 호초를 함께 고운

---

15) 신민교 : 임상본초학, 도서출판 영림사, pp.459-460, 468-469, 721-722, 729-732, 2002.

가루로 만들고 여기에 별도로 고운 가루로 만든 용뇌(빙편)와 사향을 넣고 vaseline 등으로 반죽하여 고약을 만들어 밀폐 저온 저장하고 사용한다.

✓ 효능 및 주치

이 처방은 이기(理氣), 개관통규(開關通竅), 활혈지통(活血止痛) 등의 효능이 있으므로 심근경색이나 협심증에서 나타나는 통증을 치료할 수 있다.

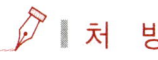 임상시술

임상에 응용할 때는 먼저 전중혈과 양측의 내관혈 및 등쪽에 있는 양측의 심수혈을 생리식염수 혹은 일반 염수 등으로 깨끗이 씻어내고 소독된 거즈 등으로 수분을 완전히 닦아낸 뒤에 위의 약물을 조금씩 부착포의 중심부에 발라서 붙여주고 그 위를 거즈로 가볍게 덮고 붕대나 반창고로 고정시켜주되 매회 10분씩 방치하였다가 제거하여 준다.[16]

치료방 3

✎ 처 방

치자 도인 각 12g 봉밀 30g.

---

16) 신민교 : 임상본초학, 도서출판 영림사, pp.317, 459-460, 486-487, 497-498, 601-604, 608-609, 2002.

조제법

위의 약물가운데서 먼저 치자와 도인을 함께 고운 가루로 만들고 여기에 봉밀을 혼합하고 고르게 반죽하여 풀 상태의 고약으로 만들어 사용한다.

효능 및 주치

이 처방은 청열활혈(清熱活血), 산어지통(散瘀止痛) 등의 효능이 있으므로 심근경색, 협심증 등의 병증을 치료할 수 있다.

임상시술

임상에 응용할 때는 먼저 심흉부를 생리식염수 혹은 일반 염수 등으로 깨끗이 씻어내고 소독된 거즈 등으로 수분을 완전히 닦아낸 뒤에 위의 약물을 조금씩 부착포의 중심부에 발라서 붙여주고 그 위를 거즈로 가볍게 덮고 붕대나 반창고로 고정시켜주되 매회 10분씩 방치하였다가 제거하여 준다.[17]

참고 및 주의사항

대개 제1차 시술에는 3일 뒤에 교환하여주며 제2차 이 뒤에는 7일간 방치하고 교환하여주기도 하는데 6차까지를 주기로 삼아서 시술한다.

위의 처방에서 봉밀이 없을 때는 계단청(계란흰자위)으로 대체하여도 된다.

---

17) 신민교 : 임상본초학, 도서출판 영림사, pp.372-374, 540-542, 2002.

10. 고혈압·현훈眩暈 치료방

치료방 1

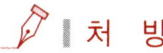

처 방

행인 도인 각 12g 치자 3g 호초 7알 찹쌀 14알.

조제법

위의 약물을 함께 짓찧어서 적당량의 계란흰자위를 넣고 버무려 풀과 같이 만들어 3회로 나누어 사용한다.

효능 및 주치

이 처방은 활혈산어(活血散瘀), 사화해독(瀉火解毒), 거탁(祛濁), 혈압강하 등의 효능이 있으므로 담습옹성(痰濕壅盛)의 고혈압, 현훈, 두통, 구오담연(口惡痰涎), 지체곤중(肢體困重) 등의 병증을 치료할 수 있다.

임상시술

임상에 응용할 때는 잠자기 전에 먼저 양쪽 족심의 용천혈을 생리식염수 혹은 일반 염수 등으로 깨끗이 씻어내고 소독된 면봉 등으로 수분을 완전히 닦아낸 뒤에 위의 약물을 붙여주고 그 위를 거즈로 가볍게 덮고 붕대나 반창고로 고정시켜주며 다음날 아침에 제거하되 양족을 교대로 매일 1회씩 교환하여 붙여준다.[18)19)]

참고 및 주의사항

대개 6회를 주기로 붙여 주되 밤에만 1회 붙여 준다.

이 처방은 이명, 실면(불면), 지체마목 등의 병증에도 일정한 효과가 있다. 또 기억력 증강효과가 있으면서 단순성 고혈압에 효과가 좋다.

치료방 2

처 방

오수유 감국(국화) 육계 각 등분, 계단청 적당량.

조제법

위의 약물 가운데 오수유 감국(국화) 육계를 혼합하여 고운 가루로 만들어서 저장하고 사용한다.

효능 및 주치

이 처방은 온중산한(溫中散寒), 이기(理氣) 등의 효능이 있으므로 간양항성(肝陽亢盛)의 고혈압, 현훈 등의 병증을 치료할 수 있다.

임상시술

임상에 응용할 때는 잠자기 전에 먼저 양쪽 족심의 용천혈을 생

---

18) 채선은 등 : 호북중의잡지, (2)31, 1983.
19) 신민교 : 임상본초학, 도서출판 영림사, pp.317, 372-374, 540-542, 776-778, 2002.

리식염수 혹은 일반 염수 등으로 깨끗이 씻어내고 소독된 면봉이나 거즈 등으로 수분을 완전히 닦아낸 뒤에 위의 약물 10g에 적당량의 계란흰자위를 넣고 고르게 반죽하여 붙여주고 그 위를 거즈로 가볍게 덮고 붕대나 반창고로 고정시켜주며 다음날 아침에 제거하되 매일 1회씩 교환하여 붙여준다.[20]

참고 및 주의사항

이 처방은 대개 5-10회를 주기로 붙여준다.

치료방 3

처 방

오수유 식초 각 적당량.

조제법

먼저 오수유를 고운 가루로 만들어 저장하고 사용한다.

효능 및 주치

이 처방은 온중산한(溫中散寒), 이기(理氣) 등의 효능이 있으므로 간양항성(肝陽亢盛)의 고혈압, 현훈 등의 병증을 치료할 수 있다.

---

20) 신민교 : 임상본초학, 도서출판 영림사, pp.306-310, 343-345, 2002.

임상시술

　임상에 응용할 때는 잠자기 전에 먼저 양쪽 족심의 용천혈을 생리식염수 혹은 일반 염수 등으로 깨끗이 씻어내고 소독된 면봉이나 거즈 등으로 수분을 완전히 닦아낸 뒤에 위의 약물 15-30g에 적당량의 식초를 넣고 고르게 반죽하여 붙여주고 그 위를 거즈로 가볍게 덮고 붕대나 반창고로 고정시켜주며 다음날 아침에 제거하되 매일 1회씩 교환하여 붙여주되 10-15일을 주기로 붙여준다.[21]

 참고 및 주의사항

　"병재상(病在上), 취지하(取之下)" 요법의 근거를 두고 대개 3-5회를 주기로 붙여준다.

　이 처방은 같은 방법으로 시술하여 심신불교(心腎不交)로 인한 실면(불면증)를 치료할 수 있다.

치료방 4

 처　방

　생강 150g 피마자 50g 오수유 부자 각 20g 용뇌(빙편) 10g.

조제법

　위의 약물 가운데서 피마자 오수유 부자를 함께 고운 가루로 만들고 생강을 짓찧어서 혼합하고 여기에 용뇌(빙편)를 넣고 고르게

---

21) 신민교 : 임상본초학, 도서출판 영림사, pp.104-105, 306-308, 2002.

배합하여 고약을 만들어 사용한다.

✅ 효능 및 주치

이 처방은 개규회소(開竅回蘇), 이기산한(理氣散寒), 통체(通滯) 등의 효능이 있으므로 고혈압 등의 병증을 치료할 수 있다.

👤 임상시술

임상에 응용할 때는 잠자기 전에 먼저 양쪽 족심의 용천혈을 생리식염수 혹은 일반 염수 등으로 깨끗이 씻어내고 소독된 면봉이나 거즈 등으로 수분을 완전히 닦아낸 뒤에 위의 약물을 붙여주고 그 위를 거즈로 가볍게 덮고 붕대나 반창고로 고정시켜주며 다음 날 아침에 제거하되 매일 1회씩 교환하여 붙여준다.[22]

☀ 참고 및 주의사항

이 처방은 대개 1주일을 주기로 붙여준다.

치료방 5

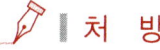

진주모 괴화 오수유 각 등분 식초 적당량.

---

22) 신민교 : 임상본초학, 도서출판 영림사, pp.294-295, 298-301, 306-308, 608-609, 800-801, 2002.

조제법

위의 약물 가운데서 진주모 괴화 오수유를 혼합하여 고운 가루로 만들어 저온에 저장하고 사용한다.

효능 및 주치

이 처방은 평간잠양(平肝潛陽), 강혈압(降血壓) 등의 효능이 있으므로 간양항성(肝陽亢盛)으로 인한 고혈압, 현훈 등의 병증을 치료할 수 있다.

임상시술

임상에 응용할 때는 먼저 신궐혈(배꼽)과 양쪽 족심의 용천혈을 생리식염수 혹은 일반 염수 등으로 깨끗이 씻어내고 소독된 면봉이나 거즈 등으로 수분을 완전히 닦아낸 뒤에 적당량의 약물 가루를 식초로 반죽하여 붙이고 거즈로 덮어 부착포로 고정시켜주되 매일 1회씩 교환하여 붙여준다.[23]

참고 및 주의사항

이 처방은 매 10회를 1주기로 붙여준다.

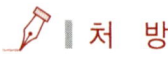

처 방

---

23) 신민교 : 임상본초학, 도서출판 영림사, pp.104-105, 306-308, 378-379, 487-489, 2002.

오수유 천궁 각 등분, 용뇌(빙편) 1.5g 식초 적당량.

조제법

위의 약물 가운데 먼저 오수유와 천궁을 함께 고운 가루로 만들고 여기에 별도로 만든 용뇌(빙편)가루를 고르게 혼합하여 저온에 저장하고 사용한다.

✓ 효능 및 주치

이 처방은 활혈(活血), 통경락(通經絡), 강역(降逆) 등의 효능이 있으므로 원발성의 고혈압 등의 병증을 치료할 수 있다.

임상시술

임상에 응용할 때는 먼저 신궐혈(배꼽)을 생리식염수 혹은 일반 염수 등으로 깨끗이 씻어내고 소독된 면봉이나 거즈 등으로 수분을 완전히 닦아낸 뒤에 위의 약물에 적당량의 식초를 넣고 고르게 반죽하여 고약을 만들어서 붙이고 부착포 등으로 고정시켜주되 매일 1회씩 교환하여 붙여준다.[24]

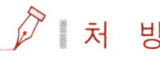

처 방

오수유 감국(국화) 각 15g 식초 적당량.

---

24) 신민교 : 임상본초학, 도서출판 영림사, pp.306-308, 530-532, 608-609, 2002.

조제법

먼저 오수유 감국(국화)를 고운 가루로 만들고 여기에 적당량의 좋은 식초를 첨가하여 풀과 같이 만들어서 사용한다.

효능 및 주치

이 처방은 평간식풍(平肝熄風) 등의 효능이 있으므로 간양항성(肝陽亢盛)으로 인한 고혈압과 현훈, 두혼 등의 병증을 치료할 수 있다.

임상시술

임상에 응용할 때는 먼저 저녁 잠자기 전에 양쪽 족심의 용천혈을 생리식염수 혹은 일반 염수 등으로 깨끗이 씻어내고 소독된 거즈 등으로 수분을 완전히 닦아낸 뒤에 적당량의 약물을 붙이고 거즈로 덮어 부착포로 고정시켜주되 매일 1회씩 교환하여 붙여준다.[25]

참고 및 주의사항

일반적으로 가벼운 고혈압에 응용한다.

치료방 8

처 방

---

25) 신민교 : 임상본초학, 도서출판 영림사, pp.104-105, 306-308, 343-345, 2002.

백개자 30g 우담남성 창백출 천궁 각 20g 천마 10g 생강즙 적당량.

조제법

위의 약물 가운데 생강즙을 제외하고 함께 고운 가루로 만들어 저장하고 사용한다.

효능 및 주치

이 처방은 화습(化濕), 거담(祛痰), 식풍(熄風) 등의 효능이 있으므로 담탁형의 고혈압, 현훈 등의 병증을 치료할 수 있다.

임상시술

임상에 응용할 때는 먼저 저녁 잠자기 전에 상복부와 양쪽 내관혈을 생리식염수 혹은 일반 염수 등으로 깨끗이 씻어내고 소독된 거즈 등으로 수분을 완전히 닦아낸 뒤에 적당량의 약물을 적당량의 생강즙으로 반죽하여 붙이고 거즈로 덮어 부착포로 고정시켜주되 매일 1회씩 교환하여 붙여준다.[26]

참고 및 주의사항

이 처방은 2주일을 1 요정으로 치료하여 5-6 요정 치료에 득효할 수 있다.

---

26) 신민교 : 임상본초학, 도서출판 영림사, pp.179-182, 294-295, 530-532, 628-629, 736-737, 744-745, 2002.

치료방 9

📝 처 방
백개자 30g 우담남성 백반 각 15g 천궁 울금 각 10g 생강즙 적당량.

조제법
위의 약물 가운데 생강즙을 제외하고 함께 고운 가루로 만들어 저장하고 사용한다.

✓ 효능 및 주치
이 처방은 활혈(活血), 화습(化濕), 거담(祛痰), 식풍(熄風) 등의 효능이 있으므로 담탁형의 고혈압, 현훈 등의 병증을 치료할 수 있다.

임상시술
임상에 응용할 때는 먼저 저녁 잠자기 전에 두제부(복부)를 생리식염수 혹은 일반 염수 등으로 깨끗이 씻어내고 소독된 거즈 등으로 수분을 완전히 닦아낸 뒤에 적당량의 약물을 적당량의 생강즙으로 반죽하여 붙이고 거즈로 덮어 부착포로 고정시켜주되 매일 1회씩 교환하여 붙여준다.[27]

참고 및 주의사항

---

27) 신민교 : 임상본초학, 도서출판 영림사, pp.294-295, 468-469, 530-532, 736-737, 744-747, 804-806, 2002.

이 처방은 2주일을 1 요정으로 치료하여 5-7 요정 치료에 득효한다.

치료방 10

처 방
오수유 천궁 백지 각 30g.

조제법
위의 약물을 함께 고운 가루로 만들고 그 가루 20g을 얇은 탈지면으로 싸되 도토리크기로 만들어 신궐혈(배꼽)에 충진한다.

효능 및 주치
거풍평간(祛風平肝), 잠양강압(潛陽降壓) 등의 효능이 있으므로 간화항성(肝火亢盛)·음허양항(陰虛陽亢)의 고혈압, 두통현훈, 면홍목적, 급조이노(急躁易怒), 이명목현(耳鳴目眩), 심번실면, 지체마목 등의 병증을 치료할 수 있다.

임상시술
임상에 응용할 때는 먼저 저녁 잠자기 전에 두제부(복부)를 생리식염수 혹은 일반 염수 등으로 깨끗이 씻어내고 소독된 거즈 등으로 수분을 완전히 닦아낸 뒤에 위의 약물을 신궐혈(배꼽)에 넣고 손가락으로 누른 뒤에 거즈로 덮어 부착포로 고정시켜주되 매일 1회씩 교환하여 붙여준다.[28]

참고 및 주의사항

이 처방은 10회 시술을 1 요정으로 하되 3개 요정에 득효할 수 있다.

11. 저혈압 低血壓 치료방

처 방

오수유(담즙제) 100g 용담 50g 백반(백반) 30g 유황 20g 주사 15g 소계근(즙) 적당량.

조제법

위의 약물 가운데서 먼저 오수유(담즙제) 용담 백반(백반) 유황 주사를 함께 고운 가루로 만들고 여기에 소계근(즙) 적당량을 넣고 고르게 반죽하여 풀 상태의 고약으로 만들어 사용한다.

효능 및 주치

이 처방은 이기산한(理氣散寒), 온중조양(溫中助陽), 거담소종(祛痰消腫) 등의 효능이 있으므로 저혈압과 현훈 등의 병증을 치료할 수 있다.

임상시술

임상에 응용할 때는 먼저 저녁 잠자기 전에 신궐혈(배꼽)과 족부

---

28) 신민교 : 임상본초학, 도서출판 영림사, pp.306-308, 530-532, 724-726, 2002.

양측의 용천혈을 생리식염수 혹은 일반 염수 등으로 깨끗이 씻어내고 소독된 거즈 등으로 수분을 완전히 닦아낸 뒤에 위의 약물을 붙이고 거즈로 덮어 부착포로 고정시켜주되 격일에 1회씩 매혈에 10-15g씩을 교환하여 붙여주되 15회 즉 1개월을 주기로 붙여준다.[29]

12. 당뇨병 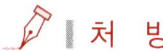 치료방

치료방 1

처 방

천화분 30g 나복(신선한 것) 연근(신선한 것) 적당량.

조제법

먼저 위의 천화분을 고운 가루로 만들고 나복과 연근을 함께 짓찧은 즙액으로 천화분에 고르게 혼합하여 반죽을 만들어 사용한다.

효능 및 주치

이 처방은 양음윤폐(養陰潤肺), 청열생진(淸熱生津) 등의 효능이 있으므로 폐열상진형(肺熱傷津型)의 당뇨병으로 번갈다음(煩渴多飮), 수음수수(隨飮隨溲), 자음갈부지(恣飮渴不止) 등의 병증을 치료할 수 있다.

---

29) 신민교 : 임상본초학, 도서출판 영림사, pp.306-308, 397-398, 491-492, 634-636, 804-806, 860-861, 2002.

| 임상시술

　임상에 응용할 때는 먼저 저녁 잠자기 전에 두제부(복부)를 생리식염수 혹은 일반 염수 등으로 깨끗이 씻어내고 소독된 거즈 등으로 수분을 완전히 닦아낸 뒤에 위의 약물을 신궐혈(배꼽)에 붙이고 거즈로 덮어 부착포로 고정시켜주되 매일 1회씩 교환하여 붙여준다.[30][31]

치료방 2

 | 처　방

　우담즙(신선한 것) 500㎖ 교맥분 적당량.

 | 조제법

　위의 신선한 우담즙과 교맥분을 고르게 혼합하여 교맥분을 질게 반죽이 되면 가제로 만든 조그만 자루에 넣어 사용한다.

✓| 효능 및 주치

　이 처방은 청열견음(淸熱堅陰), 양음윤조(養陰潤燥) 등의 효능이 있으므로 폐위의 열성형(熱盛型)에 속한 Ⅱ형당뇨병(구건고, 다식이기, 대변건조, 다음다뇨, 체중경감, 설질홍등)을 치료할 수 있다.

---

30) 왕서의 : 중의부제요법, 인민위생출판사, 중국 북경, p.59, 1991.
31) 신민교 : 임상본초학, 도서출판 영림사, pp.369-370, 504-505, 583-584, 2002.

임상시술

임상에 응용할 때는 먼저 저녁 잠자기 전에 두제부(복부)를 생리식염수 혹은 일반 염수 등으로 깨끗이 씻어내고 소독된 거즈 등으로 수분을 완전히 닦아낸 뒤에 위의 약물을 신궐혈(배꼽)에 붙이고 거즈로 덮어 부착포로 고정시켜주되 매일 1회씩 교환하여 붙여준다.[32)33)]

 참고 및 주의사항

이 처방은 4일 이상 붙여 주면 갈증이 없어지고 대변이 잘 나오며 혈당이 떨어지는 등의 효과가 있다.

13. 안면신경마비 顔面神經麻痺 치료방

치료방 1

 처 방

백개자 12g 반하 과루실 천패모 백렴 백급 천오 각 10g 백부자 9g.

조제법

위의 약물을 함께 고운 가루로 만들어 오래 묵은 식초를 고르게 섞어 뜨겁게 볶아서 사용한다.

---

32) 강영룡 : 중국민간요법, (7)8, 1999.
33) 중화본초 편찬위 : 중화본초, 상해인민출판사, 상해, pp.2·632-633, 9·691-693, 1999.

✅ 효능 및 주치

이 처방은 온경(溫經), 거풍(祛風), 통경락(通經絡) 등의 효능이 있으므로 중풍, 구안와사 등의 병증을 치료할 수 있다.

🧍 임상시술

임상에 응용할 때는 먼저 환부의 반대편(정상부위)을 생리식염수 혹은 일반 염수로 깨끗이 씻어내고 소독된 면봉이나 거즈 등으로 수분을 완전히 닦아낸 뒤에 위의 약물을 2겹의 거즈자루에 넣어 구안(口顔)을 중심으로 좌경우취, 우경좌취로 붙이되 약물이 식으면 재차 뜨겁게 데워서 붙이고 거즈나 부착포 등으로 덮고 고정시켜주되 심한경우에는 매일 1회씩 교환하여 붙여준다.[34]

☀️ 참고 및 주의사항

기혈이 허약한 사람의 풍한사로 인한 구안와사를 다스린다.
안면부의 풍한사로 인한 안면신경마비에 응용하여 양효하나 백반이나 뇌졸중 및 중이염, 이하선염(사선염)로 인한 안면신경마비에는 적당하지 못하다. 일반적으로 1-2주 이내에 득효할 수 있다.

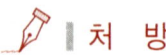

✏️ 처 방

---

34) 신민교 : 임상본초학, 도서출판 영림사, pp.301-302, 370-371, 421-422, 493-494, 736-737, 739-741, 763-765, 819-821, 2002.

황기 만형자 각 10g 감초(자) 15g.

조제법
위의 약물을 함께 짓찧어 진흙같이 만들어 사용한다.

효능 및 주치
이 처방은 보기(補氣), 거풍(祛風) 등의 효능이 있으므로 중풍으로 인한 구안와사, 유연(流涎) 등의 병증을 치료할 수 있다.

임상시술
임상에 응용할 때는 먼저 환부의 반대편(정상부위)을 생리식염수 혹은 일반 염수로 깨끗이 씻어내고 소독된 면봉이나 거즈 등으로 수분을 완전히 닦아낸 뒤에 위의 약물을 2겹의 거즈자루에 넣어 뜨겁게 쪄서 데이지 않을 정도로 만들어 구안(口顔)를 중심으로 좌경우취, 우경좌취로 붙이되 약물이 식으면 재차 뜨겁게 데워서 붙이고 거즈나 부착포 등으로 덮고 고정시켜주되 심한경우에는 매일 1회씩 교환하여 붙여준다.[35]

참고 및 주의사항
일반적으로 중풍으로 인한 구안와사에는 온양, 통경락(通經絡) 등의 효능이 있는 견정산을 응용하는데 이는 기허와 양허로 인한 중풍, 구안와사를 다스리는 것이다.

---

35) 신민교 : 임상본초학, 도서출판 영림사, pp.170-175, 194-196, 345-347, 2002.

치료방 3

처 방

부자(포) 천오(제) 각 90g 유향 생강(가루) 각30g.

조제법

위의 약물을 고운 가루로 만들어 8-10 봉으로 나누어 임상시술을 시행하기 직전에 생강(가루)3g을 섞고 따뜻한 물을 적당히 부어 고르게 혼합하여 풀과 같이 만들어 사용한다.

효능 및 주치

이 처방은 온경산한(溫經散寒), 통경락(通經絡) 등의 효능이 있으므로 안면신경마비 등의 병증을 치료할 수 있다.

임상시술

임상에 응용할 때는 환측의 안면부 즉 태양혈로부터 지창혈에 약물을 붙이기 전에 생강쪽을 뜨겁게 구워 국소에 마찰하여 충혈이 일어나도록 한 뒤에 상기의 약물을 약 1cm 두께로 붙이고 거즈로 덮고 부착포 등으로 고정시켜 준다. 그리고 환자로 하여금 국소에 찜질팩을 이용하여 찜질을 하도록 한다. 매일 1회씩 교환하여 준다. 또한 약물 1봉에 생강(가루)를 3g을 넣어 같은 방법을 반복적으로 시행하여도 좋다.[36]

---

36) 신민교 : 임상본초학, 도서출판 영림사, pp.298-302, 729-731, 2002.

참고 및 주의사항

오래된 안면신경마비에 2-3주 사용하면 득효할 수 있다.

안면신경마비는 대개 두개부에 풍한사의 침습으로 발생하므로 이는 온경통락(溫經通絡), 소산풍한(疏散風寒) 등의 치법이 좋다. 여기서 부자는 한습을 제거하고; 천오는 거풍지통(止痛) 하며; 유향은 행기활혈(行氣活血)효능이 있다.

이 처방은 행기활혈(行氣活血), 거풍산한(祛風散寒) 등의 효능이 있다.

치료방 4

처 방

피마자(생) 적당량.

조제법

위의 약물의 껍질을 벗기고 짓찧어 사용한다.

효능 및 주치

이 처방은 통경락(通經絡), 제비(除痺) 등의 효능이 있으므로 구안와사 등의 병증을 치료할 수 있다.

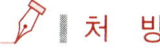 임상시술

임상에 응용할 때는 건측(좌경우취, 우경좌취)의 안면부 즉 태양혈로부터 지창혈에 약물을 붙이기 전에 생강쪽을 뜨겁게 구워 국소에 마찰하여 충혈이 일어나도록 한 뒤에 상기의 약물을 약 1cm 두께로 붙이고 거즈로 덮고 부착포 등으로 고정시켜 주고 국소에 찜질팩을 이용하여 찜질을 하도록 한다. 매일 1회씩 교환하여 준다.[37]

참고 및 주의사항

한의학에서의 구안와사는 안면신경마비를 의미한다.

안면신경마비는 대개 두개부에 풍한사의 침습으로 발생하므로 이는 온경통락(溫經通絡), 소산풍한의 치법이 좋다.

오래된 안면신경마비에 2-3주 사용하면 득효할 수 있다.

14. 안면경련 顔面痙攣 치료방

처 방

원화(초) 50g 황기 30g 우담담성 8g 웅황 3g 백호초 1g.

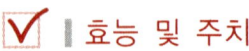
조제법

위의 약물을 함께 고운 가루로 만들어서 저장하고 사용한다.

효능 및 주치

---

37) 신민교 : 임상본초학, 도서출판 영림사, pp.800-801, 2002.

이 처방은 보기(補氣), 거풍(祛風), 해독(解毒), 지경(止痙), 온경(溫經), 통경락(通經絡) 등의 효능이 있으므로 안면신경경련 등의 병증을 치료할 수 있다.

임상시술

임상에 응용할 때는 먼저 감염과 피부자극을 방지하기 위하여 제부(배꼽)를 생리식염수나 알코올로 씻어 소독한 뒤에 소독된 면봉이나 거즈 등으로 수분을 완전히 닦아낸 뒤에 적당량의 약물을 깨끗한 물로 반죽하여 신궐혈(배꼽)에 붙이고 재차 거즈로 덮어씌우고 붕대나 비닐을 이용하여 고정시켜 주되 7일에 1회씩 교환하여 붙여준다.[38]

참고 및 주의사항

이 처방은 피로, 정신과로, 한냉 등으로 인하거나 안면신경염의 후기(後期) 등에 나타나는 모든 증상에 응용할 수 있다.

15. 중풍 中風 치료방

처 방

도인 치자 각 7개 사향 0.3g.

---

38) 신민교 : 임상본초학, 도서출판 영림사, p.194-196, 317, 744-747, 796-798, 859-860, 2002.

조제법

위의 약물을 함께 고운 가루로 만들어 저장하고 사용한다.

효능 및 주치

이 처방은 축풍(逐風), 통경락(通經絡) 등의 효능이 있으므로 중풍의 순구순동(脣口瞤動), 언어불리(言語不利), 구각유연(口角流涎) 등의 병증을 치료할 수 있다.

임상시술

임상에 응용할 때는 양쪽 손바닥을 생리식염수 등으로 깨끗이 씻고 위의 약물을 적당량의 고량주로 반죽해서 붙이고 부착포 등으로 고정시켜 주고 붕대 등으로 감아주되 1주일에 1회씩 교환하여 주며 그 기간에는 휴식하되 담화를 적게 하는 것이 좋다.[39]

참고 및 주의사항

약을 붙이면 손바닥에 조그만 수포가 발생하게 되는데 이때는 소독된 침 등으로 따주고 소독한다.

지나치게 매운 음식은 적당하지 못하며 발병초기의 환자에게 치료 효과가 비교적 좋다.

손바닥 즉 노궁혈을 자극하면 생체기능을 조정하는 효능이 있다. 노궁혈의 위치는 손바닥의 중앙부위, 즉 제3-4 손가락 사이의 수궐음심포경의 낙혈로서 설열청심(泄熱淸心) 등의 효능이 있다.

---

39) 신민교 : 임상본초학, 도서출판 영림사, pp.372-374, 540-542, 601-604, 2002.

16. 만성 위염 胃炎 치료방

처 방

백출 128g 백복령 백작약 신국 맥아 향부자 당귀 지실 반하 각 64g 진피 황련 오수유 산사 백두구 익지인 황기 산약 감초 각 22g 만삼 목향 각 15g 황단 적당량.

조제법

위의 약물을 잘게 썰어서 모두 혼합하여 지마유로 오래도록 달여서 여과하고 여과한 약액에 황단가루를 넣고 반죽하여 저장하고 사용한다.

효능 및 주치

이 처방은 보비익기(補脾益氣), 이기해울(理氣解鬱), 소식(消食) 등의 효능이 있으므로 비위허약으로 인한 만성소화불량, 장명(腸鳴), 복통 등의 병증을 치료할 수 있다.

임상시술

임상을 할 때는 먼저 심와부와 제부(배꼽, 신궐혈)를 생리식염수 혹은 일반 염수 등으로 깨끗이 씻어내고 소독된 면봉이나 거즈 등으로 수분을 완전히 닦아낸 뒤에 위의 약물 적당량을 붙이고 거즈로 덮은 뒤에 부착포 등으로 고정시켜주되 매일 1회씩 교환하여 붙여준다.

☼ 참고 및 주의사항

이 처방은 소화기계 질환에 응용할 수 있다.

17. 식적食積 치료방

 처 방

향부자 창출 각 64g 지실 진피 청피 반하 신국 사인 산사 목향 황련 치자 천궁 적복령 맥문동 무이 소자 나복자 백개자 건강 감초 각 32g 황단 적당량.

 조제법

위의 약물을 지마유로 오래도록 달여서 여과하고 여기에 황단을 넣어 고약을 만들어 사용한다.

✓ 효능 및 주치

이 처방은 평간(平肝), 이기(理氣), 화중(和中) 등의 효능이 있으므로 육울 및 애기, 탄산, 오심, 조잡 등의 병증을 치료할 수 있다.

 임상시술

---

40) 신민교 : 임상본초학, 도서출판 영림사, pp.172-173, 177-180, 185-186, 194-196, 224-225, 236-242, 402-404, 464-465, 469-470, 477-478, 481-483, 584-588, 592-593, 649-650, 819-821, 2002.

임상에 응용할 때는 먼저 감염과 피부자극을 방지하기 위하여 상복부를 생리식염수나 알코올로 씻어 소독한 뒤에 소독된 거즈 등으로 수분을 깨끗이 닦아내고 적당량의 약물을 붙인 뒤에 재차 거즈로 덮어씌우고 붕대나 비닐을 이용하여 고정시켜주되 매일 2-3회씩 교환하여 붙여준다.[41]

참고 및 주의사항

이 약은 평간(平肝), 이기(理氣), 화중(和中) 등의 효능이 있으므로 중완혈에 붙이면 중초를 조화시키는 효능이 더욱 좋아 강역화위(降逆和胃)한다.

18. 제적 諸積 치료방

처 방

향부자(반생반제) 오령지(반생반제) 각 2,460g 흑축, 백축 각 48g(반생반제) 황단 적당량.

조제법

위의 약물을 지마유로 오래도록 달여서 여과한 뒤에 황단으로 고약을 만들되 여기에 목향가루 32g을 넣고 고르게 섞는다.

---

41) 신민교 : 임상본초학, 도서출판 영림사, pp.172-175, 180-182, 265-267, 293-294, 331-332, 372-374, 402-404, 464-465, 469-472, 477-478, 481-483, 530-532, 582-583, 585-588, 593-594, 650-652, 736-737, 819-820, 840-841, 2002.

✓ 효능 및 주치

이 처방은 행기(行氣), 화담(化痰), 소적(消積) 등의 효능이 있으므로 복강내 일체의 적병(積病) 등의 병증을 치료할 수 있다.

임상시술

임상에 응용할 때는 환자를 눕히고 먼저 제부(배꼽) 및 하복부의 방광구를 생리식염수 혹은 일반 염수 또는 따뜻한 물로 깨끗이 씻어내고 소독된 면봉이나 거즈 등으로 수분을 완전히 닦아낸 뒤에 위의 약물을 붙이고 부착포 혹은 넓은 반창고 등으로 고정시키되 매 격일로 1회씩 붙여주되 7-10회 붙여준다.[42]

참고 및 주의사항

이 처방은 행기활혈(行氣活血), 행체소적(行滯消積) 등의 효능이 있다. 이 약물을 신궐혈(배꼽)에 붙이면 행체소적(行滯消積) 등의 효능이 더욱 증강된다.

19. 복창腹脹 치료방

처 방

대산 10g.

---

42) 신민교 : 임상본초학, 도서출판 영림사, pp.477-478, 728-729, 791-792, 2002.

조제법

위의 약물을 짓찧어서 진흙모양으로 만들어 사용한다.

효능 및 주치

이 처방은 온중(溫中), 기포해독(起疱解毒) 등의 효능이 있으므로 각종의 위장기능의 문란으로 인한 복창기(腹脹氣) 등의 병증을 치료할 수 있다.

임상시술

임상에 응용할 때는 중완혈을 생리식염수나 혹은 알코올로 깨끗이 씻어 소독한 뒤에 소독된 마른 거즈 등으로 잘 닦아내고 여기에 짓찧어진 약물을 거즈로 2-4겹 싸서 붙여주고 약 2시간 정도 방치하였다가 제거하면 국소에 수포가 일어난다. 약물을 제거한 뒤에는 생리식염수로 깨끗이 씻어주고 국소에 일어난 수포를 소독침 등의 끝으로 가볍게 터뜨리고 소독된 거즈나 약솜 등으로 싸주되 감염되지 않도록 붕산연고 등을 발라주면 좋다.[43]

참고 및 주의사항

국소의 피부가 발홍, 기포 또는 작열감이 있을 때 제거하고 온수로 깨끗이 씻어주되 1일 1회 시술하는 것이 좋다.

이는 음식실절, 기거실조, 습조기체, 비위허약 및 외상과 복강수술 등의 원인으로 인한 완복 또는 완복이하의 복부창만의 일종이다.

---

43) 신민교 : 임상본초학, 도서출판 영림사, pp.839-840, 2002.

20. 황달黃疸 치료방

처 방
모간 (신선한 것) 50g 소금 5g.

조제법
이상에서 모간을 깨끗이 씻은 뒤에 소금 5g을 혼합하여 짓찧어서 사용한다.

효능 및 주치
이 처방은 발포퇴황(發疱退黃) 등의 효능이 있으므로 황달 등의 병증을 치료할 수 있다.

임상시술
임상에 응용할 때는 제하 및 둔부를 생리식염수나 혹은 알코올로 깨끗이 씻어 소독한 뒤에 소독된 마른 거즈 등으로 잘 닦아내고 여기에 짓찧어진 약물을 붙여주고 2-3시간 방치하면 국소에 수포가 일어난다. 약물을 제거한 뒤에는 생리식염수로 깨끗이 씻어주고 국소에 일어난 수포를 소독 침 등의 끝으로 가볍게 터뜨려 수포속에 있는 황수가 빠지도록 한다.
그리고 최후에는 소독된 거즈나 약솜 등으로 싸주면 좋다[44].

---

44) 정보섭·신민교 : 도해향약대사전, 도서출판 영림사, pp.497-499, 1990.

☼ 참고 및 주의사항

이 처방에 응용한 모간이란 미나리아재비의 전초로서 신온, 유독하며 소종지통(消腫止痛) 등의 효능이 있으나 일반적으로 내복하지 않고 외용한다.

이 약물은 열결혈(列缺穴)과 내관혈 양혈(兩穴: 해당 혈)에 붙였을 때 학질을 다스릴 수 있으며; 대추혈과 내관혈에 붙였을 때는 효천(발작 6시간 전)을 다스릴 수 있다.

21. 만성 간염 肝炎 치료방

치료방 1

✏ 처 방
치자 적당량.

✚ 조제법
위의 약물을 고운 가루로 만들어서 저장하고 깨끗한 물로 반죽하여 임상에 사용한다.

✓ 효능 및 주치
이 처방은 청열이습(淸熱利濕) 등의 효능이 있으므로 만성간염 등의 병증을 치료할 수 있다.

임상시술

임상에 응용 할 때는 먼저 제부(배꼽, 신궐혈)를 생리식염수 혹은 일반 염수 등으로 깨끗이 씻어내고 소독된 면봉이나 거즈 등으로 수분을 완전히 닦아낸 뒤에 위의 약물 적당량을 붙이고 거즈로 덮은 뒤에 부착포 등으로 고정시켜주되 매일 1회씩 교환하여 붙여준다.[45]

치료방 2

 처 방

황기(생) 단삼 연교 백작약 적작약 각 30g 하수오(생) 산사(생) 목단피 치자(초) 포공영 각 15g 시호 후박 각 10g 지마유 적당량 (별) 황단 적당량.

 조제법

위의 약물을 함께 고운 가루로 만들어서 지마유를 첨가하고 오래도록 끓인 뒤에 적당량의 황단을 넣어 고약을 만들어 저장하고 사용한다.

✓ **효능 및 주치**

이 처방은 청영량혈(淸營凉血), 해독배독(解毒排毒) 등의 효능이 있으므로 만성간염 및 C형간염 등의 병증을 치료할 수 있다.

---

45) 신민교 : 임상본초학, 도서출판 영림사, pp.372-374, 2002.

임상시술

 임상에 응용 할 때는 먼저 간구와 간수혈 부위를 생리식염수 혹은 일반 염수 등으로 깨끗이 씻어내고 소독된 면봉이나 거즈 등으로 수분을 완전히 닦아낸 뒤에 위의 약물 적당량을 따뜻하게 가열하여 붙이고 거즈로 덮은 뒤에 부착포 등으로 고정시켜주되 매 격일에 1회씩 교환하여 붙여주되 12회를 1 요정으로 치료한다.[46)]

치료방 3

 처 방

 천산갑 10g 청대 치자 용뇌(빙편) 각 6g 유향 몰약 각 5g.

 조제법

 먼저 천산갑 청대 치자 용뇌(빙편)를 함께 고운 가루로 만들고 여기에 유향과 몰약을 별도로 고운 가루로 만든 것을 고르게 섞어서 저장하고 사용한다.

✅ **효능 및 주치**

 이 처방은 자음청열(滋陰淸熱), 유간통경락(柔肝通經絡) 등의 효능이 있으므로 만성간염 등의 병증을 치료할 수 있다.

---

46) 신민교 : 임상본초학, 도서출판 영림사, pp.194-196, 240-244, 255-257, 354-357, 372-374, 385-387, 431-432, 445-447, 519-521, 585-586, 598-600, 2002.

임상시술

임상에 응용 할 때는 먼저 제부(배꼽)를 생리식염수 혹은 일반 염수 등으로 깨끗이 씻어내고 소독된 면봉이나 거즈 등으로 수분을 완전히 닦아낸 뒤에 위의 약물 적당량을 따뜻하게 가열하여 붙이고 거즈로 덮은 뒤에 부착포 등으로 고정시켜주되 매일 1회씩 교환하여 붙여주되 15일을 1 요정으로 치료한다.[47]

 참고 및 주의사항

이 처방은 만성 병독성간염에 대하여 비교적 효과가 양호하다.

치료방 4

처 방

저령 청대 천궁 각 100g 혈갈 30g 우황(인공) 10g.

조제법

위의 약물을 함께 고운가루로 만들어 저장하고 사용한다. 사용할 때는 위의 약물 적당량을 취하여 식초와 봉밀 등분량으로 고르게 반죽하여 사용한다.

효능 및 주치

---

47) 신민교 : 임상본초학, 도서출판 영림사, pp.372-374, 444-445, 562-563, 608-609, 721-722, 729-730, 2002.

이 처방은 청열해독(淸熱解毒), 활혈화습(活血化濕) 등의 효능이 있으므로 간담습열형(肝膽濕熱型)의 만성간염, 흉민협통, 구고납매(口苦納呆), 오심구토 등의 병증을 치료할 수 있다.

임상시술

임상에 응용 할 때는 먼저 치료 간수혈(肝腧穴), 우측 기문혈(期門穴), 장문혈(章門穴) 주위를 생리식염수 혹은 일반 염수 등으로 깨끗이 씻어내고 소독된 면봉이나 거즈 등으로 수분을 완전히 닦아낸 뒤에 위의 약물 적당량을 붙이고 거즈로 덮은 뒤에 부착포 등으로 고정시켜주되 매일 1회씩 교환하여 붙여주되 30일을 1 요정으로 치료한다.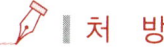

치료방 5

처 방

모간(신선한 것 전초).

조제법

위의 약물 전초, 즉 수염뿌리를 포함한 전체를 짓찧어 사용한다.

---

48) 손무창 : 중의외치잡지. (1)12, 1997.
49) 신민교 : 임상본초학, 도서출판 영림사, pp.435-436, 444-445, 530-532, 655-657, 861-862, 2002.

효능 및 주치

이 처방은 청열, 이습, 활혈 등의 효능이 있으므로 간담습열형(肝膽濕熱型)의 만성간염, 흉민협통, 구고납매(口苦納呆), 오심구토 등의 병증을 치료할 수 있다.

임상시술

임상에 응용 할 때는 먼저 간구(肝區)를 생리식염수 혹은 일반 염수 등으로 깨끗이 씻어내고 소독된 면봉이나 거즈 등으로 수분을 완전히 닦아낸 뒤에 위의 약물 적당량을 1cm의 두께로 붙이고 거즈로 덮은 뒤에 부착포 등으로 고정시켜주되 10~12시간동안 방치하였다가 수포가 일어나면 약물을 제거하여 준다.[50)51)]

참고 및 주의사항

이 처방을 붙여서 수포가 일어난 뒤에 약물을 제거하면 수포의 진액은 자연적으로 흡수된다.

치료방 6

처 방

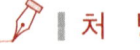
청대 30g 백반 10g 사향 0.5g.

---

50) 여운홍 : 요녕중의잡지, (7)27, 1987.
51) 정보섭 · 신민교 : 도해향약대사전, 도서출판 영림사, pp.497-498, 1990.

조제법

위의 약물을 함께 고운가루로 만들어 밀폐용기에 저장하고 사용한다. 사용할 때는 대산 1개를 짓찧고 여기에 위의 약물 0.5g을 고르게 혼합하여 사용한다.

효능 및 주치

이 처방은 청열해독(淸熱解毒), 활혈퇴황(活血退黃) 등의 효능이 있으므로 간담습열형(肝膽濕熱型)의 만성간염, 흉민협통, 구고납매(口苦納呆), 오심구토 등의 병증을 치료할 수 있다.

임상시술

임상에 응용 할 때는 먼저 좌측 혹은 우측의 비수혈(臂需穴) 주위를 생리식염수 혹은 일반 염수 등으로 깨끗이 씻어내고 소독된 면봉이나 거즈 등으로 수분을 완전히 닦아낸 뒤에 위의 약물 적당량을 1cm의 두께로 붙이고 거즈로 덮은 뒤에 부착포 등으로 고정시켜주되 2시간동안 방치하였다가 제거하여 준다.[52)53)]

참고 및 주의사항

이 처방을 붙여서 수포가 일어난 뒤에 수포를 소독된 침 등으로 자파(刺破)하면 담황색의 포진액이 나오는데 이때는 소독된 거즈 등으로 매일 1회씩 교환하여 붙여줌으로서 황수액의 배출이 잘 되며 1주일 뒤에는 자연적으로 유합된다. 또한 매월 1회씩 시술하되

---

52) 유생귀 등 : 요녕중의잡지, (9)22, 1993.
53) 신민교 : 임상본초학, 도서출판 영림사, pp.444-445, 601-604, 804-806, 2002.

3개월을 1요정으로 한다.

치료방 7

처 방
백화사설초 30g 산두근 강황 각 10g 정향 육계 각 3g.

조제법
위의 약물을 함께 고운가루로 만들어 밀폐용기에 저장하고 사용한다.

효능 및 주치
이 처방은 활혈, 통락, 해독 등의 효능이 있으므로 혈어형(血瘀型) 만성간염, 흉협자통, 협하종괴(脇下腫塊) 등의 병증을 치료할 수 있다.

임상시술
임상에 응용 할 때는 먼저 간구(肝區), 전흉부(前胸部주), 복부 대퇴내측 부위를 생리식염수 혹은 일반 염수 등으로 깨끗이 씻어내고 소독된 면봉이나 거즈 등으로 수분을 완전히 닦아낸 뒤에 위의 약물 적당량을 식초로 고르게 혼합하여 1cm의 두께로 붙이고 거즈로 덮은 뒤에 부착포 등으로 고정시켜주되 12~16시간동안 방치하였다가 제거하여 주되 매일 1회씩 교환하여 준다.[54]

참고 및 주의사항
이 처방은 15일을 1요정으로 한다.

치료방 8

처 방
대산 2-3쪽 청대 첨과체 인진 용뇌 각 2g.

조제법
위의 약물 가운데서 대산을 짓찧어 대산을 제외한 약물을 함께 고운가루로 만든 것을 고르게 혼합하여 진흙과 같이 만들 사용한다.

효능 및 주치
이 처방은 청열, 이습, 퇴황 등의 효능이 있으므로 간담습열형(肝膽濕熱型)의 만성간염, 흉민협통, 구고납매(口苦納呆), 오심구토 등의 병증을 치료할 수 있다.

임상시술
임상에 응용 힐 때는 먼저 견삽골 삼각는 부위를 생리식염수 혹은 일반 염수 등으로 깨끗이 씻어내고 소독된 면봉이나 거즈 등으

---
54) 신민교 : 임상본초학, 도서출판 영림사, pp.308-310, 426-427, 517-518, 569-570, 2002.

로 수분을 완전히 닦아낸 뒤에 위의 약물 적당량을 1cm의 두께로 붙이고 거즈로 덮은 뒤에 부착포 등으로 고정시켜주되 1~2시간동안 방치하였다가 제거하여 주며 매 20일마다 1회씩 붙여준다.[55][56]

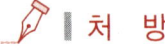 **참고 및 주의사항**

이 처방을 붙여서 수포가 일어난 뒤에 약물을 제거하고 수포를 소독된 침 등으로 자파(刺破)하면 담황색의 포진액이 나오는데 이때는 소독된 거즈 등으로 매일 1회씩 교환하여 붙여줌으로서 황수액의 배출이 잘 되며 1주일 뒤에는 자연적으로 유합된다. 또한 매 20일 마다 1회씩 시술하되 2~3회 시술하면 좋다.

치료방 9

 **처 방**

단삼 20g 황금 인진 각 15g 대황 오미자 각 10g.

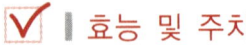 **조제법**

위의 약물을 함께 고운가루로 만들어 저장하고 사용한다.

✔ **효능 및 주치**

---

55) 진입신 : 중의외치잡지, (2)3, 2000.
56) 신민교 : 임상본초학, 도서출판 영림사, pp.444-445, 608-609, 688-690, 817-818, 839-840, 2002.

이 처방은 청열이습(淸熱利濕), 활혈퇴황(活血退黃) 등의 효능이 있으므로 간담습열형(肝膽濕熱型)의 만성간염, 흉민협통, 구고납매(口苦納呆), 오심구토 등의 병증을 치료할 수 있다.

임상시술

임상에 응용 할 때는 먼저 신궐혈(배꼽)과 간수혈(肝腧穴) 부위를 생리식염수 혹은 일반 염수 등으로 깨끗이 씻어내고 소독된 면봉이나 거즈 등으로 수분을 완전히 닦아낸 뒤에 위의 약물 적당량을 취하여 깨끗한 물로 고르게 혼합하여 붙이고 거즈로 덮은 뒤에 부착포 등으로 고정시켜주되 매일 1회씩 교환하여 붙여준다.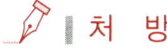

참고 및 주의사항

이 처방은 90일을 1요정으로 한다.

22. 급성 담낭염膽囊炎·담석증 치료방

치료방 1

처 방

치자 대황 망초 각 10g 유향 3g 용뇌(빙편) 1g.

---

57) 여지평 : 중의외치잡지, (6)10, 1999.
58) 신민교 : 임상본초학, 도서출판 영림사, pp.280-282, 400-402, 519-521, 688-690, 839-840, 2002.

조제법

위의 약물을 함께 고운 가루로 만들어서 저장하고 사용한다.

효능 및 주치

이 처방은 청리습열(淸利濕熱), 산열지통(散熱止痛) 등의 효능이 있으므로 담낭습열로 인한 급성담낭염 등의 병증을 치료할 수 있다.

임상시술

임상에 응용 할 때는 먼저 상복부의 담낭구를 생리식염수 혹은 일반 염수 등으로 깨끗이 씻어내고 소독된 면봉이나 거즈 등으로 수분을 완전히 닦아낸 뒤에 위의 약물에 피마유 30㎖와 75% 알코올 10㎖를 첨가하여 고르게 혼합하고 재차 여기에 봉밀을 적당히 넣어서 풀 상태로 반죽하여 붙이고 거즈로 덮은 뒤에 부착포 등으로 고정시켜주고 매회 8-12시간 동안 방치하였다가 약물을 제거하여주며 매일 1회씩 교환하여 붙여주되 복협동통이 완화되면 중지한다.[59]

참고 및 주의사항

이 처방은 7일을 주기로 시술한다. 일반적으로 약물을 붙이는 즉시 편안함을 느끼게 되고 수분 내에 동통이 경감되며 나아가서는 30-60분 정도 있으면 동통의 경감이 현저하게 된다.

주의할 점으로는 위의 약물을 비교적 오래도록 붙였을 때 소수의

---

59) 신민교 : 임상본초학, 도서출판 영림사, pp.372-374, 608-609, 729-731, 785-788, 800-801, 2002.

환자가운데서 국소의 피부에 홍색피진이 발생하여 소양감이 생길 수 있으나 약물의 패치를 정지하면 점차 소실되므로 특수한 처리는 필요하지 않다.

치료방 2

처 방
삼릉 봉출 각 등분.

조제법
위의 약물을 함께 고운 가루로 만들어 vaseline으로 반죽하여 풀 상태의 고약을 만들어 사용한다.

효능 및 주치
이 처방은 파기거어(破氣祛瘀), 산적지통(散積止痛) 등의 효능이 있으므로 급성담낭염 및 담석증 등의 병증을 치료할 수 있다.

임상시술
임상에 응용 할 때는 먼저 상복부의 담낭구를 생리식염수 혹은 일반 염수 등으로 깨끗이 씻어내고 소독된 면봉이나 거즈 등으로 수분을 완전히 닦아낸 뒤에 위의 약물을 붙이고 거즈로 덮은 뒤에 부착포 등으로 고정시켜주되 매회 10분간 방치하였다가 제거하여 주되 7일을 주기로 치료한다.[60]

치료방 3

처 방

고려자 50g 천초 15g 백지 10g 총백 구채 각 10매 식초 50㎖.

조제법

먼저 위의 약물 가운데서 천초 백지를 함께 고운 가루로 만들고 여기에 재차 고려자 신선한 총백과 구채, 적당량의 식초를 넣고 짓찧어 진흙모양으로 반죽을 만들어 사용한다.

효능 및 주치

이 처방은 소간행기(疏肝行氣), 통규지통(通竅止痛) 등의 효능이 있으므로 담석선통 등의 병증을 치료할 수 있다.

임상시술

임상에 응용 할 때는 먼저 상복부의 중완혈 부위를 생리식염수 혹은 일반 염수 등으로 깨끗이 씻어내고 소독된 면봉이나 거즈 등으로 수분을 완전히 닦아낸 뒤에 위의 약물을 붙이고 거즈로 덮은 뒤에 부착포 등으로 고정시켜주되 매일 1회씩 교환하여 붙여주고 연속하여 2-4회 시술한다.[61]

---

60) 신민교 : 임상본초학, 도서출판 영림사, pp.479-481, 2002.
61) 신민교 : 임상본초학, 도서출판 영림사, pp.201-202, 312-313, 337-338, 472-474, 724-726, 2002.

치료방 4

처 방
총백 12g 나복자 6g.

조제법
위의 약물을 함께 짓찧어 죽 모양으로 만들어서 따뜻하게 가열하여 사용한다.

효능 및 주치
이 처방은 행체거담(行滯祛痰), 산한통양(散寒通陽), 해독산결(解毒散結) 등의 효능이 있으므로 급성담낭염 및 담석증 등의 병증을 치료할 수 있다.

임상시술
임상에 응용 할 때는 먼저 상복부의 담낭구와 등쪽의 간담수혈을 생리식염수 혹은 일반 염수 등으로 깨끗이 씻어내고 소독된 면봉이나 거즈 등으로 수분을 완전히 닦아낸 뒤에 위의 약물을 붙이고 거즈로 덮은 뒤에 부착포 등으로 고정시켜주되 10분간 방치하였다가 제거하여주되 7일을 주기로 치료한다.[62]

---

62) 신민교 : 임상본초학, 도서출판 영림사, pp.337-338, 582-583, 2002.

치료방 5

✏️ 처 방

망초 30g 대황 60g 대산 1개 식초 적당량.

조제법

먼저 위의 망초와 대황을 각각 고운 가루로 만든 뒤에 망초와 대황을 각 30g씩 취하여 대산과 함께 짓찧어 풀과 같은 고약으로 만들어 사용한다.

✓ 효능 및 주치

청열이습(淸熱利濕), 소간이담(疏肝利膽) 등의 효능이 있으므로 담낭염, 담석증을 치료할 수 있다.

임상시술

임상에 응용 할 때는 먼저 상복부의 담낭구를 생리식염수 혹은 일반 염수 등으로 깨끗이 씻어내고 소독된 면봉이나 거즈 등으로 수분을 완전히 닦아낸후 위의 약물을 붙이고 거즈로 덮은 뒤에 부착포 등으로 고정시켜주고 10분 동안 방치하였다가 약물을 제거하고 나머지의 대황 가루를 적당량의 식초로 반죽하여 반복적으로 붙여준다.[63)64)]

---

63) 중국중의내과학회 : 임상중의내과학, 북경출판사, 중국 북경, pp.1842-1849, 1994.
64) 신민교 : 임상본초학, 도서출판 영림사, pp.372-374, 608-609, 729-731, 785-788, 800-801, 2002.

참고 및 주의사항

주의할 점으로는 위의 약물을 붙였을 때 소수의 환자가운데서 국소의 피부에 홍색피진이 발생하여 소양감이 생길 수 있으나 약물의 패치를 정지하면 점차 소실되므로 특수한 처리는 필요하지 않다.

23. 간경화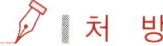·복수 치료방

치료방 1

처 방

총백 10뿌리 망초 10g.

조제법

위의 약물을 함께 짓찧어서 사용한다.

효능 및 주치

이 처방은 통양화기(通陽和氣), 사하연견(瀉下軟堅) 등의 효능이 있으므로 간경화, 복수 등의 병증을 치료할 수 있다.

임상시술

임상에 응용 할 때는 먼저 제부(배꼽)를 생리식염수 혹은 일반 염수 등으로 깨끗이 씻어내고 소독된 면봉이나 거즈 등으로 수분을 완전히 닦아낸 뒤에 위의 약물 적당량을 붙이고 거즈로 덮은 뒤에 부착포 등으로 고정시켜주되 매일 1회씩 교환하여 붙여주되 15일을 1요정으로 치료한다.[65]

참고 및 주의사항
한냉한 계절에는 위의 약물을 따뜻하게 가열하여 사용한다.

치료방 2

처 방
대극 감수 마황 오매 정력자 호로파 원화 흑축 세신 한방기 빈랑 해합 진피 상백피 루고 생강 각 등분 황단 적당량.

조제법
위의 약물을 잘게 썰어서 지마유로 오래도록 달여서 적당량의 황단가루를 넣어 고약을 만들어 사용한다.

효능 및 주치
이 처방은 이수제창(利水除脹) 등의 효능이 있으므로 고창증 등의 병증을 치료할 수 있다.

임상시술

---
65) 신민교 : 임상본초학, 도서출판 영림사, pp.337-338, 787-788, 2002.

임상에 응용할 때는 환자를 눕히고 두제부(복부)를 따뜻한 물로 문질러서 닦아주고 소독된 거즈 등으로 수분을 완전히 닦아낸 뒤에 약물을 붙이고 부착포 혹은 넓은 반창고 등으로 고정시키되 매일 1회씩 교환하여 붙여준다.[66]

참고 및 주의사항

이 처방에서 대극은 방광수(膀胱水)를, 감수는 간수(肝水)를, 마황은 부수(膚水)를, 오매는 복수(腹水)를, 정력자는 심수(心水)를, 호로파는 위수(胃水)를, 원화는 통신수(通身水)를, 흑축은 신수(腎水) 및 편신수(偏身水)를, 세신은 기수(氣水)를, 한방기는 위수(胃水)를, 빈랑은 血水(혈수)를, 해합은 폐수(肺水)를, 진피는 아수(牙水)를, 상백피는 장수(腸水)를 제거 한다.

약물의 배합용량은 병증에 따라서 조절하거나 배량으로 군약을 삼을 수 있다.

이 처방은 이수소창(利水消脹)의 전문적 약물로서 두제부(배꼽부, 복부)에 붙이면 그 효능이 더욱 증강된다.

치료방 3

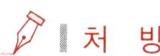 처 방

창출 백출 향부사 낭귀 소경 황련 치자 산사 지실 빈랑 목향 적

---

66) 신민교 : 임상본초학, 도서출판 영림사, pp.234-235, 247-249, 294-295, 322-324, 327-329, 461-463, 469-470, 658-660, 675-676, 768-769, 774-775, 789-794, 796-798, 824-825, 2002.

복령 택사 목통 생강 각 등분 황단 적당량.

🔴 조제법

위의 약물을 잘게 썰어서 지마유로 오래도록 달여서 적당량의 황단가루를 넣어 고약을 만들어 사용한다.

✅ 효능 및 주치

이 처방은 행기혈(行氣血), 소적체(消積滯), 제창만(除脹滿) 등의 효능이 있으므로 간경화로 인한 기체습조형의 고창증 등의 병증을 치료할 수 있다.

🧍 임상시술

임상에 응용할 때는 환자를 눕히고 하복부를 생리식염수 혹은 따뜻한 물로 문질러서 닦아주고 소독된 거즈 등으로 수분을 완전히 닦아낸 뒤에 위의 약물을 붙이고 부착포 혹은 넓은 반창고 등으로 고정시켜주되 매일 1회씩 교환하여 붙여준다.[67]

☀️ 참고 및 주의사항

이 처방은 행기혈(行氣血), 소적체(消積滯), 제창만(除脹滿) 등의 효능이 있으므로 기해혈에 붙이면 간경화로 인한 고창증에 대한 소창의 효과가 더욱 증강된다.

---

67) 신민교 : 임상본초학, 도서출판 영림사, pp.179-182, 236-239, 294-295, 330-331, 372-374, 402-404, 461-465, 477-478, 481-483, 585-586, 650-652, 657-658, 678-679, 2002.

치료방 4

처 방
감수분말 적당량, 총백 5매.

조제법
위의 약물을 함께 짓찧어서 진흙 모양으로 만들어 사용한다.

효능 및 주치
이 처방은 사수통양(瀉水通陽) 등의 효능이 있으므로 간경화로 인한 복수 등의 병증을 치료할 수 있다.

임상시술
임상에 응용할 때는 먼저 감염과 피부자극을 방지하기 위하여 제부(배꼽)를 생리식염수나 알코올로 씻어 소독한 뒤에 소독된 면봉이나 거즈 등으로 수분을 완전히 닦아낸 뒤에 적당량의 약물을 붙이고 재차 거즈로 덮어씌우고 붕대나 비닐을 이용하여 고정시켜 순다.[68]

참고 및 주의사항
감수가 없을 때는 상륙을 사용하는데 만약 환자가 외한박랭(畏寒怕冷)이 있을 때는 육계가루 소량을 첨가하여 사용하면 좋다.
일반적으로 2-4시간동안에 배뇨효능이 일어나면서 간혹 묽은 수

---

68) 신민교 : 임상본초학, 도서출판 영림사, pp.337-338, 789-791, 2002.

변(水便; 설사)을 배출하게 된다.

  이 처방은 효과가 양호하며 기타의 부작용이 나타나지 않는 장점이 있다. 간경화로 인한 복수, 고창, 대소변불리에 배꼽에 붙이면 3-4시간 정도에서 득효하며 그 뒤에 조리를 잘 하여야 한다. 또한 증상이 심한 경우에는 3회 정도 실시하면 좋다.

치료방 5

 처 방

석산(인경) 10매 피마자 40알.

 조제법

위의 약물을 함께 짓찧어서 진흙같이 만들어 사용한다.

효능 및 주치

  이 처방은 이수해독(利水解毒) 등의 효능이 있으므로 간경화 및 신장염 등으로 인한 수종, 복수 등의 병증을 치료할 수 있다.

 임상시술

  임상에 응용할 때는 매일 저녁 잠자기 전에 먼저 양쪽 족심의 용천혈에 생리식염수 혹은 일반 염수 등으로 깨끗이 씻어내고 소독된 면봉이나 거즈 등으로 수분을 완전히 닦아낸 뒤에 위의 약물을 붙여주고 그 위를 거즈로 가볍게 덮고 붕대나 반창고로 고정시켜

주며 다음날 아침에 제거하되 매일 1회씩 교환하여 붙여준다. 대개 1주일을 주기로 시술하여준다.[69]

참고 및 주의사항

이 처방에서 약물의 배합량을 피마자 70개 석산(인경) 1개의 처방을 구성하여 만성신염의 수종을 치료하기도 한다.

약 10시간정도 지나면 배뇨효능이 증가하기 시작하여 2-3주 뒤에는 득효하게 된다.

족심은 족소음신경의 용천혈이 있어 여기에 약물을 붙이면 신경(腎經)의 열사(熱邪)를 다스려 이수소종(利水消腫)시킨다.

치료방 6

처 방

감수분말 15g 망초 30g.

조제법

위의 약물을 함께 고르게 혼합하여 사용한다.

효능 및 주치

이 처방은 축수공견(逐水攻堅) 등의 효능이 있어 간경화로 인한 복수와 만기의 혈흡충병으로 인한 복수증 등의 병증을 치료할 수

---

69) 신민교 : 임상본초학, 도서출판 영림사, pp.800-801, 2002.

있다.

 임상시술

임상에 응용할 때는 환자를 눕히고 두제부(복부)를 따뜻한 물로 문질러서 닦아주고 소독된 거즈 등으로 수분을 완전히 닦아낸 뒤에 위의 약물을 붙이고 부착포 혹은 넓은 반창고 등으로 고정시키되 매일 1회씩 교환하여 붙여준다.[70]

 참고 및 주의사항

약물을 붙였을 때 환자의 자각증상으로 피부의 발열감을 느끼게 되고 소변을 보고 싶어 하며 소변량도 매우 많아지고 점차 증가되어 매일 소변배출이 많을 때는 12회 정도에 달하는 경우가 있다.

치료방 7

 처 방

감수 사인 각 10g 대산 적당량.

조제법

먼저 감수와 사인을 함께 고운 가루로 만들고 별도로 대산을 고운 짓찧어서 혼합하고 깨끗한 물을 적당히 첨가하여 죽과 같이 만들어서 사용한다.

---

70) 신민교 : 임상본초학, 도서출판 영림사, pp.787-791, 2002.

✓ 효능 및 주치

이 처방은 공결행수(攻決行水), 소종파결(消腫破結), 발독살충(拔毒殺蟲) 등의 효능이 있으므로 간경화 및 복수 등의 병증을 치료할 수 있다.

임상시술

임상에 응용할 때는 환자를 눕히고 두제부(복부)를 따뜻한 물로 문질러서 닦아주고 소독된 거즈 등으로 수분을 완전히 닦아낸 뒤에 약물을 붙이고 부착포 혹은 넓은 반창고 등으로 고정시키되 매일 1회씩 교환하여 붙여준다.[71]

치료방 8

처 방

파두(상) 12g 경분 6g 유황 3g.

조제법

위의 약물을 짓찧어 약병(藥餅)를 만들어 사용한다.

✓ 효능 및 주치

이 처방은 공결행수(攻決行水), 소종파결(消腫破結), 살충(殺蟲) 등의 효능이 있으므로 간경화로 인한 복수 등이 매우 심한 한습형

---

71) 신민교 : 임상본초학, 도서출판 영림사, pp.593-594, 789-791, 839-840, 2002.

의 고창을 치료할 수 있다.

 임상시술

임상에 응용할 때는 환자를 눕히고 두제부(복부)를 따뜻한 물로 문질러서 닦아주고 소독된 거즈 등으로 수분을 완전히 닦아낸 뒤에 신궐혈(배꼽)에 약물을 붙이고 부착포 혹은 넓은 반창고 등으로 고정시키되 약물을 붙인 뒤에 자연적으로 설사가 있게 되는데 설사가 5-6회 있은 뒤에 따뜻한 죽을 먹이면서 조양(助陽)시켜준다.[72]

 참고 및 주의사항

이 처방은 복부가 팽만하며 특히 심하여 복벽에 청근(靑筋)이 현저하고 피부가 황색을 띠며 하지(下肢)가 종만한 고창증에 더욱 적당하다.

이 처방은 맹독성을 지니고 있으므로 입이나 눈에 들어가지 않도록 특별한 주의가 필요하다.

치료방 9

처 방

파두(상) 9g 유황 1g 주정 적당량.

---

72) 신민교 : 임상본초학, 도서출판 영림사, pp.798-799, 847-849, 860-861, 2002.

조제법

위의 약물을 짓찧어 적당량의 지마유 혹은 주정으로 고르게 혼합하여 진흙 모양의 고약으로 만들고 재차 거즈 등으로 여러 겹 싸서 압축하여 약병(藥餠)를 만들어 사용한다.

효능 및 주치

이 처방은 공결행수(攻決行水), 소종(消腫)파결, 살충(殺蟲) 등의 효능이 있으므로 간경화나 신장염 등으로 인한 복수 등이 매우 심한 한습형의 수창(水脹)을 치료할 수 있다.

임상시술

임상에 응용할 때는 환자를 눕히고 두제부(복부)를 따뜻한 물로 문질러서 닦아주고 소독된 거즈 등으로 수분을 완전히 닦아낸 뒤에 신궐혈(배꼽)에 약물을 붙이고 부착포 혹은 넓은 반창고 등으로 고정시키되 약물을 붙인 뒤 1-2시간 동안 방치하였다가 국소에 자통감이 있을 때 제거하고 조금 기다려서 설사가 있게 되는데 설사가 나지 않을 경우에는 30분 정도 있다가 재차 붙여주며 설사가 난 뒤에는 따뜻한 죽을 먹이면서 조양시켜준다.[73]

참고 및 주의사항

이 처방은 신장염 등의 수창(水脹), 수고(水臌)에 더욱 적당하다.

---

73) 신민교 : 임상본초학, 도서출판 영림사, pp.798-799, 860-861, 2002.

24. 맹장염 腸癰 치료방

치료방 1

처 방
대산(신선한 것) 망초 각 90g 대황분말 15g 식초 적당량.

조제법
위의 약물 가운데서 대산 망초 대황분말을 함께 혼합하여 적당량의 식초를 첨가하여 짓찧어서 사용한다.

효능 및 주치
이 처방은 청열해독(淸熱解毒), 화어(化瘀) 등의 효능이 있으므로 맹장염(장옹, 맹장주위농종) 등의 병증을 치료할 수 있다.

임상시술
임상에 응용할 때는 먼저 환부를 생리식염수 혹은 일반 염수로 깨끗이 씻어내고 소독된 면봉 등으로 수분을 완전히 닦아낸 뒤에 위의 약물을 붙여주되 1.5-2시간 동안 붙여주고 그 뒤에는 대황가루를 식초로 풀 상태로 개서 8-12시간 동안 붙여주되 낫지 않을 때는 재차 반복한다.[74]

---

74) 신민교 : 임상본초학, 도서출판 영림사, pp.104-105, 785-788, 839-840 2002.

치료방 2

처 방
대산(신선한 것) 20g 망초 10g.

조제법
위의 약물을 혼합하여 짓찧어서 풀 상태로 만들어 사용하거나 대산(신선한 것)을 단방으로 사용하기도 한다.

효능 및 주치
이 처방은 청열(淸熱), 소종(消腫), 해독(解毒), 연견(軟堅) 등의 효능이 있으므로 맹장염(장옹, 맹장주위농종), 창양 초기나 독창, 종독 등의 병증 치료할 수 있다.

임상시술
임상에 응용할 때는 먼저 환부를 생리식염수 혹은 일반 염수로 깨끗이 씻어내고 소독된 면봉 등으로 수분을 완전히 닦아낸 뒤에 위의 약물을 붙여주되 2-3시간 동안 붙여주고 매일 2-3회 교환하여 붙여준다.[75]

치료방 3

---

75) 신민교 : 임상본초학, 도서출판 영림사, pp.785-788, 839-840, 2002.

처 방

망초 100g 용뇌(빙편)10g.

조제법

위의 약물을 고르게 혼합하여 저온에 저장하고 사용한다.

효능 및 주치

이 처방은 청열해독(淸熱解毒), 소종지통(消腫止痛) 등의 효능이 있으므로 맹장염(장옹, 맹장주위농종) 등의 병증을 치료할 수 있다.

임상시술

임상에 응용할 때는 먼저 환부를 생리식염수 혹은 일반 염수로 깨끗이 씻어내고 소독된 면봉 등으로 수분을 완전히 닦아낸 뒤에 위의 약물을 붙여주되 거즈 1장을 바닥에 펴고 그 중앙에 적당량의 약물을 고르게 뿌리고 사방을 접어서 환부의 중앙에 붙이고 그 위에 8겹의 거즈를 덮고 고정시켜 피부의 온도에 의하여 약물이 용해되도록 하는데 대개 2-3일에 1회씩 교환하여준다.[76]

참고 및 주의사항

이 처방은 맹장염(장옹, 맹장주위농종)을 치료하는 외에 옹절창종, 연조직감염 등의 초기로서 화농되기 전이나 피부의 궤양이 되기 전에 응용하여도 효과가 양호하다.

---

76) 신민교 : 임상본초학, 도서출판 영림사, pp.608-609, 787-788, 2002.

치료방 4

처 방

유향(생) 몰약(생) 각 등분, 식초(오래묵은것) 적당량.

조제법

먼저 위의 약물 가운데서 유향(생) 몰약(생)을 함께 고운 가루로 만든 뒤에 적당량의 식초를 넣고 고르게 반죽하여 사용한다.

효능 및 주치

이 처방은 행기활혈(行氣活血), 소종지통(消腫止痛) 등의 효능이 있으므로 맹장염(장옹, 맹장주위농종) 등의 병증을 치료할 수 있다.

임상시술

임상에 응용할 때는 먼저 환부를 생리식염수 혹은 일반 염수로 깨끗이 씻어내고 소독된 면봉 등으로 수분을 완전히 닦아낸 뒤에 위의 약물을 붙여주되 환부의 등쪽에도 같은 방법으로 붙이고 그 위에 거즈나 붕대 등으로 고정시켜주되 매일 1회씩 교환하여 붙여준다.[77]

치료방 5

---

77) 신민교 : 임상본초학, 도서출판 영림사, pp.721-722, 729-731, 2002.

처 방

망초 50g 대황 15g 용뇌(빙편) 5g.

조제법

위의 약물을 거친 가루로 만들어 거즈주머니에 넣어서 사용한다.

효능 및 주치

이 처방은 청열해독(淸熱解毒), 행어파적(行瘀破積), 소종연견(消腫軟堅) 등의 효능이 있으므로 맹장염(장옹, 맹장주위농종) 등의 병증을 치료할 수 있다.

임상시술

임상에 응용할 때는 먼저 환부를 생리식염수 혹은 일반 염수로 깨끗이 씻어내고 소독된 면봉 등으로 수분을 완전히 닦아낸 뒤에 위의 약물을 붙여주되 그 위에 8겹의 거즈를 덮고 고정시켜 피부의 온도에 의하여 약물이 용해되도록 하는데 매일 1회씩 교환하여 붙여준다.[78]

25. 두통 頭痛 치료방

치료방 1

---

[78] 신민교 : 임상본초학, 도서출판 영림사, pp.608-609, 785-788, 2002.

처 방

전갈 21매 지룡 6마리 루고 3매 오배자 15g 남성(생) 반하(생) 백부자 각 30g 목향 9g.

조제법

위의 약물을 함께 고운 가루로 만들어 상기 약물 용량의 50%에 해당되는 면분을 첨가하고 적당량의 식초 혹은 고량주를 넣어 고르게 반죽하여 사용한다.

효능 및 주치

이 처방은 거풍(祛風), 화담(化痰), 활락(活絡), 산어(散瘀), 지통(止痛) 등의 효능이 있으므로 편정두통 등의 병증을 치료할 수 있다.

임상시술

임상에 응용할 때는 먼저 태양혈을 생리식염수 혹은 일반 염수 등으로 깨끗이 씻어내고 소독된 수건이나 거즈 등으로 수분을 완전히 닦아낸 뒤에 위의 약물을 붙이고 거즈로 덮은 뒤에 부착포 등으로 고정시켜주되 매일 1회씩 매회 20-30분 동안 방치하였다가 제거하여주고 대개 7일을 주기로 시술하여준다.[79]

---

79) 신민교 : 임상본초학, 도서출판 영림사, pp.464-465, 623-625,675-676, 699-701, 739-741, 744-747, 819-821, 828-829, 2002.

참고 및 주의사항

태양혈은 두통, 편두통을 다스리는데 주요한 혈위(穴位)이므로 그 효과가 더욱 좋다.

치료방 2

처 방

오두(생) 남성(생) 백부자(생) 각 등분.

조제법

위의 약물을 고운 가루로 만든 것 32g을 총백(連鬚) 7매와 생강 15g을 짓찧어서 여기에 약 가루를 넣고 고르게 섞어 거즈에 싸서 뜨겁게 쪄서 가열한다.

효능 및 주치

이 처방은 거풍(祛風), 화담(化痰), 통경락(通經絡), 지통(止痛) 등의 효능이 있으므로 편두통이 심하여 참기 어려운 증상 등의 병증을 치료할 수 있다.

임상시술

임상에 응용할 때는 먼저 환부를 생리식염수 혹은 일반 염수 등으로 깨끗이 씻어내고 소독된 면봉이나 거즈 등으로 수분을 완전히 닦아낸 뒤에 위의 약물을 환부 즉 통처에 찜질하여 주되 식으

면 재차 뜨겁게 쪄서 반복하여 찜질하여준다.[80]

참고 및 주의사항

이 처방은 모두 신열한 약물로 구성되어 수풍(搜風), 활락(活絡), 지통(止痛) 등의 효능이 있으므로 치료효과가 신속하며 동통을 완화시킨다.

오두가 없을 때는 초오두로 대체하여 사용하여도 된다.

치료방 3

처 방

천오(오두, 생) 초오두(생) 백지 각 15g 황단 지마유 각100g.

조제법

위의 약물 가운데 천오(오두, 생) 초오두(생) 백지를 잘게 썰어서 지마유에 24시간 담갔다가 약한 불로 3-4시간 달인 뒤에 여과하여 찌꺼기는 버리고 여기에 황단을 서서히 넣어가면서 고르게 저어주어 고약이 되면 이를 재차 냉수에 쏟아 부어 24시간동안 방치하여 화독(火毒)를 제거하여 저장하고 사용한다.

효능 및 주치

이 처방은 거풍(祛風), 마취지통(麻醉止痛) 등의 효능이 있으므

---

80) 신민교 : 임상본초학, 도서출판 영림사, pp.301-304, 739,741, 744-747, 2002.

로 두통 특히 삼차신경통 등의 병증을 치료할 수 있다.

 ┃ 임상시술

임상에 응용할 때는 먼저 환부를 생리식염수 혹은 일반 염수 등으로 깨끗이 씻어내고 소독된 면봉이나 거즈 등으로 수분을 완전히 닦아낸 뒤에 위의 고약을 거즈에 여러 겹 싸서 붙여주되 5일에 1회씩 교환하여준다.[81]

 ┃ 참고 및 주의사항

위의 처방은 탕제로 달여 여과한 여액을 여러 겹의 거즈에 적셔서 습부(濕敷)하여 주어도 좋다.

26. 불면 不眠 치료방

 ┃ 처 방

진주가루 단삼가루 유황가루 용뇌(빙편)가루 각 등분.

 ┃ 조제법

위의 약물을 함께 고르게 혼합하여 밀폐용기에 저장하고 사용한다.

---

81) 신민교 : 임상본초학, 도서출판 영림사, pp.301-304, 724-726, 857-858, 2002.

✅ 효능 및 주치

이 처방은 개규(開竅), 활혈(活血), 조양(助陽), 안신(安神) 등의 효능이 있으므로 심신불교 혹은 각종의 실면(불면증) 등의 병증을 치료할 수 있다.

🧑 임상시술

임상에 응용할 때는 먼저 감염과 피부자극을 방지하기 위하여 제부(배꼽)를 생리식염수나 알코올로 씻어 소독한 뒤에 소독된 면봉이나 거즈 등으로 수분을 완전히 닦아낸 뒤에 위의 약물을 평평하게 뿌리고 재차 거즈로 덮어씌우고 붕대 등으로 고정시켜 주되 매 5-7일에 1회씩 교환하여 붙여준다.[82]

27. 전광癲狂 치료방

✏️ 처 방

감수 대극 황련 애엽 석창포 각 10g 백개자 6g.

⚕️ 조제법

위의 약물을 고운 가루로 만들어 저장하고 사용한다.

✅ 효능 및 주치

---

82) 신민교 : 임상본초학, 도서출판 영림사, pp.519-521, 608-609, 638-639, 860-861, 2002.

이 처방은 개규안신(開竅安神), 사화해독(瀉火解毒), 이대소변(利大小便) 등의 효능이 있으므로 정신병인 각종의 전광을 치료할 수 있다.

임상시술

임상에 응용할 때는 먼저 감염과 피부자극을 방지하기 위하여 제부(배꼽)를 생리식염수나 알코올로 씻어 소독한 뒤에 소독된 면봉이나 거즈 등으로 수분을 완전히 닦아낸 뒤에 위의 약물을 깨끗한 물로 진흙 모양으로 반죽하여 붙이고 재차 거즈로 덮어씌우고 붕대 등으로 고정시켜 주되 매일 1회씩 교환하여 붙여준다.[83]

참고 및 주의사항

전광(癲狂)이란 신지실상(神志失常)의 질환인데 전증(癲症)이 대개 말이 적고 우울한 치매와 유사한 특징이 있으며; 광증(狂症)은 광조조폭(狂躁粗暴), 매리불피친소(罵詈不避親疎), 곡소망언(哭笑妄言), 훤요불녕(喧擾不寧)과 유사한 것이 특징이다. 그러나 양자가 교대로 나타나며 상호 일정한 관련을 지니고 있으므로 일반적으로 임상에서 전광(癲狂)이라고 일컫는 것이다.

28. 전간 癲癎 치료방

---

83) 신민교 : 임상본초학, 도서출판 영림사, pp.402-404, 501-503, 604-606, 736-737, 789-791, 793-794, 2002.

처 방

원화(초침 1숙) 100g 우담담성 20g 웅황 12g 백호초 10g.

조제법

위의 약물을 고운 가루로 만들어 저장하고 사용한다.

효능 및 주치

이 처방은 온중(溫中), 거풍담(祛風痰), 사하(瀉下), 해독정경(解毒定驚) 등의 효능이 있으므로 전간을 치료할 수 있다.

임상시술

임상에 응용할 때는 먼저 감염과 피부자극을 방지하기 위하여 제부(배꼽)를 생리식염수나 알코올로 씻어 소독한 뒤에 소독된 면봉이나 거즈 등으로 수분을 완전히 닦아낸 뒤에 위의 약물을 평평하게 넣고 거즈로 덮어씌우고 붕대 등으로 고정시켜 주되 매일 1회씩 교환하여 붙여준다.[84]

참고 및 주의사항

전간은 반복적으로 발작되는 신경원(神經元)의 이상방전으로 인한 잠시 돌발되는 대뇌기능실상이 특징이다.

---

84) 신민교 : 임상본초학, 도서출판 영림사, pp.317, 744-747 796-798, 859-860, 2002.

29. 오십견 五十肩 치료방

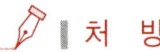

처 방
반묘 대산즙 각 적당량.

조제법
먼저 위의 반묘를 고운 가루로 만든 다음에 적당량의 대산즙으로 반죽하여 사용한다.

효능 및 주치
이 처방은 파혈(破血), 통경락(通經絡), 소종(消腫), 해독(解毒) 등의 효능이 있으므로 오십견 즉, 견관절주위염 등의 병증을 치료할 수 있다.

임상시술
임상에 응용할 때는 먼저 주요한 치료혈인 견우혈, 천종혈, 견정혈, 거골혈, 곡지혈(止血), 조구혈, 등의 부위를 생리식염수 혹은 일반 염수로 깨끗이 씻어내고 소독된 거즈 등으로 수분을 완전히 닦아낸 뒤에 해당 혈위에 약물을 붙여주고 반창고로 덮어 거즈나 붕대로 고정시켜주되 2-3시간 방치하여 발포시켜주며 1주일에 1회씩 3회를 주기로 한다. 발포된 부위는 24시간 뒤에 소독된 침 등으로 터트리고 소독된 약솜 등으로 붙여주고 생리식염수로 소독하여주

면 부작용이 없다.[85]

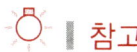 참고 및 주의사항

위의 치료 혈은 우선 어깨로부터 시작하여 2-3해당 혈을 취하는 것이 좋다.

치료방 2

 처 방

남성(생) 반하(생) 초오두(생) 천오(오두, 생) 각 240g 상백피 180g 당귀 천궁 홍화 천마 속단 우슬 진교 독활 각 30g.

 조제법

위의 약물을 함께 고운 가루로 만들고 여기에 오동유 2500g과 황단 1000g을 넣어서 약한 화력으로 끓여서 고약을 만들어 사용한다.

✓ 효능 및 주치

이 처방은 활혈거어(活血祛瘀), 거풍습(祛風濕), 온경(溫經), 통경락(通經絡), 강근골(强筋骨) 등의 효능이 있으므로 각종의 오십견(견관절주위염) 등의 병증을 치료할 수 있다.

 임상시술

---

85) 신민교 : 임상본초학, 도서출판 영림사, pp.543-544, 839-840, 2002.

임상에 응용할 때는 먼저 견갑주위를 생리식염수 혹은 일반 염수로 깨끗이 씻어내고 소독된 거즈 등으로 수분을 완전히 닦아낸 뒤에 약물을 붙여주고 반창고로 덮어 거즈나 붕대로 고정시켜주고 2일간 방치하였다가 교환하여 주되 10회를 주기로 시술한다.[86]

30. 갑상선종대 甲狀腺腫大 치료방

치료방 1

처 방
오배자 식초 각 적당량.

조제법
위의 약물을 약한 화력으로 거무스름하게 볶아서 고운 가루로 만들어 식초 적당량을 첨가하고 고르게 반죽하여 고약을 만들어 사용한다.

효능 및 주치
이 처방은 산어해독(散瘀解毒), 산결소핵(散結消核), 소종지통(消腫止痛) 등의 효능이 있으므로 갑상선기능이상의 갑상선종대 및 급성의 화농성유선염 등의 병증을 치료할 수 있다.

---

86) 신민교 : 임상본초학, 도서출판 영림사, pp.217-219, 236-239, 247-248, 301-304, 321-322, 525-527, 530-532, 534-535, 628-629, 711-713, 744-747, 819-821, 2002.

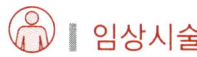 **임상시술**

임상에 응용할 때는 먼저 환부를 생리식염수 혹은 일반 염수로 깨끗이 씻어내고 소독된 거즈 등으로 수분을 완전히 닦아낸 뒤에 위의 약물 적당량을 붙여주고 그 위를 거즈로 덮고 부착포 등으로 고정시켜주되 2-3일에 1회씩 붙여주되 7-10일을 1요정으로 붙여준다.[87)88)]

치료방 2

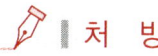 **처 방**

반하(생) 천남성(생) 천산갑 유향 각 10g 황약자 6g.

조제법

위의 약물을 함께 고운가루로 만들고 여기에 5% laurocapram 알코올을 고르게 혼합하여 고약을 만들어 사용한다. 사용할 때는 적당량의 약물을 취하여 환부에 붙이고 그 위에 약간의 박초가루를 뿌려준다.

효능 및 주치

이 처방은 소간이기(疏肝理氣), 활혈소영(活血消癭) 등의 효능이 있으므로 기체혈어형(氣滯血瘀型)의 단순성 갑상선종인 경전하부

---

87) 담추 : 사천중의, (3)25, 1989.
88) 신민교 : 임상본초학, 도서출판 영림사, pp.828-829, 2002.

종대(頸前下部腫大), 불통(不痛), 질연(質軟), 흉민(胸悶), 경발각창(頸脖覺脹), 희탄식(喜嘆息) 등의 병증을 치료할 수 있다.

 임상시술

임상에 응용할 때는 먼저 환부를 생리식염수 혹은 일반 염수로 깨끗이 씻어내고 소독된 거즈 등으로 수분을 완전히 닦아낸 뒤에 위의 약물 적당량을 붙여주고 그 위를 거즈로 덮고 부착포 등으로 고정시켜주되 2-3일에 1회씩 붙여주고 7-10일을 1요정으로 붙여준다.[89)90)]

 참고 및 주의사항

이 처방에서 사용한 laurocapram은 무색의 혹미황색으로 투명한 유상태의 액체를 말한다. 이의 분자식은 $C_{18}H_{35}NO$이고 분자량은 281.48로서 무독 무미 무자극성 비중은 0.900-0.920인 유용성 물질로서, 새로운 고효과적 피부의 침투제이다.

치료방 3

처 방

해조 모려 각 30g 황약자 12g 시호 향부자 각 10g.

---

89) 강조순 등: 산동중의학원학보, (3)155, 1994.
90) 신민교 : 임상본초학, 도서출판 영림사, pp.562-563, 578-579, 729-731, 744-747, 819-821, 2002.

조제법

위의 약물을 고운가루로 만들어 적당량의 지마유를 넣고 고르게 혼합하여 고약을 만들어서 밀폐용기에 저장하고 사용한다.

효능 및 주치

이 처방은 화담이기(化痰理氣), 소영산결(消癭散結) 등의 효능이 있으므로 담기울결형(痰氣鬱結型)의 단순성 갑상선종인 경부종대(頸部腫大), 흉민, 음식감소, 혹 오심욕토(惡心欲吐) 등의 병증을 치료할 수 있다.

임상시술

임상에 응용할 때는 먼저 환부를 생리식염수 혹은 일반 염수로 깨끗이 씻어내고 소독된 거즈 등으로 수분을 완전히 닦아낸 뒤에 위의 약물 적당량을 붙여주고 그 위를 거즈로 덮고 부착포 등으로 고정시켜주되 3일에 1회씩 교환하여 붙여주되 1개월을 1요정으로 붙여준다.[91]

참고 및 주의사항

이 처방의 시술은 5~7일을 1요정으로 하면 좋다.

---

91) 신민교 : 임상본초학, 도서출판 영림사, pp.354-357, 477-478, 578-579, 614-615, 767-768, 2002.

치료방 4

처 방
해조 곤포 황약자 유향 각 6g 용뇌 3g.

조제법
위의 약물을 함께 고운가루로 만들어 사용한다. 사용할 때는 적당량의 vaseline을 고르게 혼합하여 연고를 만들어 사용한다.

효능 및 주치
이 처방은 이기활혈(理氣活血), 화담소영(化痰消癭) 등의 효능이 있으므로 담기어체형(痰氣瘀滯型)의 단순성 갑상선종인 갑상선종대, 질연, 평활, 혹은 결절, 무압통, 흉민 등의 병증을 치료할 수 있다.

임상시술
임상에 응용할 때는 먼저 환부를 생리식염수 혹은 일반 염수로 깨끗이 씻어내고 소독된 거즈 등으로 수분을 완전히 닦아낸 뒤에 위의 약물 적당량을 붙여주고 그 위를 거즈로 덮고 부착포 등으로 고정시켜주되 매일 1회씩 교환하여주며 10일을 1요정으로 붙여준다.[92)93)]

---

92) 손이민 등 : 상해중의약잡지, (6)31, 2000.
93) 신민교 : 임상본초학, 도서출판 영림사, pp.578-579, 608-609, 729-731, 748-749, 767-768, 2002.

치료방 5

처 방

모려 60g 청대 30g 대황 20g 피마인 15g 송향 10g.

조제법

위의 약물을 함께 고운가루로 만들어 사용한다. 사용할 때는 적당량의 vaseline을 고르게 혼합하여 연고를 만들어 사용한다.

효능 및 주치

이 처방은 활혈화어(活血化瘀), 연견소종(軟堅消腫) 등의 효능이 있으므로 혈어기조형(血瘀氣阻型)의 갑상선류(甲狀腺瘤)의 경부종괴(頸部腫塊), 질중(質重), 정타원형(呈橢圓形), 표면광활 등의 병증을 치료할 수 있다

임상시술

임상에 응용할 때는 먼저 환부를 생리식염수 혹은 일반 염수로 깨끗이 씻어내고 소독된 거즈 등으로 수분을 완전히 닦아낸 뒤에 위의 약물 적당량을 붙여주고 그 위를 거즈로 덮고 부착포 등으로 고정시켜주되 매주 1회씩 교환하여 주며 30일을 1요정으로 붙여준다.[94)95)]

---

94) 장연규 등 : 절강중의학원학보, (1)23, 1998.
95) 신민교 : 임상본초학, 도서출판 영림사, pp.444-445, 614-615, 695-696, 785-787, 800-801, 2002.

참고 및 주의사항
이 처방의 시술은 대개 3개 요정으로 득효한다.

31. 유정遺精 치료방

치료방 1

처 방
생지황 당귀 천궁 백작약 맥문동 치자 건강(포) 산수유 황백(주초) 지모(밀자) 황련(강즙초) 모려(단) 각 등분 황단 적당량.

조제법
위의 약물을 잘게 썰어서 지마유로 오래도록 달여서 여과한 뒤에 적당량의 황단을 넣어서 고약을 만들어 사용한다.

효능 및 주치
이 처방은 자음강화(滋陰降火), 교보심신(交補心腎) 등의 효능이 있으므로 음허화동(陰虛火動)으로 인한 몽유증 등의 병증을 치료할 수 있다.

임상시술
임상에 응용할 때는 먼저 등쪽 양쪽의 신수혈 부분을 생리식염수 혹은 일반 염수 또는 따뜻한 물로 깨끗이 씻어내고 소독된 면봉이나 거즈 등으로 수분을 완전히 닦아낸 뒤에 위의 약물을 붙여주고 그 위를 거즈로 덮고 부착포 등으로 고정시키되 매일 1-2회씩 교환하여 붙여준다.[96]

참고 및 주의사항

이 처방은 자음강화(滋陰降火), 양혈(養血)보심 등의 효능이 있다. 신수혈은 등쪽의 제14추하 양방 1寸5分에 위치하면서 자보신음, 강건뇌수(强健腦髓) 등의 효능이 있으므로 이 해당 혈에 약물을 붙이면 교보심신(交補心腎), 자음강화(滋陰降火)의 효능이 더욱 강화된다.

치료방 2

처 방

용골 토사자 백복령 구채자 각 등분 황단 적당량.

조제법

위의 약물을 지마유로 오래도록 달여서 여과한 뒤에 적당량의 황단을 넣어 고약을 만들어 사용한다.

효능 및 주치

---

96) 신민교 : 임상본초학, 도서출판 영림사, pp.236-244, 252-254, 265-267, 274-275, 293-294, 367-369, 372-374, 402-407, 466-468, 530-532, 2002.

이 처방은 온신고정(溫腎固精) 등의 효능이 있으므로 음허(陰虛)로 인한 정탈불금(精脫不禁) 등의 병증을 치료할 수 있다.

임상시술

임상에 응용할 때는 먼저 등쪽 양쪽의 신수혈 부분을 생리식염수 혹은 일반 염수 또는 따뜻한 물로 깨끗이 씻어내고 소독된 면봉이나 거즈 등으로 수분을 완전히 닦아낸 뒤에 위의 약물을 붙여주고 그 위를 거즈로 덮고 부착포 등으로 고정시키되 매일 1-2회씩 교환하여 붙여준다.[97]

참고 및 주의사항

이 처방은 온신고정(溫腎固精) 등의 효능이 있는데 "腎主藏精"으로 약물을 신수혈(제14추하 양방 1寸5分)에 붙이면 보신(補腎)효능이 강하여져 고정의 효능을 더욱 현저하게 한다.

32. 유뇨 遺尿 치료방

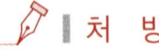

처 방

마황 20g 익지인 육계 각 10g.

---

97) 신민교 : 임상본초학, 도서출판 영림사, pp.201-202, 226-227, 632-633, 649-652, 2002.

조제법

위의 약물을 함께 고운가루로 만들어 사용한다. 사용할 때는 매회 소량을 취하여 식초로 고르게 혼합해서 떡과 같은 모양으로 만들어 사용한다.

효능 및 주치

이 처방은 온보하원(溫補下元), 고삽지유(固澁止遺) 등의 효능이 있으므로 하원허한성(下元虛寒性)의 유뇨증인 수중유뇨(睡中遺尿), 소변청장(小便淸長), 요슬산연(腰膝酸軟), 형한지냉(形寒肢冷) 등의 병증을 치료할 수 있다.

임상시술

임상에 응용할 때는 먼저 제부(배꼽)를 생리식염수 혹은 일반 염수 또는 따뜻한 물로 깨끗이 씻어내고 소독된 면봉이나 거즈 등으로 수분을 완전히 닦아낸 뒤에 위의 약물을 붙여주고 그 위를 거즈로 덮고 부착포 등으로 고정시키되 6~12시간 간격으로 교환하여 붙여주며 36시간 뒤에 제거하여준다.[98)99)]

참고 및 주의사항

이 처방은 모두 3회 붙인 뒤에 매주 1회씩 붙여주되 2회 정도 붙여주면 좋다.

---

98) 구훈걸 : 강소중의, (2)37, 1990.
99) 신민교 : 임상본초학, 도서출판 영림사, pp.224-225, 308-310, 322-324, 2002.

치료방 2

처 방
상표초 금앵자 백호초 각 15g 정향 육계 각 10g.

조제법
위의 약물을 함께 고운가루로 만들어 밀폐용기에 저장하고 사용한다. 사용할 때는 약물 2g을 취하여 75% 알코올로 고르게 혼합하여 풀 상태로 만들어 사용한다.

효능 및 주치
이 처방은 온중보신(溫中補腎), 축뇨지유(縮尿止遺) 등의 효능이 있으므로 하원허한성(下元虛寒性)의 유뇨증인 수중유뇨(睡中遺尿), 소변청장(小便淸長), 요슬산연(腰膝酸軟), 形寒肢冷) 등의 병증을 치료할 수 있다.

임상시술
임상에 응용할 때는 먼저 제부(배꼽)를 생리식염수 혹은 일반 염수 또는 따뜻한 물로 깨끗이 씻어내고 소독된 면봉이나 거즈 등으로 수분을 완전히 닦아낸 뒤에 위의 약물을 붙여주고 그 위를 거즈로 덮고 부착포 등으로 고정시키되 매일 1회씩 교환하여 붙여주며 7회를 1요정으로 한다.[100][101]

---

100) 원충신 : 중의외치잡지, (3)27, 1993.
101) 신민교 : 임상본초학, 도서출판 영림사, pp.308-310, 822-823, 831-832, 833-834, 2002.

참고 및 주의사항

이 처방은 1~3요정으로 붙여주면 득효한다.

치료방 3

처 방

정향 미반 각 적당량.

조제법

위의 약물 가운데서 정향을 고운가루로 만들어 밀폐용기에 저장하고 사용한다. 사용할 때는 정향 적당량을 취하여 미반으로 고르게 혼합하여 떡 모양으로 만들어 사용한다.

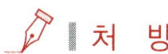 효능 및 주치

이 처방은 온보비신(溫補脾腎), 고삽지유(固澁止遺) 등의 효능이 있으므로 비양허약(脾陽虛弱)의 유뇨증인 수중유뇨(睡中遺尿), 요불다(尿不多) 단, 요의빈삭, 신피핍력(神疲乏力), 식욕부진, 대변당박 등의 병증을 치료할 수 있다.

임상시술

임상에 응용할 때는 먼저 제부(배꼽)를 생리식염수 혹은 일반 염수 또는 따뜻한 물로 깨끗이 씻어내고 소독된 면봉이나 거즈 등으로 수분을 완전히 닦아낸 뒤에 위의 약물을 붙여주고 그 위를 거즈로 덮고 부착포 등으로 고정시키되 매일 1회씩 교환하여 붙여주며 연속하여 3~5회 붙여준다.[102][103]

치료방 4

처 방
부자(생) 오배자 복분자 상표초 각 등분.

조제법
위의 약물을 함께 고운가루로 만들어 밀폐용기에 저장하고 사용한다. 사용할 때는 약물 2g을 취하여 75% 알코올로 고르게 혼합하여 풀 상태로 만들어 사용한다.

효능 및 주치
이 처방은 부정온보(扶正溫補), 익신축뇨(益腎縮尿) 등의 효능이 있으므로 하원허한성(下元虛寒性)의 유뇨증인 수중유뇨(睡中遺尿), 소변청장(小便淸長), 요슬산연(腰膝酸軟), 형한지냉(形寒肢冷) 등의 병증을 치료할 수 있다.

임상시술
임상에 응용할 때는 먼저 제부(배꼽)를 생리식염수 혹은 일반 염

---

102) 전소운 : 사천중의, (12)42, 1989.
103) 신민교 : 임상본초학, 도서출판 영림사, pp.822-823, 2002.

수 또는 따뜻한 물로 깨끗이 씻어내고 소독된 면봉이나 거즈 등으로 수분을 완전히 닦아낸 뒤에 위의 약물을 붙여주고 그 위를 거즈로 덮고 부착포 등으로 고정시키되 매일 1회씩 교환하여 붙여주며 7회를 1요정으로 한다.[104)105)]

치료방 5

처 방
유황 50g 오배자 15g 총백 5뿌리.

조제법
위의 약물 가운데서 먼저 유황과 오배자를 함께 고운가루로 만들어 밀폐용기에 저장하고 사용한다. 사용할 때는 위의 가루약 적당량을 취하여 총백과 함께 짓찧어서 사용한다.

효능 및 주치
이 처방은 온양(溫陽), 축뇨(縮尿), 시유(止遺) 등의 효능이 있으므로 하원허냉(下元虛冷) 및 폐비기허형(肺脾氣虛型)의 유뇨증인 수중유뇨(睡中遺尿), 소변청장(小便淸長), 면색황백(面色㿠白), 요슬산연(腰膝酸軟), 형한지냉(形寒肢冷), 유뇨(遺尿), 백천요빈(白天尿頻), 해수시작(咳嗽時作), 신피자한(神疲自汗), 면백소화(面白少

---

104) 황 뢰 : 협서중의, (8)350, 1996.
105) 신민교 : 임상본초학, 도서출판 영림사, pp.212-213, 298-302, 828-829,833-834, 2002.

華), 식욕부진 등의 병증을 치료할 수 있다.

 임상시술

　임상에 응용할 때는 먼저 제부(배꼽)를 생리식염수 혹은 일반 염수 또는 따뜻한 물로 깨끗이 씻어내고 소독된 면봉이나 거즈 등으로 수분을 완전히 닦아낸 뒤에 위의 약물을 붙여주고 그 위를 거즈로 덮고 부착포 등으로 고정시키되 매일 1회씩 교환하여 붙여주며 7회를 1요정으로 한다.[106)107)]

33. 급만성 신장염 腎臟炎 치료방

 처　방
상륙 대극 감수 각 100g.

 조제법
위의 약물을 함께 고운 가루로 만들어 저장하고 사용한다.

 효능 및 주치
　이 처방은 축수소종(逐水消腫) 등의 효능이 있으므로 급만성 신장염으로 인한 전신수종(全身水腫), 종세다극(腫勢多劇), 피부붕급

---
106) 마보림 : 흑룡강중의약, (1)51, 1991.
107) 신민교 : 임상본초학, 도서출판 영림사, pp.337-338, 828-829, 860-861, 2002.

(皮膚繃急), 복대창만(腹大脹滿), 소변단적, 대변비결 등의 병증을 치료할 수 있다.

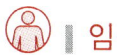 임상시술

임상에 응용할 때는 먼저 두제부(신궐혈)를 생리식염수 혹은 일반 염수 또는 따뜻한 물로 깨끗이 씻어내고 소독된 면봉이나 거즈 등으로 수분을 완전히 닦아낸 뒤에 위의 약물 5-10g을 뿌려주고 그 위를 거즈로 덮고 부착포 등으로 고정시키되 매일 1회씩 뿌려준다.[108]

참고 및 주의사항

이 처방에서 상륙은 성미가 고한으로 통변행수(通便行水), 소종(消腫)독 등의 효능이 있으므로 이변불통, 수종창만, 복수, 옹종(癰腫), 창독 등의 병증을 치료하고; 대극은 성미가 고신한으로 사하축수, 소종산결(消腫散結) 등의 효능이 있으며; 감수는 성미가 고감한으로 사수축음(瀉水逐飲), 소종산결(消腫散結) 등의 효능이 있다.

이 처방은 급만성 모두 응용이 적당하나 급성의 경우 더욱 양호하나.

34. 방광염膀胱炎 치료방

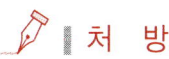 처 방

---

108) 신민교 : 임상본초학, 도서출판 영림사, pp.789-791, 793-795, 2002.

저근백피 96g 건강 백작약 황백 각 32g 황단 적당량.

조제법

위의 약물을 지마유로 오래도록 달여서 여과한 뒤에 적당량의 황단을 넣어 고약을 만들어 사용한다.

효능 및 주치

이 처방은 청리하초습열(淸利下焦濕熱) 등의 효능이 있으므로 방광염, 신염 등으로 인한 소변의 적백탁 등의 병증을 치료할 수 있다.

임상시술

임상에 응용할 때는 먼저 하복부를 생리식염수 혹은 일반 염수 또는 따뜻한 물로 깨끗이 씻어내고 소독된 면봉이나 거즈 등으로 수분을 완전히 닦아낸 뒤에 위의 약물을 붙여주고 그 위를 거즈로 덮고 부착포 등으로 고정시키되 매일 1-2회씩 교환하여 붙여준다.[109]

참고 및 주의사항

이 처방은 청리습열(淸利濕熱)의 효능이 있으므로 하복부의 기해혈에 붙이면 청리하초(淸利下焦)의 효능이 더욱 강해진다.

기해혈은 복부 정중선상의 제하 1.5寸의 곳, 즉 신궐혈(배꼽)과 관원혈의 중간점에 있으며 유정, 양위, 자궁병 등의 병증을 치료할

---

109) 신민교 : 임상본초학, 도서출판 영림사, pp.240-242, 293-294, 405-407, 809-810, 2002.

수 있다.

35. 비뇨기계결석 泌尿器系結石 치료방

치료방 1

처 방
와거(신선한 것) 적당량.

조제법
와거(신선한 것) 적당량을 취하여 깨끗이 씻어서 짓찧어 사용한다.

효능 및 주치
이 처방은 이소변(利小便), 통경맥(通經脈) 등의 효능이 있으므로 비뇨기계결석(신결석, 방광결석, 요로결석) 등의 병증을 치료할 수 있다.

임상시술
임상에 응용할 때는 먼저 신궐혈(배꼽)을 생리식염수 혹은 일반 염수 등으로 깨끗이 씻어내고 소독된 거즈 등으로 수분을 완전히 닦아낸 뒤에 위의 약물을 붙이고 거즈로 덮어 부착포로 고정시켜 주되 매일 1회씩 교환하여 붙여준다.[110]

참고 및 주의사항

이 처방으로 사용한 와거(萵苣; 상추 *Lactuca sativa* L.)는 성미가 고감량(苦甘凉)으로 이소변(利小便), 통경맥(通經脈), 안오장(安五臟) 등의 효능이 있다.

치료방 2

처 방

총백 4-5줄기 소금 소허.

조제법

위의 약물을 짓찧어서 사용한다.

효능 및 주치

이 처방은 통양화기(通陽和氣), 통폐(通閉) 등의 효능이 있으므로 각종의 요로결석 등의 병증을 치료할 수 있다.

임상시술

임상에 응용할 때는 먼저 제부(배꼽)의 신궐혈(배꼽)와 둔배부의 소장수 및 방광수 등을 생리식염수 혹은 일반 염수 또는 따뜻한 물로 깨끗이 씻어내고 소독된 면봉이나 거즈 등으로 수분을 완전

---

110) 정보섭·신민교 : 도해향약대사전, 도서출판 영림사, pp.1061-1062, 1990.

히 닦아낸 뒤에 위의 약물을 대조크기로 만들어서 붙이고 거즈 혹은 부직포로 덮어씌우고 부착포 혹은 반창고 등으로 고정시켜 주되 매일 1회씩 교환하여 붙여준다.[111]

참고 및 주의사항

이 처방의 시술법은 각종의 석림에 응용할 수 있다.

36. 만성 전립선염 前立腺炎 치료방

처 방

사향 0.5g 백호초 7알.

조제법

위의 약물을 각각 고운 가루로 만들어 밀폐용기에 넣어 저온 저장하고 사용한다.

효능 및 주치

이 처방은 개관통규(開關通竅), 활혈화어(活血化瘀), 청열지통(淸熱止痛), 통이소변(通利小便) 등의 효능이 있으므로 만성 전립선염 등의 병증을 치료할 수 있다.

---

111) 신민교 : 임상본초학, 도서출판 영림사, pp.337-338, 815-816, 2002.

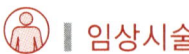 임상시술

　임상에 응용할 때는 먼저 환자를 눕히고 두제부(복부)를 생리식염수 혹은 일반 염수 또는 따뜻한 물로 깨끗이 씻어내고 소독된 면봉이나 거즈 등으로 수분을 완전히 닦아낸 뒤에 신궐혈(배꼽)에 먼저 사향가루를 넣고 그 다음에 그 위를 백호초 가루로 덮는다. 그리고 두제부(신궐혈)를 둥글게 자른 백지로 덮고 부착포 혹은 넓은 반창고 등으로 고정시키되 매 7-10일에 1회씩 교환하여 붙여준다.[112]

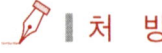 참고 및 주의사항

　위의 처방은 1회 사용량이며 10회를 1요정으로 한다.

37. 전립선비대 前立腺肥大 치료방

치료방 1

처 방

　감수(생) 9g 용뇌(빙편) 6g.

조제법

　위의 약물을 함께 고운 가루로 만들어서 적당량의 면분을 첨가하

---

112) 신민교 : 임상본초학, 도서출판 영림사, pp.317, 601-604, 2002.

여 고르게 혼합한 뒤에 약간의 깨끗한 물을 붓고 풀 상태로 반죽하여 사용한다.

✔ 효능 및 주치

이 처방은 공축통폐(攻逐通閉) 등의 효능이 있으므로 전립선비대로 인한 급성 요저류(尿瀦留) 등의 병증을 치료할 수 있다.

임상시술

임상에 응용할 때는 먼저 환자를 눕히고 하복부를 생리식염수 혹은 일반 염수 또는 따뜻한 물로 깨끗이 씻어내고 소독된 면봉이나 거즈 등으로 수분을 완전히 닦아낸 뒤에 위의 약물을 중극혈에 붙이고 부착포 혹은 넓은 반창고 등으로 고정시키되 매일 1회씩 교환하여 붙여준다.[113]

치료방 2

처 방

황기 육계 천산갑 해조 왕불유행 삼릉 당귀 도인 우슬 작약 대황 각 등분.

조제법

위의 약물을 거친 가루로 만들어 저장하고 사용한다.

---

113) 신민교 : 임상본초학, 도서출판 영림사, pp.608-609, 789-791, 2002.

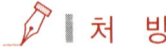 효능 및 주치

이 처방은 보기보혈(補氣補血), 이수퇴종(利水退腫), 활혈거어(活血祛瘀), 청리습열(淸利濕熱) 등의 효능이 있으므로 전립선비대 등의 병증을 치료할 수 있다.

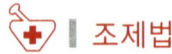 임상시술

임상에 응용할 때는 먼저 환자를 눕히고 하복부를 생리식염수 혹은 일반 염수 또는 따뜻한 물로 깨끗이 씻어내고 소독된 거즈 등으로 수분을 완전히 닦아낸 뒤에 위의 약물 200g을 취하여 적당량의 식초를 첨가하고 고르게 혼합하여 솥에 넣고 아주 약한 화력으로 뜨겁게 볶아서 자루에 담아 찜질하여주는 것인데 피부가 데이지 않도록 주의하여야 하며 만약 식으면 재차 뜨겁게 데워서 재차 찜질하여주되 매일 6-8회하여주되 7일을 1요정으로 한다.[114]

38. 배뇨곤란 排尿困難 치료방

처 방
총백 250g 장뇌 0.2g.

조제법

---

114) 신민교 : 임상본초학, 도서출판 영림사, pp.194-196, 236-244, 308-310, 480-481, 523-526, 540-542, 562-563, 767-768, 785-787, 2002.

먼저 총백을 잘게 썰고 장뇌가루를 혼합하여 짓찧어 사용한다.

✓ 효능 및 주치

이 처방은 통양화기(通陽和氣), 통폐(通閉) 등의 효능이 있으므로 방광기화의 실조(失調)로 인한 배뇨곤난, 혹은 뇨폐증 등의 병증을 치료할 수 있다.

임상시술

임상에 응용할 때는 먼저 제부(배꼽) 및 하복부의 방광구를 생리식염수 혹은 일반 염수 또는 따뜻한 물로 깨끗이 씻어내고 소독된 면봉이나 거즈 등으로 수분을 완전히 닦아낸 뒤에 위의 약물을 붙이고 거즈 혹은 부직포로 덮어씌우고 부착포 혹은 반창고 등으로 고정시켜 준다.[115]

39. 학질 瘧疾 치료방

처 방

차전자 장뇌 각 등분.

조제법

먼저 차전자를 거뭇거뭇하게 볶아서 고운 가루로 만들고 여기에

---

115) 신민교 : 임상본초학, 도서출판 영림사, pp.337-338, 609-610, 2002.

같은 분량의 장뇌가루를 넣고 고르게 섞는다.

✔ 효능 및 주치

이 처방은 제한열(除寒熱), 지학질(止瘧疾) 등의 효능이 있으므로 학질 등의 병증을 치료할 수 있다.

임상시술

임상에 응용할 때는 학질이 발작하기 2시간 전에 위의 약물을 잠두(蠶豆)크기로 만든 면봉에 묻혀서 콧구멍을 막아주되 남좌여우(男左女右)로 시행한다.[116]

참고 및 주의사항

가벼운 경우 1-2회에 득효하고 중한 경우에는 3-4회에 득효할 수 있다. 이 약은 독성이나 부작용이 없다. 내복하는 번거로움에 비하여 간편하면서 효과가 양호하다.

40. 변비 便秘 치료방

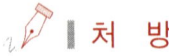

처 방

총백 1,000g 식초 적당량.

---

116) 신민교 : 임상본초학, 도서출판 영림사, pp.609-610, 669-670, 2002.

조제법

위의 약물을 뜨겁게 볶아서 사용한다.

효능 및 주치

이 처방은 온양통변(溫陽通便) 등의 효능이 있으므로 대변비결, 복통, 복창 등의 병증을 치료할 수 있다.

 임상시술

임상에 응용할 때는 환자를 눕히고 먼저 제부(배꼽) 및 하복부를 생리식염수 혹은 일반 염수 또는 따뜻한 물로 깨끗이 씻어내고 소독된 면봉이나 거즈 등으로 수분을 완전히 닦아낸 뒤에 약물을 붙이고 부착포 혹은 넓은 반창고 등으로 고정시키되 매일 3회씩 붙여주되 1회에 30-60분 정도 붙여준다.

또는 위의 약물을 2자루로 나누어 거즈에 싸서 뜨겁게 만들어 하복부에 찜질하여주되 식으면 교환하여준다.[117]

치료방 2

처 방

신선한 상륙 적당량.

---

117) 신민교 : 임상본초학, 도서출판 영림사, pp.104-105, 337-338, 2002.

조제법

신선한 상륙 적당량을 짓찧어서 사용한다.

효능 및 주치

이 처방은 이수통변(利水通便) 등의 효능이 있으므로 대변불통에 겸하여 복수 등의 병증을 치료할 수 있다.

임상시술

임상에 응용할 때는 환자를 눕히고 먼저 제부(배꼽)를 생리식염수 혹은 일반 염수 또는 따뜻한 물로 깨끗이 씻어내고 소독된 면봉이나 거즈 등으로 수분을 완전히 닦아낸 뒤에 위의 약물을 붙이고 부착포 혹은 넓은 반창고 등으로 고정시키되 매일 2회씩 붙여주되 1회에 30-60분 정도 붙여준다.[118]

---

118) 신민교 : 임상본초학, 도서출판 영림사, pp.794-795, 2002.

PART 3.
부인과 질환에 대한 패치임상

부인과 질환은 조경, 지대, 보태, 산후제병, 유방병, 자궁병 등으로 주요하게 다룬다. 대개 내복약으로 치료할 수 있으나 패치임상으로도 치료할 수 있다. 이는 리약병문(理瀹騈文)에 "외치의 이치는 내치의 이치와 같고 외치의 약물 또한 내치약물과 같다.(外治之理 卽內治之理, 外治之藥 亦卽內治之藥.)"이라고 한 것과 같은 이치이다.

외치 즉, 패치로 약물을 붙이는 부위의 선택은 치료효과와 밀접한 관계가 있으며 중요한 효능이 있으므로 일반적으로 환처에 약물을 붙이는 것이 보통이라고 하겠다. 만약 음도염(陰道炎)의 경우에는 음노에 약물을 십어넣고, 유선염(乳腺炎)의 경우에는 유방위에 붙이는 것이다. 또한 통경(痛經)의 경우에는 전중(膻中)에 붙여 약물의 민감도가 높은 것은 신속하게 흡수시켜 쾌속한 치료효과를 획득할 수 있다.

이 밖에 관원혈(關元穴)에 붙이기도 하는데 이 관원혈은 족삼음경(足三陰經)과 임맥(任脈)의 회(會)가 되며, 또한 삼초로 원기가 소생하는 부위가 되어 부인과의 패치약물을 붙이는 중요한 부위가 되기도 한다.

1. 월경부조 月經不調 치료방

치료방 1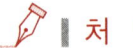

처 방
피마자(인) 15g.

조제법
위의 약물을 껍질을 벗기고 짓찧어서 사용한다.

효능 및 주치
　이 처방은 두정(頭頂)에 붙이면 흡인(吸引)의 효능이 있으므로 월경과다, 월경부조 등의 병증을 치료할 수 있다.

임상시술
　임상에 응용할 때는 먼저 두정(頭頂)의 모발을 깎고 생리식염수 혹은 일반 염수 또는 따뜻한 물로 깨끗이 씻어내고 소독된 면봉이나 거즈 등으로 수분을 완전히 닦아낸 뒤에 위의 약물을 붙여주고 그 위를 거즈로 덮고 부착포 등으로 고정시키되 上下로 감싸주고 지혈(止血)이 되면 제거하여 준다.[119]

---

119) 신민교 : 임상본초학, 도서출판 영림사, pp.800-801, 2002.

치료방 2

처 방
대황 128g 현삼 생건지황 당귀 적작약 백지 육계 각 64g.

조제법
위의 약물을 지마유 1000g을 넣고 약한 불로 오래도록 끓여서 농축이 되면 여기에 황단 448g을 재차 넣고 고르게 저어 고약을 만들어 사용한다.

효능 및 주치
이 처방은 활혈조경(活血調經), 청열량혈(淸熱凉血) 등의 효능이 있으므로 혈열형의 월경부조를 치료할 수 있다.

임상시술
임상에 응용할 때는 먼저 관원혈 주위를 생리식염수 혹은 일반염수 또는 따뜻한 물로 깨끗이 씻어내고 소독된 면봉이나 거즈 등으로 수분을 완전히 닦아낸 뒤에 위의 약물을 붙여주고 그 위를 거즈로 덮고 부착포 등으로 고정시켜주되 매일 1회씩 교환하여 주되 매 월경전후 10일 동안만 붙여주며 3개월을 주기로 붙여 준다.[120]

---

120) 신민교 : 임상본초학, 도서출판 영림사, pp.236-239, 242-244, 252-254, 285-287, 308-310, 724-726, 785-787, 2002.

2. 월경불통月經不通 치료방

▎처 방
강랑(배건) 1마리 위령선 10g.

▎조제법
위의 약물을 함께 고운가루로 만들어 저장하고 사용한다.

▎효능 및 주치
이 처방은 파어통경(破瘀通經) 등의 효능이 있으므로 혈어형의 월경불통을 치료할 수 있다.

▎임상시술
임상에 응용할 때는 먼저 제부(배꼽)를 생리식염수 혹은 일반 염수 또는 따뜻한 물로 깨끗이 씻어내고 소독된 면봉이나 거즈 등으로 수분을 완전히 닦아낸 뒤에 위의 약물을 채워 넣고 그 위를 거즈로 덮고 부착포 등으로 고정시켜주되 매일 1-2회씩 시술하며 매회 1시간동안 방치하였다가 약물을 제거하여 준다.[121]

3. 통경痛經 치료방

---

121) 신민교 : 임상본초학, 도서출판 영림사, pp.696-698 2002.

치료방 1

처 방

당귀 유향 몰약 오수유 세신 육계 장뇌 각 등분.

조제법

위의 약물을 함께 고운가루로 만들어 밀폐용기에 저장하고 사용한다.

효능 및 주치

이 처방은 온경산한(溫經散寒), 활혈지통(活血止痛) 등의 효능이 있으므로 한응포중형(寒凝胞中型)의 통경증인 경행소복냉통(經行小腹冷痛), 안통(按痛), 경색암자(經色暗紫), 요슬냉통(腰膝冷痛) 등의 병증을 치료할 수 있다.

임상시술

임상에 응용할 때는 먼저 제부(배꼽)를 생리식염수 혹은 일반 염수 또는 따뜻한 물로 깨끗이 씻어내고 소독된 민봉이나 서즈 등으로 수분을 완전히 닦아낸 뒤에 위의 약물 매회 10g을 배꼽에 채워 넣고 그 위를 거즈로 덮고 부착포 등으로 고정시켜주되 경래(經來) 제1일부터 매일 1회씩 교환하여 시술하되 복통이 소실되면 약물을 제거하여 준다.[122)123)]

---

122) 강효성 : 요녕중의잡지, (40172, 1996.
123) 신민교 : 임상본초학, 도서출판 영림사, pp.236-239, 306-310, 327-329, 609-610, 721-722, 729-731, 2002.

치료방 2

처 방
오령지 포황 향부자 단삼 오약 각 등분.

조제법
위의 약물을 함께 고운가루로 만들어 밀폐용기에 저장하고 사용한다. 사용할 때는 열주(熱酒)로 고르게 반죽하여 고약을 만들어 사용한다.

효능 및 주치
이 처방은 이기(理氣), 활혈(活血), 지통 등의 효능이 있으므로 氣滯血瘀型 통경으로 월경전 1~2일 혹은 월경기 복창통, 흉협유방창통, 경색자암유괴(經色紫暗有塊) 등의 병증을 치료할 수 있다.

임상시술
임상에 응용할 때는 먼저 제부(배꼽)를 생리식염수 혹은 일반 염수 또는 따뜻한 물로 깨끗이 씻어내고 소독된 면봉이나 거즈 등으로 수분을 완전히 닦아낸 뒤에 위의 약물 적당량을 열주로 고르게 혼합하여 고약같이 만들어서 배꼽에 두텁게 채워 넣고 그 위를 거즈로 덮고 부착포 등으로 고정시켜주되 경래(經來) 매일 1회씩 교환하여 시술하며 복통이 소실되면 약물을 제거하여 준다.[124]

---

124) 신민교 : 임상본초학, 도서출판 영림사, pp.466-468, 477-478, 514-515, 519-521, 728-729, 2002.

치료방 3

처 방
유향 몰약 각 등분.

조제법
위의 약물을 함께 고운가루로 만들어 밀폐용기에 저장하고 사용한다. 사용할 때는 황주(黃酒)로 고르게 반죽하여 고약을 만들어 사용한다.

효능 및 주치
이 처방은 이기(理氣), 활혈(活血), 지통 등의 효능이 있으므로 氣滯血瘀型 통경으로 월경전 1~2일 혹은 월경기 복창통, 흉협유방창통, 경색자암유괴(經色紫暗有塊) 등의 병증을 치료할 수 있다.

임상시술
임상에 응용할 먼저 제부(배꼽)를 생리식염수 혹은 일반 염수 또는 따뜻한 물로 깨끗이 씻어내고 소독된 면봉이나 거즈 등으로 수분을 완전히 닦아낸 뒤에 위의 약물 적당량을 열주로 고르게 혼합하여 고약같이 만들어서 배꼽에 두텁게 채워 넣고 그 위를 거즈로 덮고 부착포 등으로 고정시켜주되 매일 1회씩 교환하여 시술하며 복통이 소실되면 약물을 제거하여 준다.[125]

---

125) 신민교 : 임상본초학, 도서출판 영림사, pp.721-722, 729-731, 2002.

참고 및 주의사항

이 처방은 월경전이나 월경후, 모두 시술하여도 좋다.

치료방 4

처 방

백지 오령지 청염 각 등분

조제법

위의 약물을 함께 고운가루로 만들어 밀폐용기에 저장하고 사용한다.

효능 및 주치

이 처방은 활혈화어(活血化瘀), 행기통락(行氣通絡), 산한지통(散寒止痛) 등의 효능이 있으므로 한응포중형(寒凝胞中型) 및 기체혈어형(氣滯血瘀型) 통경으로 월경전 1~2일 혹은 월경기 소복창통, 압통, 흉협유방창통, 경색자암유괴(經色紫暗有塊) 등의 병증을 치료할 수 있다.

임상시술

임상에 응용할 먼저 제부(배꼽)를 생리식염수 혹은 일반 염수 또는 따뜻한 물로 깨끗이 씻어내고 소독된 면봉이나 거즈 등으로 수분을 완전히 닦아낸 뒤에 위의 약물 적당량을 배꼽에 채워 넣고 그 위를 생강편으로 덮고 쑥뜸을 시행하여 주되 배꼽이 뜨거워지는 감을 느낄 정도로 매 2일에 1회씩 시술하여 준다.[126][127]

치료방 5

처 방
당귀 오수유 유향 몰약 육계 각 50g 장뇌 3g.

조제법
위의 약물 가운데서 먼저 당귀 오수유 유계를 함께 2회 달여서 여과하고 여과한 약액을 농축하여 고약모양으로 만든 뒤에 별도로 유향과 몰약을 95% 알코올에 녹인 것을 집어넣고 홍건하여 고운 가루로 만든다. 그리고 재차 장뇌를 고르게 혼합하여 밀폐용기에 저장하고 사용한다. 사용할 때는 월경전 3일에 위의 약가루 5g을 취하여 황주 적당량으로 반죽하여 사용한다.

효능 및 주치
이 처방은 온경산한(溫經散寒), 활혈지통(活血止痛) 등의 효능이 있으므로 한응포중형(寒凝胞中型)의 통경증인 경행소복냉통(經行小腹冷痛), 안통(按痛), 득열통감(得熱痛減), 경색암자(經色暗紫), 요슬냉통(腰膝冷痛) 등의 병증을 치료할 수 있다.

---

126) 중화본초 편찬위 : 중화본초, 상해인민출판사, 상해, pp.1·265267, 1999.
127) 신민교 : 임상본초학, 도서출판 영림사, pp.724-726, 728-729, 2002.

임상시술

임상에 응용할 먼저 제부(배꼽)를 생리식염수 혹은 일반 염수 또는 따뜻한 물로 깨끗이 씻어내고 소독된 면봉이나 거즈 등으로 수분을 완전히 닦아낸 뒤에 위의 약물 적당량을 붙이고 그 위를 거즈로 덮고 부착포 등으로 고정시켜주되 매일 1회씩 교환하여 시술하며 경행 3일 뒤에 제거하여 준다.[128]

참고 및 주의사항

이 처방은 매월 1회씩 연속 시술하여 동통이 완만해지면 중지한다.

4. 일체어혈—切瘀血 치료방

처 방

대황 128g 망초 64g 시호 천화분 당귀 천궁 생지황 도인 홍화 천산갑 삼릉 봉출 각 32g 유향 몰약 육계 각 22g 천오(오두) 10g 황단 적당량 화예석 32g 혈갈 15g.

조제법

위의 약물을 잘게 썰어서 지마유로 오래도록 달여 여과한 뒤에 적당량의 황단을 넣어 고약을 만들고 여기에 화예석 32g과 혈갈

---

128) 신민교 : 임상본초학, 도서출판 영림사, pp.236-239, 308-310, 609-610, 721-722, 729-731, 2002.

15g을 별도로 곱게 갈아서 넣고 고르게 섞는다.

✓ 효능 및 주치

이 처방은 활혈거어(活血祛瘀) 등의 효능이 있으므로 일체의 어혈로 인한 질환을 치료할 수 있다.

임상시술

임상에 응용할 때는 먼저 환부를 생리식염수 혹은 일반 염수 또는 따뜻한 물로 깨끗이 씻어내고 소독된 면봉이나 거즈 등으로 수분을 완전히 닦아낸 뒤에 위의 고약을 붙여주고 그 위를 거즈로 덮고 부착포 등으로 고정시키되 매일 1-2회씩 교환하여 붙여준다.[129]

참고 및 주의사항

이 처방은 어혈로 인한 모든 병증에 대하여 활혈화어(活血化瘀)의 효능으로 치료할 수 있다.

5. 자궁근종 子宮筋腫 치료방

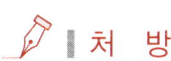

처 방

---

129) 신민교 : 임상본초학, 도서출판 영림사, ,pp.236-239, 252-254, 301-302, 308-310, 354-357, 369-370, 479-481, 530-532, 534-535, 540-542, 562-563, 721-722, 729-731, 785-788, 2002.

대황 128g 현삼 생지황 당귀 적작약 백지 육계 각 64g 지마유 황단 적당량.

조제법

먼저 위의 약물가운데서 지마유와 황단을 제외한 모든 약물을 거친 가루로 만들어서 지마유로 오래도록 졸인 뒤에 적당량의 황단을 넣어 고약을 만들어 사용한다.

효능 및 주치

이 처방은 양혈축어(凉血逐瘀), 행기지통(行氣止痛) 등의 효능이 있으므로 월경불행, 결괴작통(結塊作痛) 등의 병증을 치료하는데 옹독의 농성이나 미농성을 막론하고 모두 응용할 수 있다.

임상시술

임상에 응용할 때는 먼저 하복부를 생리식염수 혹은 따뜻한 물로 깨끗이 씻어주고 소독된 거즈 등으로 수분을 완전히 닦아낸 뒤에 위의 약물을 붙여주고 그 위를 거즈로 덮고 부착포 등으로 고정시키되 매일 1-2회씩 교환하여 붙여준다.[130]

참고 및 주의사항

이 처방은 양혈축어(凉血逐瘀), 행기지통(行氣止痛) 등의 효능이 있으므로 관원혈에 붙이면 하초에 강한 효능이 일어나 월경불순, 통

---

130) 신민교 : 임상본초학, 도서출판 영림사, pp.236-239, 242-244, 252-254, 285-287, 308-310, 724-726, 785-788, 2002.

경(痛經) 등의 병증에 비교적 효과가 좋다.

치료방 2

처 방
계지 복령 도인 적작약 목단피 각 100g 식초 적당량(진구품).

조제법
위의 약물을 함께 고운가루로 만들어 밀폐용기에 저장하고 사용한다. 사용할 때는 위의 약물을 적당량의 식초로 고르게 혼합하여 고약을 만들어 사용한다.

효능 및 주치
이 처방은 활혈행기(活血行氣), 파어산결(破瘀散結) 등의 효능이 있으므로 자궁근종의 월경과다, 경기연장, 백대증다, 요산(腰酸), 복통, 하복부 포괴 등의 병증을 치료할 수 있다.

임상시술
임상에 응용할 때는 먼저 두제부(배꼽) 및 하복부를 생리식염수 혹은 따뜻한 물로 깨끗이 씻어주고 소독된 거즈 등으로 수분을 완전히 닦아낸 뒤에 위의 약물을 붙여주고 그 위를 거즈로 덮고 부착포 등으로 고정시키되 매일 1회씩 교환하여 붙여준다.[131]

---

131) 신민교 : 임상본초학, 도서출판 영림사, pp.242-244, 310-312, 385-387, 540-542,

참고 및 주의사항

이 처방은 양혈축어(涼血逐瘀), 행기지통(行氣止痛) 등의 효능이 있으므로 관원혈에 붙이면 하초에 강한 효능이 일어나 월경불순, 통경(痛經) 등의 병증에 비교적 효과가 좋다.

6. 자궁경관염 子宮頸管炎 치료방

처 방

어성초(신선한 것) 지마유 각 500g 밀랍 60g.

조제법

먼저 지마유를 끓인 뒤에 여기에 어성초(신선한 것)을 깨끗이 씻어 물기를 없애고 달이되 끓고 난 뒤 5분에 여과하여 찌꺼기를 제거하고 여기에 밀랍을 넣어 고르게 저어주고 냉각시켜 저장하고 사용한다.

효능 및 주치

이 처방은 청열해독(淸熱解毒), 생기지통(生肌止痛) 등의 효능이 있으므로 자궁경관염, 백탁, 대하 임증(淋症) 등의 병증을 치료할 수 있다.

649-654, 2002.

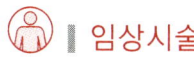 | 임상시술

임상에 응용할 때는 먼저 음도를 붕산액 등으로 씻어 소독하고 경관내의 분비물을 제거한 뒤에 약물을 면봉에 묻혀서 음도에 삽입하여 발라주되 매일 1회씩 교환하여 발라준다.[132]

7. 임신오조 姙娠惡阻 치료방

치료방 1

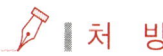 | 처 방

생강(홍건) 적당량.

🧪 | 조제법

위의 약물을 홍건하여 고운 가루로 만들어 밀폐용기에 저장하고 사용한다.

✅ | 효능 및 주치

이 처방은 온중지구(溫中止嘔) 등의 효능이 있으므로 각종 임신오조 등의 병증을 치료할 수 있다.

👤 | 임상시술

---

132) 신민교 : 임상본초학, 도서출판 영림사, pp.574-575, 2002.

임상에 응용할 때는 먼저 관원혈 주위를 생리식염수 혹은 일반 염수 또는 따뜻한 물로 깨끗이 씻어내고 소독된 면봉이나 거즈 등으로 수분을 완전히 닦아낸 뒤에 위의 약물 6g을 깨끗한 물로 반죽하여 진흙모양으로 만들어서 붙여주고 그 위를 거즈로 덮고 부착포 등으로 고정시켜주되 매일 1회씩 교환하여 붙여준다.[133]

치료방 2

 │ 처 방

생강 30g 반하 20g 정향 15g.

 │ 조제법

위의 약물 가운데서 생강을 제외한 반하와 정향을 고운가루로 만들고 여기에 생강을 짓찧어 넣고 진하게 달여 풀 상태로 만들어서 사용한다.

✓ │ 효능 및 주치

이 처방은 온중지구(溫中止嘔) 등의 효능이 있으므로 각종의 임신오조 등의 병증을 치료할 수 있다.

│ 임상시술

임상에 응용할 때는 먼저 제부(배꼽)를 생리식염수 혹은 일반 염

---

133) 신민교 : 임상본초학, 도서출판 영림사, pp.294-295, 2002.

수 또는 따뜻한 물로 깨끗이 씻어내고 소독된 면봉이나 거즈 등으로 수분을 완전히 닦아낸 뒤에 위의 약물을 붙여주고 그 위를 거즈로 덮고 부착포 등으로 고정시켜주되 매일 1회씩 교환하여 붙여준다.[134]

8. 유산流產 치료방

치료방 1

처 방

인삼 당귀 생지황 두충 속단 상기생 백작약 지유 사인 아교(주) 각 32g 숙지황 64g 천사(초) 48g 지마유 750g 밀랍 64g 황단 적당량.

조제법

먼저 위의 약물가운데서 지마유 밀랍 황단을 제외하고 함께 혼합하여 지마유로 달여서 여과하고 여기에 황단과 밀랍을 넣어 고약을 만든 다음에 재차 자석영(단) 적석지(단) 용골(단) 각 15g을 넣고 고르게 혼합하여 사용한다.

효능 및 주치

이 처방은 보간신(補肝腎), 보기혈(補氣血), 지붕루(止崩漏) 등의 효능이 있으므로 습관성 유산을 치료할 수 있다.

---

134) 신민교 : 임상본초학, 도서출판 영림사, pp.294-295, 819-823, 2002.

임상시술

임상에 응용할 때는 먼저 임신 1개월에 요안혈을 생리식염수나 따뜻한 물로 깨끗이 씻어주고 소독된 마른 거즈 등으로 수분을 완전히 없앤 뒤에 위의 약물을 붙여준다. 그리고 매 1주일 마다 교환하여주되 3개월까지 시행하고 그 뒤에는 15일에 1회씩 교환하여 붙여준다.[135]

참고 및 주의사항

이 처방의 약물을 요안혈, 단전혈 명문혈 등에 붙이면 고신(固腎), 안태 등의 효능이 더욱 양호하다.

치료방 2

처 방

생건지황 256g 당귀 황금(초) 익모초 각 32g 백출 속단 각 18g 적작약(주세) 황기 각 15g 감초 10g 지마유 1000g 밀랍 32g 황단 448g 용골(단).

조제법

먼저 위의 생건지황 당귀 황금(초) 익모초 백출 속단 적작약(주세) 황기 감초 등의 약물을 함께 고운 가루로 만들고 이를 지마유

---

135) 신민교 : 임상본초학, 도서출판 영림사, pp.188-190, 209-210, 217-219, 236-242, 248-254, 276-277, 500-501, 511-513, 593-594, 620, 2002.

로 오래도록 달여서 여과한 뒤에 밀랍과 황단 및 용골을 넣어 고르게 반죽하여 고약을 만들어 사용한다.

✓ 효능 및 주치

이 처방은 양혈(養血), 건비(健脾), 청열(淸熱), 안태(安胎) 등의 효능이 있으므로 유산을 방지하거나 예방할 수 있다.

임상시술

임상에 응용할 때는 먼저 하복부를 생리식염수 혹은 따뜻한 물로 깨끗이 씻어주고 소독된 거즈 등으로 수분을 완전히 닦아낸 뒤에 위의 약물을 붙여주고 그 위를 거즈로 덮고 부착포 등으로 고정시키되 2주일에 1회씩 교환하되 분만 1개월 전까지 붙여준다.[136]

참고 및 주의사항

이 처방은 양혈(養血)건비, 청열(淸熱)안태의 효능이 있어 단전혈에 붙이면 하원을 보하므로 양태(養胎), 고태(固胎)의 효과가 더욱 좋게 된다.

치료방 3

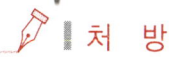 처 방

---

136) 신민교 : 임상본초학, 도서출판 영림사, pp.173-175, 179-180, 194-196, 217-219, 236-239, 242-244, 252-253, 400-402, 528-529, 2002.

인삼 당귀(주세) 각 64g 숙지황 64g 황금(주세) 백출 산약 각 48g 백작약(주세) 천궁(주세) 진피 소경 향부자 두충 속단 패모 각 15g 황단 적당량.

조제법

이 약물을 지마유로 오래도록 달여서 여과한 뒤에 적당량의 황단을 넣어 고약을 만들어 사용한다.

효능 및 주치

이 처방은 보간신(補肝腎), 익기혈(益氣血), 안태(安胎) 등의 효능이 있으므로 태동불안 및 유산 등의 병증을 치료할 수 있다.

임상시술

임상에 응용할 때는 먼저 하복부와 요부를 생리식염수 혹은 따뜻한 물로 깨끗이 씻어주고 소독된 거즈 등으로 수분을 완전히 닦아낸 뒤에 위의 약물을 붙여주고 그 위를 거즈로 덮고 부착포 등으로 고정시키되 2주일에 1회씩 교환하며 분만 1개월 전까지 붙여준다.[137]

참고 및 주의사항

이 처방은 안태(安胎)의 효능이 비교적 좋다. 자궁출혈이 있을 경우에는 상기생 아교(주) 애엽(탄)을 가미하면 좋다. 부종이 있을

---

137) 신민교 : 임상본초학, 도서출판 영림사, pp.179-180, 185-186, 188-190, 209-210, 217-219, 236-242, 248-151, 330-331, 400-402, 469-470, 477-478, 530-532, 763-765, 2002.

경우에는 복령피 생강피 진피 대복피 치자를 가미한다.

9. 산후허약 產後虛弱 치료방

✎ ▮ 처 방
숙지황 당귀 천궁 백작약 만삼 백출 백복신 황기 산조인 백자인 각 32g 맥문동 반하 진피 감초 각 15g 황단 주사 각 적당량.

▮ 조제법
위의 약물을 잘게 썰어서 지마유로 오래도록 달여서 여과하고 여기에 적당량의 황단을 넣어 고약을 만들어 사용한다.

▮ 효능 및 주치
이 처방은 보기혈(補氣血), 양심건비(養心健脾), 안신(安神) 등의 효능이 있으므로 산후기혈의 허약, 섬어(譫語), 경계(驚悸), 정충(怔忡) 등의 병증을 치료할 수 있다.

👤 ▮ 임상시술
임상에 응용할 때는 먼저 상복부와 전흉부를 생리식염수 혹은 따뜻한 물로 깨끗이 씻어주고 소독된 거즈 등으로 수분을 완전히 닦아낸 뒤에 위의 약물에 소량의 주사가루를 섞어서 붙여주고 그 위를 거즈로 덮고 부착포 등으로 고정시키되 2주일에 1회씩 교환하며

분만 1개월 전까지 붙여준다.[138]

 참고 및 주의사항

오로미정(惡露未淨)이 있을 경우에는 도인 홍화 건강(포) 각 6g 을 가미한다.

이 약을 심구(心區)에 붙이면 양심안신(養心安神)의 효능이 증가한다. 그러므로 산후의 기혈양휴로 인한 섬어(譫語), 경계(驚悸), 정충(怔忡) 등의 증상에 양효하다.

10. 산후 자궁출혈 子宮出血 치료방

 처 방

당귀(신) 64g 형개(탄) 인삼 백출 숙지황 천궁 황기 백지 포황(초) 오령지(초) 각 32g 시호 승마 진피 각 15g 오매 건강(포) 각 10g 황단 적당량.

 조제법

위의 약물을 잘게 썰어서 지마유로 오래도록 달여서 여과하고 여기에 적당량의 황단을 넣어 고약을 만들어 사용한다.

---

138) 신민교 : 임상본초학, 도서출판 영림사, pp.172-175, 177-180, 194-196, 236-242, 248-251, 265-266, 469-470, 530-532, 641-644, 650-651, 819-821, 2002.

✅ 효능 및 주치

이 처방은 익기화혈(益氣和血), 승거지혈(升擧止血) 등의 효능이 있으므로 산후의 혈붕(자궁출혈) 등의 병증을 치료할 수 있다.

👤 임상시술

임상에 응용할 때는 먼저 상복부와 전흉부 및 제하부를 생리식염수 혹은 따뜻한 물로 깨끗이 씻어주고 소독된 거즈 등으로 수분을 완전히 닦아낸 뒤에 위의 약물을 붙여주고 그 위를 거즈로 덮고 부착포 등으로 고정시키되 2주일에 1회씩 교환하며 분만 1개월 전까지 붙여준다.[139]

☼ 참고 및 주의사항

이 처방은 노소를 막론한 혈붕(자궁출혈)을 모두 다스린다.

이 처방은 보익기혈(補益氣血), 거함고붕(擧陷固崩) 등의 효능이 있어 심구(心區)에 붙이면 양심건비(養心健脾)의 효능이 증강되며 제하에 붙이면 그 효능이 증강된다.

11. 산후 어혈 瘀血 치료방

✒ 처 방

---

139) 신민교 : 임상본초학, 도서출판 영림사, pp.179-180, 188-190, 194-196, 236-239, 248-251, 293-295, 338-339, 352-355, 469-470, 514-515, 530-532, 724-726, 728-729, 824-826, 2002.

당귀 64g 천궁 32g 향부자 오령지 도인 건강(탄) 현호색 홍화 육계 감초 각 15g 황단 적당량.

조제법
위의 약물을 잘게 썰어서 지마유로 오래도록 달여서 여과하고 여기에 적당량의 황단을 넣어 고약을 만들어 사용한다.

효능 및 주치
이 처방은 거어행체소적(祛瘀行滯消積), 행기지통(行氣止痛) 등의 효능이 있으므로 산후의 어혈로 인한 동통 등의 병증을 치료할 수 있다.

임상시술
임상에 응용할 때는 먼저 하복부를 생리식염수 혹은 일반 염수로 깨끗이 씻어내고 소독된 거즈 등으로 수분을 완전히 닦아낸 뒤에 위의 약물을 붙이고 거즈나 부착포 등으로 덮고 고정시켜주되 심한 경우에는 매일 1회씩 교환하여 붙여준다.[140]

참고 및 주의사항
산후의 어혈복통(아침통) 등을 치료할 수 있다.

---

140) 신민교 : 임상본초학, 도서출판 영림사, pp.172-175, 236-239, 294-295, 308-310, 477-478, 530-532, 534-535, 540-541, 728-729, 731-732, 2002.

12. 산후 패혈증敗血症 치료방

처 방
홍화 64g 숙지황 적작약 봉출(외) 당귀 포황(초) 흑두(묵은 콩) 건강 육계 각 32g 황단 적당량.

조제법
위의 약물을 잘게 썰어서 지마유로 오래도록 달여서 여과하고 여기에 적당량의 황단을 넣어 고약을 만들어 사용한다.

효능 및 주치
이 처방은 활혈거어(活血祛瘀) 등의 효능이 있으므로 산후의 패혈증 등의 병증을 치료할 수 있다.

임상시술
임상에 응용할 때는 먼저 하복부를 생리식염수 혹은 일반 염수로 깨끗이 씻어내고 소독된 서스 등으로 수분을 완전히 닦아낸 뒤에 위의 약물을 붙이고 거즈나 부착포 등으로 덮고 고정시켜주되 심한 경우에는 매일 1회씩 교환하여 붙여준다.[141]

참고 및 주의사항

---

141) 신민교 : 임상본초학, 도서출판 영림사, pp.236-239, 242-244, 248-251, 288-289, 293-294, 308-310, 479-480, 514-515, 534-535, 2002.

이 처방은 활혈거어(活血祛瘀)효능이 매우 좋으므로 혈어가 오래되어 발생한 패혈증에 효과가 양호하다.

13. 산후 전신통 全身痛 치료방

✒ | 처 방
계혈등 30g 당귀 우슬 각 20g 황기 홍화 각 12g 목통 계지 각 8g 지마유 적당량(별).

| 조제법
위의 약물을 함께 고운 가루로 만들어서 지마유 혹은 vaseline으로 반죽하여 저장하고 사용한다.

✔ | 효능 및 주치
이 처방은 양혈(養血), 통경락(通經絡), 산한(散寒), 거어지통(祛瘀止痛) 등의 효능이 있으므로 산후의 동통 등의 병증을 치료할 수 있다.

| 임상시술
임상에 응용할 때는 먼저 환부를 생리식염수 혹은 따뜻한 물로 깨끗이 씻어주고 소독된 거즈 등으로 수분을 완전히 닦아낸 뒤에 위의 약물을 붙여주고 그 위를 거즈로 덮고 부착포 등으로 고정시

키되 매일 1회씩 붙여준다.[142]

14. 산후 요통 腰痛 치료방

✏️ 처 방

목과 20g 삼릉 봉출 위령선 방풍 각 12g 두충 10g 독활 8g 용뇌(빙편) 3g.

 조제법

위의 약물을 함께 고운 가루로 만들어 적당량의 vaseline을 넣고 고르게 혼합하여 고약을 만들어 저장하고 사용한다.

 효능 및 주치

이 처방은 활혈거풍(活血祛風), 통경락(通經絡), 지통(止痛) 등의 효능이 있으므로 산후의 전신통, 특히 요통 등의 병증을 치료할 수 있다.

👤 임상시술

임상에 응용할 때는 먼저 환부를 생리식염수 혹은 따뜻한 물로 깨끗이 씻어주고 소독된 거즈 등으로 수분을 완전히 닦아낸 뒤에

---

142) 신민교 : 임상본초학, 도서출판 영림사, pp.194-196, 236-239, 310-312, 518-519, 525-527, 534-535, 678-680, 2002.

위의 약물을 붙여주고 그 위를 거즈로 덮고 부착포 등으로 고정시키되 매일 1회씩 붙여준다[143].

15. 유즙불통 乳汁不通 치료방

처 방
포공영(신선한 것) 적당량.

조제법
적당량의 신선한 포공영을 짓찧어서 사용한다.

효능 및 주치
이 처방은 청열해독(淸熱解毒), 통경락(通經絡) 등의 효능이 있으므로 산후의 유즙불통과 유옹 등의 병증을 치료할 수 있다.

임상시술
임상에 응용할 때는 먼저 환부를 생리식염수 혹은 따뜻한 물로 깨끗이 씻어주고 소독된 거즈 등으로 수분을 완전히 닦아낸 뒤에 위의 약물을 붙여주고 그 위를 거즈로 덮고 부착포 등으로 고정시키되 매일 1회씩 붙여준다[144].

---

143) 신민교 : 임상본초학, 도서출판 영림사, pp.209-210, 321-322, 326-327, 479-481, 608-609, 696-698, 705-706, 2002.
144) 신민교 : 임상본초학, 도서출판 영림사, pp.445-447, 2002.

16. 유즙과다 乳汁過多 치료방

✎ 처 방
망초가루 200-300g.

조제법
위의 약물을 2개의 작은 포대에 20g씩 넣어 사용한다.

✔ 효능 및 주치
이 처방은 청열사화(淸熱瀉火), 소종지통(消腫止痛), 회유지창(回乳止脹) 등의 효능이 있으므로 산후의 유즙을 회소(回消)시켜줌으로서 유방창통 등의 병증을 치료할 수 있다.

임상시술
임상에 응용할 때는 먼저 환부를 생리식염수 혹은 일반 염수로 깨끗이 씻어내고 소독된 면봉 등으로 수분을 완전히 닦아낸 뒤에 망초포대를 유방을 덮어서 찜질하되 축축해지면 다른 포대루 갈아 준다.[145]

17. 산후 배뇨곤난 排尿困難 치료방

치료방 1

---

145) 신민교 : 임상본초학, 도서출판 영림사, pp.787-788, 2002.

처 방

총백 적당량.

조제법

위의 약물을 짓찧어서 거즈주머니에 담아 뜨겁게 쪄서 사용한다.

효능 및 주치

이 처방은 산한(散寒), 통양(通陽), 이수(利水) 등의 효능이 있으므로 산후의 소변불리 등을 다스린다.

임상시술

임상에 응용할 때는 먼저 하복부를 생리식염수 혹은 일반 염수로 깨끗이 씻어내고 소독된 거즈 등으로 수분을 완전히 닦아낸 뒤에 위의 약물을 데이지 않을 정도로 붙이고 찜질시켜주되 식으면 재차 뜨겁게 데워서 교환하여준다.[146]

치료방 2

처 방

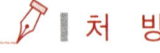

육계 15g 총백 10개 대산 6g 소금 적당량.

---

146) 신민교 : 임상본초학, 도서출판 영림사, pp.294-295, 2002.

조제법

위의 약물에 약간의 깨끗한 물을 첨가하고 풀과 같이 곱게 갈아서 사용한다.

효능 및 주치

이 처방은 통양(通陽), 화기이수(和氣利水) 등의 효능이 있으므로 산후의 배뇨곤난으로 인한 저류(瀦留) 등의 병증을 치료할 수 있다.

임상시술

임상에 응용할 때는 먼저 제부(배꼽, 신궐혈)를 생리식염수 혹은 일반 염수로 깨끗이 씻어내고 소독된 거즈 등으로 수분을 완전히 닦아낸 뒤에 위의 약물을 붙여주고 거즈나 붕대 등으로 고정시켜 주되 매일 1회씩 교환하여준다.[147]

참고 및 주의사항

이 처방으로 약물을 붙이고 따뜻한 물주머니 등을 이용하여 약물을 붙인 윗면에 참을 수 있을 정도의 온도를 유지 시키면 더욱 좋다.

치료방 3

처 방

---

147) 신민교 : 임상본초학, 도서출판 영림사, pp.308-310, 337-338, 815-816, 839-840, 2002.

생강피 15g 대산 2쪽 총백 10매 식염 2-3g.

조제법
위의 약물에 약간의 청수를 첨가하고 함께 짓찧어 사용한다.

효능 및 주치
이 처방은 온양통락(溫陽通絡), 화기행수(化氣行水) 등의 효능이 있으므로 기허형(氣虛型) 및 신허형(腎虛型)의 산후 배뇨곤란, 소복창, 급통, 요슬산연 등의 병증을 치료할 수 있다.

임상시술
임상에 응용할 때는 먼저 제부(배꼽, 신궐혈)를 생리식염수 혹은 일반 염수로 깨끗이 씻어내고 소독된 거즈 등으로 수분을 완전히 닦아낸 뒤에 위의 약물을 붙여주고 거즈나 붕대 등으로 고정시켜 주되 재차 그 위에 열팩을 올려놓아 참을 수 있을 정도의 온도를 유지시키다가 배뇨가 되면 제거하여준다.[148)149)]

치료방 4

처 방
개자 10g.

---

148) 주자헐 : 귀양중의학원학보, (4)39, 1982.
149) 신민교 : 임상본초학, 도서출판 영림사, pp.295-296, 337-338, 839-840, 2002.

조제법

먼저 위의 약물을 30℃의 온수에 침포한 뒤에 짓찧어 사용한다.

효능 및 주치

이 처방은 통경(通經), 활락(活絡), 이수(利水) 등의 효능이 있으므로 기허형(氣虛型) 및 신허형(腎虛型)의 산후 배뇨곤란, 소복창, 급통, 요슬산연 등의 병증을 치료할 수 있다.

임상시술

임상에 응용할 때는 먼저 제부(배꼽, 신궐혈)를 생리식염수 혹은 일반 염수로 깨끗이 씻어내고 소독된 거즈 등으로 수분을 완전히 닦아낸 뒤에 위의 약물을 붙여주고 거즈나 붕대 등으로 고정시켜 주되 재차 그 위에 열팩을 올려놓아 참을 수 있을 정도의 온도를 유지시키다가 배뇨가 되면 제거하여준다.[150)151)]

치료방 5

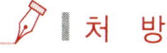

처 방

마황 육계 각 등분.

조제법

---

150) 왕금권 등 : 여병외치양방묘법, 중국중의약출판사, 중국 북경, p.193, 1993.
151) 신민교 : 임상본초학, 도서출판 영림사, pp.736-737, 2002.

위의 약물을 함께 고운가루로 만들어 저장하고 사용한다. 사용할 때는 황주 혹은 60%의 주정으로 고르게 혼합하여 사용한다.

 | 효능 및 주치

이 처방은 보신온양(補腎溫陽), 화기행수(化氣行水) 등의 효능이 있으므로 신허형(腎虛型)의 산후 소변불통, 소복창급 동통, 요슬산연, 형한파냉(形寒怕冷) 등의 병증을 치료할 수 있다.

 | 임상시술

임상에 응용할 때는 먼저 제부(배꼽, 신궐혈)를 생리식염수 혹은 일반 염수로 깨끗이 씻어내고 소독된 거즈 등으로 수분을 완전히 닦아낸 뒤에 위의 약물 적당량을 붙여주고 거즈나 붕대 등으로 고정시켜 주고 매일 1회 교환하여 준다.[152)153)]

치료방 6

처 방

인삼 30g 당귀 15g 천궁 시호 승마 각 10g.

조제법

위의 약물을 함께 수전하여 여과한 뒤에 여과한 약액을 농축하여

---

152) 도이빙 등 : 강소중의,(7)16, 1995.
153) 신민교 : 임상본초학, 도서출판 영림사, pp.308-310, 322-324, 2002.

고약을 만들어 파스 혹은 거즈에 발라서 사용한다.

✅ 효능 및 주치

이 처방은 보기통양(補氣通陽), 화기행수(和氣行水) 등의 효능이 있으므로 기허형(氣虛型)의 산후 배뇨곤란, 소복창, 급통, 요슬산연, 신피핍력(神疲乏力) 등의 병증을 치료할 수 있다.

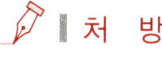

임상에 응용할 때는 먼저 제부(배꼽, 신궐혈)를 생리식염수 혹은 일반 염수로 깨끗이 씻어내고 소독된 거즈 등으로 수분을 완전히 닦아낸 뒤에 위의 약물 적당량을 붙여주고 거즈나 붕대 등으로 고정시켜 주고 매일 1회 교환하여 준다.[154]

☀️ 참고 및 주의사항

이 처방은 연속하여 시술하여주되 소변이 잘 배출하면 정지한다.

치료방 7

📝 처 방

망초 3g 식초 적당량.

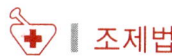

---

154) 신민교 : 임상본초학, 도서출판 영림사, pp.188-190, 236-239, 352-357, 530-532, 2002.

위의 망초를 고운가루로 만들어 적당량의 식초를 넣고 고르게 혼합하여 사용한다.

✓ 효능 및 주치

이 처방은 청열(清熱), 이습(利濕) 통리(通利) 등의 효능이 있으므로 습열온결형(濕熱蘊結型)의 산후 소변불통, 혹은 요의빈삭(尿意頻數), 요도작열삽통(尿道灼熱澁痛), 소복창만 동통 등의 병증을 치료할 수 있다.

임상시술

임상에 응용할 때는 먼저 제부(배꼽, 신궐혈)를 생리식염수 혹은 일반 염수로 깨끗이 씻어내고 소독된 거즈 등으로 수분을 완전히 닦아낸 뒤에 위의 약물 적당량을 붙여주고 거즈나 붕대 등으로 고정시켜 주고 재차 그 위에 열팩을 올려놓아 참을 수 있을 정도의 온도를 유지시키다가 배뇨가 되면 제거하여 준다.[155]

참고 및 주의사항

이 처방은 일반적으로 약물을 붙인 뒤 약 3시간이 경과하면 소변이 잘 배출된다.

치료방 8

---

155) 신민교 : 임상본초학, 도서출판 영림사, pp.787-789, 2002.

처 방

총백(생) 250g 장뇌 0.2g.

조제법

위의 약물을 함께 짓찧어 진흙같이 만들어서 사용한다.

효능 및 주치

이 처방은 보신온양(補腎溫陽), 화기행수(化氣行水) 등의 효능이 있으므로 기허형(氣虛型) 및 신허형(腎虛型)의 산후 소변불통, 소복창급 동통, 요슬산연, 형한파냉(形寒怕冷) 등의 병증을 치료할 수 있다.

임상시술

임상에 응용할 때는 먼저 제부(배꼽, 신궐혈)를 생리식염수 혹은 일반 염수로 깨끗이 씻어내고 소독된 거즈 등으로 수분을 완전히 닦아낸 뒤에 위의 약물 적당량을 붙여주고 거즈나 붕대 등으로 고정시켜 주고 재차 그 위에 열팩을 올려놓아 참을 수 있을 정도의 온도를 유지시키다가 배뇨가 되면 제거하여 준다.[156]

참고 및 주의사항

이 처방은 일반적으로 약물을 붙인 뒤 약 3시간이 경과하면 소변이 잘 배출된다.

---

156) 신민교 : 임상본초학, 도서출판 영림사, pp.337-338, 609-610, 2002.

18. 산후 요실금 尿失禁 치료방

처 방
오수유 익지인 소회향 각 15g 육계 면분 각 10g 고량주 적당량.

조제법
먼저 위의 오수유 익지인 소회향 육계의 약물을 함께 고운 가루로 만들고 여기에 재차 면분을 고르게 혼합하여 저장하고 사용한다.

효능 및 주치
이 처방은 보신조양(補腎助陽), 화기행수(和氣行水) 등의 효능이 있으므로 산후의 소변빈삭 및 요실금, 유뇨 등의 병증을 치료할 수 있다.

임상시술
임상에 응용할 때는 먼저 제부(배꼽, 신궐혈)를 생리식염수 혹은 일반 염수로 깨끗이 씻어내고 소독된 거즈 등으로 수분을 완전히 닦아낸 뒤에 위의 약물을 뜨겁게 만든 고량주 적당량으로 반죽하여 붙여주고 그 위를 거즈로 덮고 부착포 등으로 고정시키되 매일 1회씩 교환하여준다.[157]

---

157) 신민교 : 임상본초학, 도서출판 영림사, pp.224-225, 305-310, 2002.

19. 유방종통 乳房腫痛 치료방

치료방 1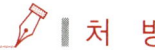

✎ 처 방
야우(野芋, 혹은 우두) 면분 각 50g 소금(초) 생강(오래 묵은 것) 각 10g.

조제법
먼저 위의 약물 가운데서 야우(野芋, 혹은 芋)를 껍질 채로 불에 구워 약간 털이 눌을 정도로 된 뒤에 껍질을 벗기고 짓찧고 여기에 면분과 소금 및 묵은 생강(껍질을 벗겨서 짓찧은 것)을 함께 넣고 고르게 혼합하여 반죽을 만들어 사용한다.

✔ 효능 및 주치
이 처방은 소옹(消癰), 연견산결(軟堅散結) 등의 효능이 있으므로 유방종괴, 동통 및 유방악성종양과 피부암 등의 동통을 치료할 수 있다.

임상시술
임상에 응용할 때는 먼저 환부를 생리식염수 혹은 일반 염수로 깨끗이 씻어내고 소독된 거즈 등으로 수분을 완전히 닦아낸 뒤에 위의 약물을 두께 3mm 정도로 붙이거나 바르고 거즈나 붕대 등으로 고정시켜준다. 만약 환부에 열이 있으면 빨리 말라버리므로 3-4

시간마다 교환하여 붙여주고 열이 없으면 12시간정도 붙여주어도 좋다.[158][159]

치료방 2

처 방
대황 황백 유향 몰약 각 등분 계단청 적당량.

조제법
먼저 위의 약물가운데서 계란흰자위를 제외한 모든 약물을 고운 가루로 만들고 여기에 계란흰자위를 적당히 혼합하고 반죽하여 사용한다.

효능 및 주치
이 처방은 활혈량혈(凉血), 화울소결(化鬱消結) 등의 효능이 있으므로 유방종통(혹은 유옹) 등의 병증을 치료할 수 있다.

임상시술
임상에 응용할 때는 먼저 환부를 생리식염수 혹은 일반 염수로 깨끗이 씻어내고 소독된 면봉 등으로 수분을 완전히 닦아낸 뒤에 위의 약물을 붙이고 거즈나 부착포 등으로 덮고 고정시켜주되 심

---
158) 정보섭 · 신민교 : 도해향약대사전, 도서출판 영림사, pp.283-285, 1990.
159) 신민교 : 임상본초학, 도서출판 영림사, pp.294-295, 815-816, 2002.

한 경우에는 매일 1회씩 교환하여 붙여준다.[160]

치료방 3

처 방

마치현 망초 각 30g.

조제법

위의 약물을 함께 짓찧어서 진흙모양으로 만들어 사용한다.

효능 및 주치

이 처방은 청열해독(淸熱解毒), 양혈소종(凉血消腫), 지통(止痛) 등의 효능이 있으므로 각종의 유방종통(유옹) 등의 병증을 치료할 수 있다.

임상시술

임상에 응용할 때는 먼저 환부를 생리식염수 혹은 일반 염수로 깨끗이 씻어내고 소독된 면봉 등으로 수분을 완전히 닦아낸 뒤에 위의 약물을 붙이고 거즈나 부착포 등으로 덮고 고정시켜주되 심한 경우에는 매일 2회씩 교환하여 붙여주되 3일을 주기로 시술한다.[161]

---

160) 신민교 : 임상본초학, 도서출판 영림사, pp.405-407, 721-722, 729-731, 785-787, 2002.
161) 신민교 : 임상본초학, 도서출판 영림사, pp.417-418, 787-788, 2002.

참고 및 주의사항

이 처방은 유선의 급성화농성염증에 더욱 양호하다.

20. 자궁하수 子宮下垂 치료방

처 방

소회향 소엽 각 75g 지마유 25g.

조제법

먼저 위의 약물가운데서 지마유를 제외하고 함께 고운 가루로 만들고 여기에 지마유를 넣고 고르게 혼합하여 사용한다.

효능 및 주치

이 처방은 온신(溫腎), 산한(散寒), 고탈(固脫) 등의 효능이 있으므로 자궁하수 등의 병증을 치료할 수 있다.

임상시술

임상에 응용할 때는 먼저 환부를 생리식염수 혹은 일반 염수로 깨끗이 씻어내고 소독된 면봉 등으로 수분을 완전히 닦아낸 뒤에 소독된 면봉으로 약물을 찍어서 1일 2회 발라준다.[162]

---

162) 신민교 : 임상본초학, 도서출판 영림사, pp.305-306, 329-331, 2002.

참고 및 주의사항

자궁하수를 한의학에서 "음탈(陰脫)", 또는 "음치(陰痔)", "자궁탈출", 혹은 "모장불수(矛腸不收)"라고도 한다.

PART 4.
근골과 筋骨科 질환에 대한 패치임상

전통약물의 패치임상은 근골과(筋骨科) 질환에 비교적 광범위하게 사용하며 그 경험적 결과도 풍부하다. 이를테면 연조직의 손상이나 골절, 골질증식, 건초염, 창상 및 소상(燒傷) 등에 모두 효과가 비교적 좋다.

연조직 손상이 가벼울 때는 부종과 동통이 나타나며 심할 때는 활동기능에 영향을 받게 된다.

골절을 치료할 경우에는 환자의 고통을 가중시키지 않으며 또한 국소의 손상에도 역시 가중치 않게 하면서 조기에 정확히 회복시킬 수 있다는 점이 양호하다. 이는 소종(消腫), 지통(止痛) 등의 효능을 일으켜 골절의 유합(愈合)효능을 증강시켜준다.

또한 외상출혈을 치료하는데도 비교적 양호할 뿐만 아니라 감염예방에 대하여도 양호한 효과가 있어 손상된 부위의 유합(愈合)촉진하는 효과가 비교적 좋다.

골질증식의 발병도 또한 비교적 많아 패치임상을 사용하여 거풍습(祛風濕), 통경락(通經絡), 지통(止痛) 혹은 연견(軟堅) 등의 효능을 도와서 비교적 만족한 치료효과를 얻을 수 있다.

1. 절상어혈종통 折傷瘀血腫痛 치료방

치료방 1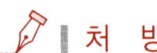

처 방
천오(오두, 생) 초오두(생) 대황(생) 당귀(전체) 유향 왕불류행 각 500g 치자(생) 1,000g 감송향 홍화 백지 산내 혈갈 장뇌 각 250g.

조제법
위의 약물을 함께 고운 가루로 만들어 사용한다.

효능 및 주치
이 처방은 활혈거어(活血祛瘀), 소종지통(消腫止痛) 등의 효능이 있으므로 교통사고 등으로 인한 절상어혈응괴(折傷瘀血凝塊), 종창동통 등의 병증을 치료할 수 있다.

임상시술
임상에 응용할 때는 먼저 환부를 생리식염수 혹은 일반 염수로 깨끗이 씻어내고 소독된 면봉 등으로 수분을 완전히 닦아낸 뒤에 위의 약물에 고량주 70%, 봉밀 30%를 넣고 고르게 혼합하여 진한 풀과 같이 만들어서 거즈나 종이에 펴서 붙이고 거즈나 부착포 등으로 덮고 고정시켜주되 심한경우에는 매일 1회씩 교환하여 붙여 준다.[163]

참고 및 주의사항

이 처방은 활혈거어(活血祛瘀), 소종지통(消腫止痛) 등의 효능이 있으므로 절상으로 인한 어혈종통 등에 효과가 매우 좋다.

치료방 2

처 방
대황(생) 백지 산내 향부자(생) 각 등분.

조제법
위의 약물을 함께 고운 가루로 만들어 저장하고 사용한다.

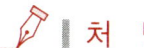 효능 및 주치
이 처방은 활혈산어(活血散瘀), 소종지통(消腫止痛) 등의 효능이 있으므로 골절상, 연조직손상, 국부동통, 종창, 운동장애 등의 병증을 치료할 수 있다.

임상시술
임상에 응용할 때는 먼저 환부를 생리식염수 혹은 일반 염수로 깨끗이 씻어내고 소독된 면봉 등으로 수분을 완전히 닦아낸 뒤에 위의 약물에 사람의 오줌 적당량으로 고르게 혼합하여 따뜻할 정

---

163) 신민교 : 임상본초학, 도서출판 영림사, pp.236-239, 301-304, 372-374, 458-459, 523-525, 534-535, 587, 609-610, 724-726, 729-731, 785-787, 861-862, 2002.

도로 볶아서 붙이고 거즈나 부착포 등으로 덮고 고정시켜주되 심한경우에는 매일 1회씩 교환하여 붙여준다.[164)165)]

참고 및 주의사항

만약 좌상을 겸하였을 경우에는 위의 처방에 나미분(糯米粉) 1/5를 가미하고 깨끗한 물로 고르게 혼합하여 솥에 따뜻하게 볶아서 환부에 붙여주면 더욱 좋다.

치료방 3

처 방

대황(생) 황련 각 10g 방기15g 유향(제) 몰약 각 5g.

조제법

위의 약물을 함께 고운가루로 만들고 여기에 vaseline 적당량을 취하여 프라이팬에 넣고 가열하여 완전히 용해된 뒤에 약물과 약간의 용뇌를 고르게 혼합하여 약간 열을 가하였다가 식은 뒤에 저장하고 사용한다.

효능 및 주치

이 처방은 청열량혈(淸熱凉血), 화어소종(化瘀消腫) 등의 효능이

---

164) 방관걸 : 절강중의잡지, (2)259, 1988.
165) 신민교 : 임상본초학, 도서출판 영림사, pp.477-478, 724-726, 785-787, 2002.

있으므로 골절상, 탈골, 연조직손상, 국부동통, 종창동통, 운동장애 등의 병증을 치료할 수 있다.

 임상시술

임상에 응용할 때는 먼저 환부를 생리식염수 혹은 일반 염수로 깨끗이 씻어내고 소독된 면봉 등으로 수분을 완전히 닦아낸 뒤에 위의 약물을 취하여 따뜻할 정도로 볶아서 붙이고 거즈나 부착포 등으로 덮고 고정시켜주되 심한경우에는 매일 1회씩 교환하여 붙여준다.[166)167)]

 참고 및 주의사항

이 처방은 대개 5~15일간 치료하면 소종지통의 효과가 나타난다.

치료방 4

 처 방

오골계(생) 250g 오사피 자충(지별) 각 30g 혈갈 20g 모려분 100g.

🩹 **조제법**

---

166) 매송 : 중의정골, (4)11, 1990.
167) 신민교 : 임상본초학, 도서출판 영림사, pp.402-404, 658-660, 721-722, 729-731, 785-787, 2002.

위의 4종 약물을 함께 고운가루로 만들고 오골계와 혼합하여 짓찧어 진흙 모양으로 되면 밀봉하여 저장하고 사용한다.

✅ 효능 및 주치

이 처방은 활혈화어(活血化瘀), 접골속근(接骨續筋) 등의 효능이 있으므로 폐합성골절, 탈골, 국부동통, 종창, 운동장애 등의 병증을 치료할 수 있다.

임상시술

임상에 응용할 때는 먼저 환부를 생리식염수 혹은 일반 염수로 깨끗이 씻어내고 소독된 면봉 등으로 수분을 완전히 닦아낸 뒤에 위의 약물을 취하여 붙이고 거즈나 부착포 등으로 고정시켜주되 3일마다 교환하여 붙여주되 연속적으로 5회를 붙여준다.[168)169)]

참고 및 주의사항

이 처방을 붙인 15일 뒤에 깁스를 하여주거나 부목으로 고정시켜 준다.

치료방 5

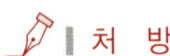

---

168) 중화본초 편찬위 : 중화본초, 상해인민출판사, 상해, pp.9·481-482, 1999.
169) 신민교 : 임상본초학, 도서출판 영림사, pp.548-549, 614-615, 717-718, 861-862, 2002.

골쇄보 천궁 각 100g 대황 천남성(생) 각 50g 용뇌 5g.

 조제법

위의 약물을 함께 고운가루로 만들어 밀폐용기에 저장하고 사용한다.

효능 및 주치

이 처방은 활혈통락(活血通絡), 접골속근(接骨續筋) 등의 효능이 있으므로 골절후기의 부목이나 깁스를 제거한 뒤에 근골이 완전히 회복되지 않은 증상을 없애준다.

임상시술

임상에 응용할 때는 먼저 환부를 생리식염수 혹은 일반 염수로 깨끗이 씻어내고 소독된 면봉 등으로 수분을 완전히 닦아낸 뒤에 위의 약물을 취하여 이당(갱엿)을 묽게 녹여서 고르게 혼합하여 붙이고 거즈나 부착포 등으로 고정시켜주되 3일마다 교환하여 붙여준다.[170]

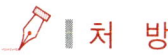

처 방

---

170) 신민교 : 임상본초학, 도서출판 영림사, pp.199-201, 530-532, 608-609, 744-747, 785-787, 2002.

대황 30g 치자 10g.

🏥 조제법
위의 약물을 함께 고운가루로 만들어 저장하고 사용한다.

효능 및 주치
이 처방은 산어통락(散瘀通絡), 사독소종(瀉毒消腫) 등의 효능이 있으므로 족과관절의 염좌, 골절상의 초기, 탈골, 국부발열동통, 종창, 기능장애 등의 병증을 치료할 수 있다.

👤 임상시술
임상에 응용할 때는 먼저 환부를 생리식염수 혹은 일반 염수로 깨끗이 씻어내고 소독된 면봉 등으로 수분을 완전히 닦아낸 뒤에 위의 약물을 취하여 75% 알코올로 고르게 혼합하여 붙여준다. 그리고 조금 기다렸다가 약물이 산화되어 떡모양으로 되면 그 위를 거즈나 부착포 등으로 고정시켜주되 매일 교환하여 붙여준다.[171)172)]

☀ 참고 및 주의사항
이 처방을 붙인 2~3일 뒤에 종창으로 인한 동통이 감소된다..

---

171) 종금년 등 : 중국중으골상과, (2)19, 1994.
172) 신민교 : 임상본초학, 도서출판 영림사, pp.372-374, 785-787, 2002.

2. 연조직손상 軟組織損傷 치료방

치료방 1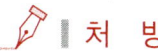

처 방
반하(생) 황백 오배자 면분 각 등분, 식초 적당량.

조제법
위의 약물 가운데서 먼저 오배자와 면분을 함께 초숙(炒熟)하여 잘 볶아 냉각한 뒤에 기타의 약물을 혼합하여 고운 분말로 만들어 저장하고 사용한다.

효능 및 주치
이 처방은 활혈거어(活血祛瘀), 통경락(通經絡), 소종지통(消腫止痛) 등의 효능이 있으므로 퇴행성 연조직 염좌(捻挫) 등의 병증을 치료할 수 있다.

임상시술
임상에 응용할 때는 먼저 환부를 생리식염수 혹은 일반 염수로 깨끗이 씻어내고 소독된 면봉 등으로 수분을 완전히 닦아낸 뒤에 위의 약문(藥粉)에 적당량의 식초를 넣어서 혼합하거나 혹은 자숙(煮熟)하여 고약을 만들어 손상된 피부위에 붙이고 그 윗면을 거즈 등으로 4-5겹으로 덮어 반창고나 붕대로 고정시키되 1-2일에 1회씩 교환하여 붙여준다.[173]

참고 및 주의사항

대개 9일 이내에 득효하며 동통이 현저할수록 효과가 양호하다.

이 처방은 경락을 소통시키는 효능이 있으므로 기혈을 순행시켜 어혈을 없애고 해독(解毒)효능이 있다.

이 처방은 전신적인 부작용이 없으나 개별적 특성에 따라서 국소에 담홍색의 발진이나 작은 수포가 생길 수 있지만 특수 처리하지 않아도 약물응용을 정지한 뒤에는 자연적으로 소실된다.

치료방 2

처 방

대황 30g 도인 치자 홍화 적작약 백지 유향 몰약 각 15g 고량주(혹은 주정) 적당량.

조제법

위의 약물을 함께 고운 가루로 만들어 고량주나 주정으로 반죽하여 고약을 만들어 사용한다.

효능 및 주치

이 처방은 활혈거어(活血祛瘀), 소종지통(消腫止痛) 등의 효능이 있으므로 퇴행성 연조직의 손상 등의 병증을 치료할 수 있다.

---

173) 신민교 : 임상본초학, 도서출판 영림사, pp.105-106, 405-407, 819-821, 828-829, 2002.

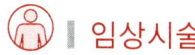 임상시술

　임상에 응용할 때는 먼저 환부를 생리식염수 혹은 일반 염수로 깨끗이 씻어내고 소독된 면봉 등으로 수분을 완전히 닦아낸 뒤에 위의 약물을 붙이고 약물이 탈락되는 것을 방지하고 또한 약물이 증발로 건조 되는 것을 막기 위하여 거즈로 덮고 랩 등으로 4-5겹 싸준다. 그리고 약물이 건조 되면 재차 고량주나 주정을 고르게 혼합하여 붙여준다.[174]

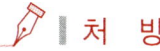 참고 및 주의사항

　위의 고약은 반복하여 4회 사용이 가능하며, 만약 완치가 안 되었을 때는 새로운 고약으로 붙이되 2-4일이면 득효할 수 있다.
　일반 염좌(捻挫)로 인한 어혈종통에도 효과가 양호하다.
　피부에 손상이 있는 경우에는 불량하며 골절이나 혈종 및 인대(靭帶) 파열자는 부적하다.

치료방 3

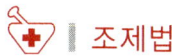 처　방

　대황 황련 치자 황백 남성 각 50g.

조제법

---

174) 신민교 : 임상본초학, 도서출판 영림사, pp.242-244, 372-374, 534-535, 540-542, 721-722, 724-726, 729-731, 785-787, 2002.

위의 약물을 함께 고운 가루로 만들어 밀폐용기에 저장하고 사용한다.

✓ 효능 및 주치

이 처방은 청열해독(淸熱解毒), 활혈거어(活血祛瘀), 소종지통(消腫止痛) 등의 효능이 있으므로 퇴행성 연조직의 손상 등의 병증을 치료할 수 있다.

임상시술

임상에 응용할 때는 먼저 환부를 생리식염수 혹은 일반 염수로 깨끗이 씻어내고 소독된 면봉 등으로 수분을 완전히 닦아낸 뒤에 위의 약물 가루에 vaseline 125g을 고르게 혼합하여 바르고 그 위를 거즈 등으로 덮고 붕대 등으로 묶어준다.[175]

참고 및 주의사항

약물을 바르거나 붙일 때는 손상부위보다 2-3cm 넓게 한다. 이 약은 국소에 청열(淸熱)소종(消腫)효능이 있다.

3. 급성 연조직손상 軟組織損傷 치료방

치료방 1

---

175) 신민교 : 임상본초학, 도서출판 영림사, pp.372-374, 402-407, 744-747, 785-787, 2002.

처 방

대황 황백 각 48g 포황 황금 독활 각 36g 속단 산약 당귀 패모 유향 몰약 각 30g 장뇌 3.6g 용뇌(빙편) 1.8g.

조제법

위의 약물을 고르게 혼합하여 고운 가루로 만들되 그 가운데서 용뇌(빙편)와 장뇌는 별도로 가루로만 들어서 밀폐용기에 각각 저장하고 사용한다.

효능 및 주치

이 처방은 청열(淸熱), 소종(消腫), 활혈거어(活血祛瘀), 지통(止痛) 등의 효능이 있으므로 급성 연조직 손상이나 급성 염좌(捻挫) 등의 병증을 치료할 수 있다.

임상시술

임상에 응용할 때는 먼저 환부를 생리식염수 혹은 일반 염수로 깨끗이 씻어내고 소독된 면봉 등으로 수분을 완전히 닦아낸 뒤에 위의 약물을 국소에 붙일 수 있는 적당량에 물을 부어 죽 같이 반죽하여 뜨겁게 끓인 뒤에 고량주나 소주를 조금 넣고 고르게 저어서 붙이고 그 위에 별도로 준비한 용뇌(빙편)와 장뇌 가루를 조금 뿌리고 그 위를 거즈나 부착포 등으로 덮고 붕대 등으로 감아준다.[176]

---

176) 신민교 : 임상본초학, 도서출판 영림사, pp.185-186, 217-219, 236-239, 321-322, 400-402, 405-407, 514-515, 608-609, 721-722, 729-731, 763-765, 2002.

치료방 2

처 방
금은화 대황 포황 천화분 백지 각 12g 유향 몰약 각 9g 천산갑 (포) 목향 각 6g.

조제법
위의 약물을 혼합하여 고운 가루로 만들어 사용한다.

효능 및 주치
이 처방은 서근(舒筋), 통경락(通經絡), 활혈소종(消腫), 행기지통(行氣止痛) 등의 효능이 있으므로 급성연조직의 손상이나 관절염좌(捻挫) 등의 병증을 치료할 수 있다.

임상시술
임상에 응용할 때는 먼저 환부를 생리식염수 혹은 일반 염수로 깨끗이 씻어내고 소독된 면봉 등으로 수분을 완전히 닦아낸 뒤에 적당량의 약물에 고량주나 소주를 넣고 반죽하여 붙여주고 그 위를 거즈나 부착포로 덮고 붕대로 묶어주며 3-7일에 득효할 수 있다.[177]

참고 및 주의사항

---

177) 신민교 : 임상본초학, 도서출판 영림사, pp.369-370, 411-412, 464-465, 514-515, 562-563, 721-722, 724-726, 785-787, 2002.

금은화는 일명 쌍화(双花) 또는 이화(二花)라고도 한다.

치료방 3

처 방
선인장 20g 생강 10g.

조제법
먼저 선인장의 가시를 제거하고 껍질을 벗겨낸 뒤에 생강을 잘게 썰어서 혼합하여 짓찧어서 묽은 죽같이 되도록 만들어서 사용한다.

효능 및 주치
이 처방은 청열해독(淸熱解毒), 활혈화어(活血化瘀), 산결지통(散結止痛) 등의 효능이 있으므로 타박손상이나 염좌(捻挫)로 인한 급성연조직손상 등의 병증을 치료할 수 있다.

임상시술
임상에 응용할 때는 먼저 환부를 생리식염수 혹은 일반 염수로 깨끗이 씻어내고 소독된 면봉 등으로 수분을 완전히 닦아낸 뒤에 위의 약물을 붙이거나 발라주고 그 위를 거즈로 가볍게 덮고 붕대나 반창고로 고정시켜주되 매일 1회씩 교환하여 붙이거나 발라준다.[178)179)]

---

178) 정보섭 · 신민교 : 도해향약대사전, 도서출판 영림사, pp.260-262, 531-532, 1990.

치료방 4

처 방

홍화 400g 봉출 천궁 유향 몰약 해아다 각 300g 치자 200g.

조제법

위의 약물을 혼합하여 잘 건조시킨 뒤에 고운 가루로 만들어 저장하고 사용한다.

효능 및 주치

이 처방은 청열(淸熱), 소종(消腫), 지통(止痛) 등의 효능이 있으므로 급성의 연조직손상 등의 병증을 치료할 수 있다.

임상시술

임상에 응용할 때는 먼저 환부를 생리식염수 혹은 일반 염수 또는 따뜻한 물로 깨끗이 씻어내고 소독된 면봉이나 거즈 등으로 수분을 완전히 닦아낸 뒤에 온수와 소량의 밀랍으로 반죽하여 약 0.5cm 두께로 붙이되 매일 1회씩 교환하여 준다.[180]

참고 및 주의사항

이 처방은 인체에 무독하며 피부손상이 없이 소종(消腫), 지통

---

179) 신민교 : 임상본초학, 도서출판 영림사, pp.294-295, 2002.
180) 신민교 : 임상본초학, 도서출판 영림사, pp.372-374, 479-480, 530-532, 534-535, 721-722, 729-731, 2002.

(止痛) 등의 효과가 양호하다.

치료방 5

처 방

향부자 자연동 천산갑(초) 강활 독활 당귀 속단 목과 유향 몰약 각 15g 세신 6g 천오(제) 초오(제) 계지 소목 소회향 백지 3g.

조제법

위의 혼합하여 고운 가루로 만들어 저장하고 사용한다.

효능 및 주치

이 처방은 활혈거어(活血祛瘀), 이기소종(理氣消腫), 지통(止痛) 등의 효능이 있으므로 연조직의 손상 등의 병증을 치료할 수 있다.

임상시술

임상에 응용할 때는 먼저 환부를 생리식염수 혹은 일반 염수 또는 따뜻한 물로 깨끗이 씻어내고 소독된 면봉이나 거즈 등으로 수분을 완전히 닦아낸 뒤에 위의 약 가루를 유채기름으로 반죽하여 압통점의 중심부 국소에 붙이고 기즈로 덮고 붕대로 싸준다.[181]

---

181) 신민교 : 임상본초학, 도서출판 영림사, pp.217-219, 236-239, 301-306, 310-312, 319-322, 327-329, 477-478, 522-523, 529-530, 562-563, 705-706, 721-722, 724-726, 729-730, 2002.

참고 및 주의사항

3일에 1회씩 교환하여 준다. 조기에 치료하면 효과가 양호하다.

치료방 6

처 방

적소두 100g 용뇌(빙편) 1.5g.

조제법

위의 약물 가운데서 적소두를 고운 가루로 만들고 여기에 용뇌(빙편)를 고운 갈아서 혼합하여 밀폐용기에 저장하고 사용한다.

효능 및 주치

이 처방은 활혈거어(活血祛瘀), 소종지통(消腫止痛) 등의 효능이 있으므로 퇴행성 혹은 급성 연조직의 손상 혹은 골절 등의 병증을 치료할 수 있다.

임상시술

임상에 응용할 때는 먼저 환부를 생리식염수 혹은 일반 염수 또는 따뜻한 물로 깨끗이 씻어내고 소독된 면봉이나 거즈 등으로 수분을 완전히 닦아낸 뒤에 위의 약물을 물로 반죽하여 0.5cm두께로 붙이고 거즈로 덮고 붕대로 감아주되 매일 1-2회 교환하여 붙여준다.[182]

참고 및 주의사항

장력성 수포가 발생하므로 감염을 방지하여야 한다.
이 처방은 무독하여 부작용이 없이 효과가 현저하다.

치료방 7

처 방

대황 30g 도인 백지 유향 몰약 각 9g 홍화 혈갈 각 6g.

조제법

위의 약물을 함께 고운 가루로 만들어 저장하고 사용한다.

효능 및 주치

이 처방은 활혈거어(活血祛瘀), 소종지통(消腫止痛) 등의 효능이 있으므로 급성으로 연조직이 손상되므로 인한 동통, 종창 등의 병증을 치료할 수 있다.

임상시술

임상에 응용할 때는 먼저 환부를 생리식염수 혹은 일반 염수 또는 따뜻한 물로 깨끗이 씻어내고 소독된 면봉이나 거즈 등으로 수분을 완전히 닦아낸 뒤에 적당한 약물 가루에 약간의 면분을 첨가

---

182) 신민교 : 임상본초학, 도서출판 영림사, pp.608-609, 662-664, 2002.

하고 따뜻한 물로 반죽하여 붙이고 거즈나 부착포 등으로 덮고 고정시켜주되 심한경우에는 매일 1회 혹은 2일에 한 번씩 교환하여 붙여준다.[183]

치료방 8

처 방

치자(생) 90g 백지 30g 반하(생) 천오(오두, 생) 초오두(생) 세신 자충 유향(제) 홍화 당귀(미) 각 9g.

조제법

위의 약물을 혼합하여 고운 가루로 만들어 물엿을 넣고 고르게 반죽하여 도자기 용기에 저장하고 사용한다.

효능 및 주치

이 처방은 활혈거어(活血祛瘀), 소종지통(消腫止痛) 등의 효능이 있으므로 급성으로 연조직이 손상된 종통 등의 병증을 치료할 수 있다.

임상시술

임상에 응용할 때는 먼저 환부를 생리식염수 혹은 일반 염수 또

---

183) 신민교 : 임상본초학, 도서출판 영림사, pp.534-535, 540-542, 721-722, 724-726, 729-731, 785-787, 861-862, 2002.

는 따뜻한 물로 깨끗이 씻어내고 소독된 면봉이나 거즈 등으로 수분을 완전히 닦아낸 뒤에 위의 약물을 붙이되 3일에 1회씩 교환하여 준다.[184]

참고 및 주의사항

각종의 염좌(捻挫)에 모두 응용할 수 있다

이 처방의 약물을 식초 혹은 고량주나 소주로 반죽하여도 효과가 양호하다.

치료방 9

처 방

총백 60g 천초 12g 용뇌(빙편) 0.6g.

조제법

먼저 총백을 짓찧고 천초와 용뇌(빙편)를 고운 가루로 만들어서 함께 고르게 혼합하여 사용한다.

효능 및 주치

이 처방은 활혈소종(活血消腫), 행기지통(行氣止痛) 등의 효능이 있으므로 급성으로 연조직이 손상된 종통 등의 병증을 치료할 수

---

184) 신민교 : 임상본초학, 도서출판 영림사, pp.236-239, 301-304, 327-329, 372-374, 534-535, 548-549, 724-726, 729-731, 819-821, 2002.

있다.

 | 임상시술

 임상에 응용할 때는 먼저 환부를 생리식염수 혹은 일반 염수 또는 따뜻한 물로 깨끗이 씻어내고 소독된 면봉이나 거즈 등으로 수분을 완전히 닦아낸 뒤에 위의 약물을 적당한 두께로 붙이고 거즈로 덮고 붕대로 감싸주되 1일 1회 교환하여 준다.[185]

 | 참고 및 주의사항

 일반적으로 3-5일이면 득효할 수 있다.

치료방 10

 | 처 방

 치자 20g 웅황 5g 오약 10g.

 | 조제법

 위의 약물을 혼합하여 고운 가루로 만들어 저장하여 놓고 사용한다.

☑ | 효능 및 주치

 이 처방은 청열(淸熱), 소종지통(消腫止痛) 등의 효능이 있으므

---

185) 신민교 : 임상본초학, 도서출판 영림사, pp.312-313, 337-338, 608-609, 2002.

로 급성의 연조직 손상이나 탈골, 골절 등의 병증을 치료할 수 있다.

임상시술

임상에 응용할 때는 먼저 환부를 생리식염수 혹은 일반 염수 또는 따뜻한 물로 깨끗이 씻어내고 소독된 면봉이나 거즈 등으로 수분을 완전히 닦아낸 뒤에 위의 약물 가루에 적당량의 밀가루를 첨가하고 고량주나 소주로 반죽하여 약 0.5cm 두께로 붙이고 그 윗면을 거즈로 덮고 붕대로 감아주되 매일 1회씩 교환하여준다.[186]

참고 및 주의사항

이 처방은 연조직손상에도 효과가 양호하다.

치료방 11

처 방
연사 주조 각 등분.

조제법
위의 약물을 함께 혼합하여 짓찧어서 사용한다.

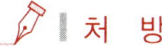

효능 및 주치

---

186) 신민교 : 임상본초학, 도서출판 영림사, pp.372-374, 466-468, 859-860, 2002.

이 처방은 산어(散瘀), 소종(消腫), 지통(止痛) 등의 효능이 있으므로 급성 연조직 손상으로 인한 종통 등의 병증을 치료할 수 있다.

임상시술

임상에 응용할 때는 먼저 환부를 생리식염수 혹은 일반 염수로 깨끗이 씻어내고 소독된 면봉 등으로 수분을 완전히 닦아낸 뒤에 붙이고 거즈나 부착포 등으로 덮고 고정시켜주되 심한경우에는 매일 1회씩 교환하여 붙여준다.

참고 및 주의사항

사용량은 환처의 크기에 따라서 적당량으로 조절한다. 약물을 붙이면 동통이 빠른 시간 내에 경감된다. 일반적으로 모두 1-3일이면 치유된다.

4. 타박손상 打撲損傷 치료방

치료방 1

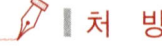 처 방

치자 행인 각 120g 홍화 선태 각 24g.

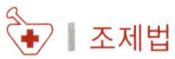 조제법

위의 약물을 혼합하여 고운 가루로 만들어 사용한다.

✅ 효능 및 주치

이 처방은 활혈거어(活血祛瘀), 소종지통(消腫止痛) 등의 효능이 있으므로 타박상으로 손상된 종통 등의 병증을 치료할 수 있다.

임상시술

임상에 응용할 때는 먼저 환부를 생리식염수 혹은 일반 염수 또는 따뜻한 물로 깨끗이 씻어내고 소독된 면봉이나 거즈 등으로 수분을 완전히 닦아낸 뒤에 위의 약물에 적당량의 식초나 술로 반죽하여 붙이고 거즈로 덮고 붕대로 감아주되 2일에 1회씩 교환하여 준다.[187]

참고 및 주의사항

약 2회 정도 붙이면 득효할 수 있다.

치료방 2

처 방

대황(생) 100g 단삼 홍화 각 60g 현호색 40g 용뇌(빙편) 10g 주정 봉밀 적당량.

---

187) 신민교 : 임상본초학, 도서출판 영림사, pp.372-374, 351-352, 534-535, 776-778, 2002.

조제법

위의 약물을 혼합하여 고운 가루로 만들어 사용한다.

효능 및 주치

이 처방은 활혈거어(活血祛瘀), 소종지통(消腫止痛) 등의 효능이 있으므로 연조직의 손상으로 인한 종통 등의 병증을 치료할 수 있다.

임상시술

임상에 응용할 때는 먼저 환부를 생리식염수 혹은 일반 염수 또는 따뜻한 물로 깨끗이 씻어내고 소독된 면봉이나 거즈 등으로 수분을 완전히 닦아낸 뒤에 위의 약 가루에 봉밀과 주정을 각각 반씩 고르게 혼합하여 반죽하여 고르게 붙이고 거즈나 부착포 등으로 덮고 고정시켜주되 심한경우에는 매일 1회씩 교환하여 붙여준다.[188]

참고 및 주의사항

이 처방 가운데 대황은 성미가 고한으로 활혈거어(活血祛瘀)의 요약이 되며 단삼 홍화 현호색 용뇌를 배합하여 직접 붙였을 때 약물의 효능이 병소에 직접 전달된다.

---

188) 신민교 : 임상본초학, 도서출판 영림사, pp.519-521, 534-535, 608-609, 731-732, 785-787, 2002.

치료방 3

처 방
오배자 적당량.

조제법
이 약은 발광하면서도 속이 텅 빈 것을 선택하여 고운 가루로 만들어 밀폐용기에 저장하고 사용한다.

효능 및 주치
이 처방은 소종지통(消腫止痛) 등의 효능이 있으므로 국한적인 어혈종통이나 타박상으로 인한 각종의 어혈종통 등의 병증을 치료할 수 있다.

임상시술
임상에 응용할 때는 먼저 환부를 생리식염수 혹은 일반 염수로 깨끗이 씻어내고 소독된 면봉 등으로 수분을 완전히 닦아낸 뒤에 위의 약 가루 적당량을 식초로 반죽하여 고르게 붙이고 그 윗면을 약간 큰 거즈로 덮고 랩으로 3-4겹 싸주되 1-2일에 1회씩 교환하여 붙여준다.[189]

참고 및 주의사항

---

189) 신민교 : 임상본초학, 도서출판 영림사, pp.828-829, 2002.

일반적으로 1-2회 붙이면 치유되며 대개 4회를 넘기지 않는다.

이 약을 붙였을 때 피부의 가려움증이나 혹은 작은 수포가 나타났을 경우에는 소독된 침을 이용하여 터뜨려 맑은 물이 모두 나온 뒤에 생리식염수 등으로 소독하여 준다.

치료방 4

처 방

생지황 반하(생) 각 30g 홍화 1g.

조제법

위의 약물을 함께 짓찧어 사용한다.

효능 및 주치

이 처방은 연견산결(軟堅散結), 활혈거어(活血祛瘀) 등의 효능이 있으므로 타박손상으로 인한 어혈종통 등의 병증을 치료할 수 있다.

임상시술

임상에 응용할 때는 먼저 환부를 생리식염수 혹은 일반 염수 또는 따뜻한 물로 깨끗이 씻어내고 소독된 면봉이나 거즈 등으로 수분을 완전히 닦아낸 뒤에 위의 약물을 고운 가루로 만들어 물로 반죽하여 붙이고 거즈로 덮고 붕대로 감아주되 2일에 1회씩 교환하여 붙여 준다.[190]

참고 및 주의사항

일반적으로 2-3일이면 득효할 수 있다. 상기의 생지황과 반하는 신선한 것이 더욱 효과가 좋으며, 이때는 함께 짓찧어서 사용한다.

5. 경추頸椎 연조직손상 치료방

처 방

대황 150g 목과 자충 포공영 각 60g 치자 몰약 각 30g 유향 15g.

조제법

위의 약물을 함께 고운 가루로 만들어 저장하고 사용한다.

효능 및 주치

이 처방은 청열해독(淸熱解毒), 활혈거어(活血祛瘀), 서근활락(舒筋活絡) 등의 효능이 있으므로 낙침(落枕)으로 인한 경추연조직손상 등의 병증을 치료할 수 있다.

임상시술

임상에 응용할 때는 먼저 환부를 생리식염수 혹은 일반 염수 또는 따뜻한 물로 깨끗이 씻어내고 소독된 면봉이나 거즈 등으로 수분을 완전히 닦아낸 뒤에 위의 약물을 고운 가루로 만들어 물로

---

190) 신민교 : 임상본초학, 도서출판 영림사, pp.252-254, 534-535, 819-821, 2002.

반죽하여 붙이고 거즈로 덮고 붕대로 감아주되 2일에 1회씩 교환하여 붙여 준다.[191]

참고 및 주의사항

이 처방은 수면자세의 부적절 혹은 풍한외침 등으로 인한 경항부(頸項部)의 강직산통(强直酸痛) 등이 특징인 경추디스크 등에 양호하다.

6. 신허요통 腎虛腰痛 치료방

처 방

위령선 50g 천오 초오두 육계 건강 장뇌 각 30g 적작약 남성 백지 감송화 각 20g 오수유 10g.

조제법

위의 약물을 함께 고운 가루로 만들어 저장하고 사용한다.

효능 및 주치

이 처방은 온경산한(溫經散寒), 조양보허(助陽補虛), 행채통조(行滯通阻), 활혈거어(活血祛瘀), 통경락(通經絡), 지통(止痛) 등의 효

---

191) 신민교 : 임상본초학, 도서출판 영림사, pp.372-374, 445-447, 548-549, 705-706, 721-722, 729-731, 785-787, 2002.

능이 있으므로 어혈 및 신허요통 등의 병증을 치료할 수 있다.

 임상시술

 임상에 응용할 때는 먼저 요척부를 생리식염수 혹은 일반 염수 또는 따뜻한 물로 깨끗이 씻어내고 소독된 면봉이나 거즈 등으로 수분을 완전히 닦아낸 뒤에 위의 약물 50g을 취하여 약간의 깨끗한 물을 첨가하여 고르게 반죽하여 풀 상태로 만들어서 붙이고 거즈나 부착포 등으로 덮고 고정시켜주되 심한경우에는 격일에 1회씩 교환하여 붙여주되 5회를 주기로 붙여준다.[192]

7. 한습요통寒濕腰痛 치료방

 처 방

 생강즙 150㎖ 아교(주) 90g 유향 몰약 각 6g 천초(분말) 12g.

 조제법

 먼저 적당한 용기를 이용하여 생강즙과 아교(주)를 함께 끓여 아교가 완전히 녹은 뒤에 재차 유향과 몰약을 넣고 2-3회 끌어 오르면 이를 물위에 올려놓고 나무젓가락으로 고르게 계속 저어주어 고약이 되면 여기에 재차 천초분말을 넣고 재차 고르게 혼합하여 꺼내서 저장하고 사용한다.

---

192) 신민교 : 임상본초학, 도서출판 영림사, pp.242-244, 293-294, 301-304, 306-310, 458-459, 609-610, 696-698, 724-726, 744-747, 2002.

✅ 효능 및 주치

이 처방은 활혈(活血), 온경(溫經) 등의 효능이 있으므로 한습으로 인한 요통을 치료할 수 있다.

👤 임상시술

임상에 응용할 때는 먼저 요척부를 생리식염수 혹은 일반 염수 또는 따뜻한 물로 깨끗이 씻어내고 소독된 면봉이나 거즈 등으로 수분을 완전히 닦아낸 뒤에 위의 약물 적당량을 취하여 따뜻하게 가열한 뒤에 유지나 부착포 등에 발라서 요척부의 신수혈, 비수혈, 요안혈 등에 붙이고 거즈나 부착포 등으로 덮고 고정시켜주되 그 위를 초초(醋炒)한 따뜻한 맥부피(麥麩皮)를 자루에 넣어서 찜질하되 5-7일에 1회씩 시술하여 주어 경혈위에 작은 수포가 생길정도로 한다.[193]

8. 요추腰椎 디스크 치료방

치료방 1

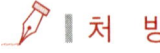

해마 5g 천산갑 지룡 해각(蟹殼) 인삼 삼칠근 세신 용골 각 3g 혈갈 장뇌 주사 몰약 우슬 숙지황 봉출 전갈 오공 마전자 맥문동 각 2g.

---

193) 신민교 : 임상본초학, 도서출판 영림사, pp.294-295, 312-314, 500, 721-722, 729-730, 2002.

조제법

위의 약물을 함께 고운 가루로 만들어 저장하고 사용한다.

효능 및 주치

이 처방은 자보간신(滋補肝腎), 서근통경락(舒筋通經絡), 거풍산한(祛風散寒), 수렴고삽(收斂固澁), 활혈지통(活血止痛) 등의 효능이 있으므로 요추간판 돌출증인 요추디스크 등의 병증을 치료할 수 있다.

임상시술

임상에 응용할 때는 먼저 요척부를 생리식염수 혹은 일반 염수 또는 따뜻한 물로 깨끗이 씻어내고 소독된 면봉이나 거즈 등으로 수분을 완전히 닦아낸 뒤에 위의 약물 60g을 취하여 적당량의 봉밀을 첨가하여 고르게 반죽하여 풀 상태로 만들어서 붙이고 거즈나 부착포 등으로 덮고 고정시켜주되 심한경우에는 3일에 1회씩 교환하여 붙여주고 8회를 주기로 붙여준다.[194)195)]

참고 및 주의사항

이 처방은 말초신경과 특수 감응기를 자극하여 신경을 따라 체액 조절을 시켜 줌으로서 조직기관의 면역기능을 증가시키고 나아가

---

194) 중화본초 편찬위 : 중화본초, 상해인민출판사, 상해, pp.9 · 127, 1999.
195) 신민교 : 임상본초학, 도서출판 영림사, pp.188-190, 231-232, 248-251, 265-267, 327-329, 479-480, 497-498, 525-526, 562-563, 622-625, 632-636, 699-701, 703-705, 721-722, 861-862, 2002.

서는 항병력과 회복능을 증강시켜준다.

치료방 2

📝 처 방

인삼 천궁 당귀 대산 찹쌀 양총 총백 구채 호총 자초 소금 각 적당량 용뇌(빙편) 약간.

조제법

위의 약물 가운데서 먼저 인삼과 대산 양총 총백 구채 호총 소금 등을 함께 짓찧은 뒤에 별도로 준비한 천궁 당귀 찹쌀 자초 용뇌(빙편) 등의 고운 가루를 고르게 혼합하고 반죽하여 사용한다.

✅ 효능 및 주치

이 처방은 보기활혈(補氣活血), 발독(拔毒), 소종해독(消腫解毒) 등의 효능이 있으므로 요척통, 디스크로 인한 좌골신경통 등의 동통을 치료할 수 있다.

임상시술

임상에 응용할 때는 먼저 환부를 생리식염수 혹은 일반 염수로 깨끗이 씻어내고 소독된 거즈 등으로 수분을 완전히 닦아낸 뒤에 위의 약물을 붙여주고 그 위를 거즈나 붕대 등으로 감아서 고정시켜주되 질병의 정도에 따라서 붙여주는 시간을 20-40분으로 조절하

여 준다.[196]

 참고 및 주의사항

이 처방은 서근활락(舒筋活絡), 발독소종(拔毒消腫) 등의 효능이 뛰어나므로 현대인의 난치병치료에 기대가 크다고 하겠다.

이 처방은 1-2주에 1회씩 응용하면 좋으며 수포의 발생이 있을 수 있으나 약물에 의한 불량한 반응이나 부작용은 없다. 다만 의사가 관찰하였을 때 수포와 발열, 발적 등의 증상이 나타나므로 마치 화상으로 오해할 수 있으므로 주의가 필요하다.

9. 좌골신경통 坐骨神經痛 치료방

치료방 1

 처 방

천오(오두, 생) 초오두(생) 각 20g 남성(생) 현호색 혈갈 대황 각 15g 백지 홍화 유향 몰약 각 10g 용뇌(빙편) 5g.

 조제법

위의 약물을 함께 고운 가루로 만들어 저장하고 사용한다.

---

196) 신민교 : 임상본초학, 도서출판 영림사, pp.188-190, 201-202, 236-239, 608-609, 815-816, 2002.

효능 및 주치

이 처방은 활혈(活血), 거담(祛痰), 지통(止痛) 등의 효능이 있으므로 좌골신경통 등의 병증을 치료할 수 있다.

임상시술

임상에 응용할 때는 먼저 요척부를 생리식염수 혹은 일반 염수 또는 따뜻한 물로 깨끗이 씻어내고 소독된 면봉이나 거즈 등으로 수분을 완전히 닦아낸 뒤에 위의 약물 적당량을 취하여 적당량의 봉밀괴 75% 알코올 각각 50%씩을 첨가하거나 혹은 vaseline을 적당히 첨가하여 고르게 반죽하여 풀 상태로 만들어서 붙이고 거즈나 부착포 등으로 덮고 고정시켜주되 심한경우에는 매일 1회씩 교환하여 붙여주되 8회를 주기로 붙여준다.[197]

치료방 2

처 방

천오(오두, 생) 150g 식초 적당량.

조제법

먼저 천오(오두, 생)를 고운 가루로 만들고 여기에 식초 적당량을 넣고 반죽하여 진흙 모양의 고약을 만들어 사용한다.

---

197) 신민교 : 임상본초학, 도서출판 영림사, pp.301-304, 534-535, 608-609, 721-722, 724-726, 729-732, 744-747, 785-787, 861-862, 2002.

효능 및 주치

이 처방은 온경산한(溫經散寒), 거풍습(祛風濕), 통경락(通經絡), 지통(止痛) 등의 효능이 있으므로 한습으로 인한 좌골신경통 등의 병증을 치료할 수 있다.

임상시술

임상에 응용할 때는 먼저 요둔부를 생리식염수 혹은 일반 염수 또는 따뜻한 물로 깨끗이 씻어내고 소독된 면봉이나 거즈 등으로 수분을 완전히 닦아낸 뒤에 위의 약물 적당량을 취하여 붙이고 거즈나 부착포 등으로 덮고 고정시켜주되 심한경우에는 매일 1회씩 교환하여 붙여주되 8회를 주기로 붙여준다.[198]

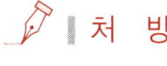

처 방

모간 1-2주.

조제법

위의 약물을 깨끗이 씻어 수분을 제거한 뒤에 짓찧어서 10%정도의 백당을 넣고 고르게 혼합하여 사용한다.

효능 및 주치

---

198) 신민교 : 임상본초학, 도서출판 영림사, pp.298-301, 2002.

이 처방은 발포(發疱), 통경락(通經絡) 등의 효능이 있으므로 각종의 좌골신경통을 치료할 수 있다.

 임상시술

임상에 응용할 때는 먼저 환측의 아시혈(당처)과 환도, 풍시, 위중, 승산, 곤륜 등의 경혈부위를 생리식염수 혹은 일반 염수 또는 따뜻한 물로 깨끗이 씻어내고 소독된 면봉이나 거즈 등으로 수분을 완전히 닦아낸 뒤에 위의 약물 적당량을 취하여 매회 1-3해당혈을 선택하여 붙이되 돌아가면서 교대로 선택하여 붙이고 거즈나 부착포 등으로 덮고 고정시켜주되 붙인 뒤 1-4시간 동안 방치하였다가 국소에 작열감이 나타나게 되면 약물을 제거한다.[199]

☼ 참고 및 주의사항

이 처방을 붙인 뒤 1-2일 간에는 국소가 홍종동통이 있게 되고 환자에 따라서 수포가 발생되지만 평상대로 처리하면 된다.

10. 혈종 血腫 치료방

치료방 1

✎ 처 방

혈갈 대황 황백 각 150g 자충 목향 각 100g 해아다 천오(오두,

---

199) 정보섭・신민교 : 도해향약대사전, 도서출판 영림사, pp.497-499, 1990.

생) 유향 몰약 각 50g.

조제법

위의 약물을 각각 별도로 고운 가루로 만들어 여기에 용뇌(빙편) 30g을 혼합하고 고르게 섞어 밀폐용기에 저장하고 사용한다.

효능 및 주치

이 처방은 활혈거어(活血祛瘀), 소종지통(消腫止痛) 등의 효능이 있으므로 급성 연조직의 손상으로 인한 혈종과 골절 및 관절탈위(脫位) 등에 대한 치료효과가 양호하다.

임상시술

임상에 응용할 때는 먼저 환부를 생리식염수 혹은 일반 염수 또는 따뜻한 물로 깨끗이 씻어내고 소독된 면봉이나 거즈 등으로 수분을 완전히 닦아낸 뒤에 적당량의 약물 가루와 적당량의 식초를 혼합하여 반죽하여 손상 약 24시간 내에 직접 붙여준다.

만약, 손상된 뒤 24시간이 경과 하였을 경우에는 약물을 가열하고 약간의 고량주를 첨가하여 붙이고 거즈나 부착포 등으로 덮고 고정시켜주되 심한경우에는 매일 1회씩 교환하여 붙여준다.[200]

참고 및 주의사항

이 처방은 급성 연조직손상과 관절의 탈위를 치료하는데 효과가

---

200) 신민교 : 임상본초학, 도서출판 영림사, pp.301-302, 405-407, 464-465, 548-549, 721-722, 729-731, 785-787, 861-862, 2002.

양호하다.

치료방 2

처 방
대황 자충 혈갈 천화분 자화지정 포공영 각 30g 도인 홍화 유향 몰약 각 20g.

조제법
위의 약물을 함께 고운 가루로 만들어서 vaseline을 넣어 고르게 반죽하여 저장하고 사용한다.

효능 및 주치
이 처방은 청열해독(淸熱解毒), 활혈산어(活血散瘀), 지통(止痛) 등의 효능이 있으므로 혈우병의 심부(深部)혈종 등의 병증을 치료할 수 있다.

임상시술
임상에 응용할 때는 먼저 환부를 생리식염수 혹은 일반 염수 또는 따뜻한 물로 깨끗이 씻어내고 소독된 면봉이나 거즈 등으로 수분을 완전히 닦아낸 뒤에 위의 약물을 붙이고 거즈나 밀착포로 덮고 고정시켜주되 매일 혹은 격일로 교환하여 붙여준다.[201]

---
201) 신민교 : 임상본초학, 도서출판 영림사, pp.369-370, 439-440, 445-447, 534-535,

11. 골절종통 骨折腫痛 치료방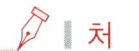

처 방
송지 1,500g 남성(생) 반하(생) 초오두(생) 천궁 각 120g 마황 90g 섬서 사인 각 30g.

조제법
위의 약물을 함께 고운 가루로 만들어 5℃ 이하의 저온에 저장하고 사용한다.

효능 및 주치
이 처방은 접골(接骨), 소종(消腫), 지통(止痛) 등의 효능이 있으므로 골절종(癤腫)통 등의 병증을 치료할 수 있다.

임상시술
임상에 응용할 때는 먼저 환부를 생리식염수 등으로 완전히 소독한 뒤에 수분을 소독한 민봉이나 거즈 등으로 깨끗이 닦아낸 다음에 위의 약물을 적당량의 고량주로 반죽하여 붙이고 거즈로 덮고 붕대로 감아준다.[202]

548-549, 721-722, 729-731, 785-787, 861-862, 2002.
202) 신민교 : 임상본초학, 도서출판 영림사, pp.302-304, 322-324, 530-532, 556-557, 593-594, 695-696, 744-747, 819-821, 2002.

참고 및 주의사항

이 처방은 활혈통경(活血通經), 소종지통(消腫止痛) 등의 효능이 있다.

12. 건초염腱鞘炎 치료방

치료방 1

처 방
반묘 정향 각 등분.

조제법
위의 약물을 혼합하여 고운 가루로 만들어 5℃이하의 저온으로 저장하고 사용한다.

효능 및 주치
이 처방은 소염(消炎), 지통(止痛) 등의 효능이 있으므로 각종의 건초염 특히 엘보우의 병증을 치료할 수 있다.

임상시술
임상에 응용할 때는 먼저 환부를 생리식염수 혹은 일반 염수 또는 따뜻한 물로 깨끗이 씻어내고 소독된 면봉이나 거즈 등으로 수분을 완전히 닦아낸 뒤에 위의 약물을 적당량의 고량주 혹은 소주로 반죽하여 붙이고 거즈로 덮고 붕대로 감아주어 3-4시간 뒤에 국소에 작열동통감이 발생하였을때 떼어주면 국소가 발홍을 띠거나 수포가 생기(生肌)는데 수포는 소독된 침으로 따주고 생리식염수로 소독하여 감염을 방지한다.[203]

 참고 및 주의사항

일반적으로 3-4일이면 득효할 수 있다.

치료방 2

 처 방

치자(생) 20g 유향 15g 대황(생) 도인 각 6g.

조제법

위의 약물을 함께 고운 가루로 만들어 사용한다.

효능 및 주치

이 처방은 활혈거어(活血祛瘀) 등의 효능이 있으므로 사지의 급성 연조직 손상으로 인한 건초염 등의 병증을 치료할 수 있다.

 임상시술

---

203) 신민교 : 임상본초학, 도서출판 영림사, pp.443-444, 822-823, 2002.

임상에 응용할 때는 먼저 환부를 생리식염수 혹은 일반 염수 또는 따뜻한 물로 깨끗이 씻어내고 소독된 면봉이나 거즈 등으로 수분을 완전히 닦아낸 뒤에 위의 약물 적당량을 계란흰자위에 고르게 혼합하여 붙이며 만약 1개월이 지난 염좌(捻挫)의 경우에는 위의 약물 적당량을 오래 묵은 식초로 고르게 혼합하여 붙이되 약물의 두께를 3-4mm 정도로 하고 외면을 거즈로 덮고 붕대로 감아서 약 12시간 경과한 뒤에 떼어 낸다.[204]

 참고 및 주의사항

상기의 약물을 붙였던 국소의 피부에는 청자색을 띠게 되지만 5-7일이면 소퇴(消退)한다.

일반적으로 염좌(捻挫)초기에는 1-2회에 치유되며 오래되거나 심한 염좌(捻挫)는 격일로 붙여서 3-4회면 치유된다. 상기 약물은 2-3회 용량으로서 면적에 따라서 증감할 수 있다.

치료방 3

 처 방

대황 30g 식초 적당량.

 조제법

---

204) 신민교 : 임상본초학, 도서출판 영림사, pp.372-374, 540-542, 729-731, 785-787, 2002.

위의 대황을 고운가루로 만들어 저장하고 사용하며 사용할 때는 식초 적당량으로 고르게 혼합하여 진흙같이 만들어 사용한다.

✔ 효능 및 주치

이 처방은 양혈사화(凉血瀉火), 행어소종(行瘀消腫), 연견산결(軟堅散結) 등의 효능이 있으므로 어체형(瘀滯型) 건초염, 국부종통, 피부작열, 압통, 활동불리 등의 병증을 치료할 수 있다.

임상시술

임상에 응용할 때는 먼저 환부를 생리식염수 혹은 일반 염수 또는 따뜻한 물로 깨끗이 씻어내고 소독된 면봉이나 거즈 등으로 수분을 완전히 닦아낸 뒤에 위의 약물 적당량을 붙여주고 거즈로 덮고 붕대로 감아주되 매일 3회 교환하여 붙여준다.[205)206)]

참고 및 주의사항

상기의 약물을 붙이고 48시간 이내에 증상이 소멸된다. 이 처방을 환부에 붙였을 때 식초가 마르면 수시로 첨가하여 계속하여 습윤을 유지할 수 있도록 한다.

치료방 4

---

205) 종용원 : 강서중의약, (3)61, 1997.
206) 신민교 : 임상본초학, 도서출판 영림사, pp.785-787, 2002.

처 방
대황 청대 각 30g 용뇌 15g.

조제법
위의 약물을 함께 고운가루로 만들고 vaseline을 따뜻하게 녹여서 고르게 혼합하여 고약을 만들어 사용한다.

효능 및 주치
이 처방은 활혈화어(活血化瘀), 소염진통(消炎鎭痛) 등의 효능이 있으므로 어체형(瘀滯型) 요골경돌(橈骨莖突) 건초염, 국부종통, 피부작열, 압통, 활동불리 등의 병증을 치료할 수 있다.

임상시술
임상에 응용할 때는 먼저 환부를 생리식염수 혹은 일반 염수 또는 따뜻한 물로 깨끗이 씻어내고 소독된 면봉이나 거즈 등으로 수분을 완전히 닦아낸 뒤에 위의 약물 적당량을 붙여주고 거즈로 덮고 붕대로 감아주되 매일 1회 교환하여 붙여준다.[207)208)]

참고 및 주의사항
일반적으로 상기의 약물을 3-6회 붙이면 증상이 소멸된다.

---

207) 해내성 등 : 중국중의골상과잡지, (1)46, 1989.
208) 신민교 : 임상본초학, 도서출판 영림사, pp.444-445, 608-609, 785-787, 2002.

치료방 5

처 방

초오두(생) 천오두(생) 각 30g 혈갈 20g 정향 15g.

조제법

위의 약물을 함께 고운가루로 만들어 저장하고 사용하며 사용할 때는 봉밀로 고르게 혼합하여 고약으로 만들어 사용한다.

효능 및 주치

이 처방은 활혈(活血), 온경(溫經), 지통 등의 효능이 있으므로 요골돌변(橈骨突變) 건초염, 국부종통, 피부작열, 압통, 활동불리 또는 종창이 확실하지 않고 활동을 할 때 나타나는 동통 등의 병증을 치료할 수 있다.

임상시술

임상에 응용할 때는 먼저 환부를 생리식염수 혹은 일반 염수 또는 따뜻한 물로 깨끗이 씻어내고 소독된 면봉이나 거즈 등으로 수분을 완전히 닦아낸 뒤에 위의 약물 적당량을 붙여주고 거즈로 덮고 붕대로 감아주되 2일 1회 교환하여 붙여준다.[209]

참고 및 주의사항

일반적으로 상기의 약물을 5회 붙이는 것을 1요정으로 한다.

---

209) 신민교 : 임상본초학, 도서출판 영림사, pp.301-303, 822-823, 861-862, 2002.

PART 5.
외과 질환에 대한 패치임상

전 통약물의 패치임상 가운데는 옹(癰), 저(疽), 정(疔), 절(癤) 및 나력(瘰癧) 등의 외과 질환이 비교적 많다.
병인으로는 다음과 같은 내인과 외인이 있다.

내인으로는
1) 정지내상(情志內傷)인 기울(氣鬱), 화울(火鬱)로 발생하거나 경락에 습담조체(濕痰阻滯), 기혈응체(氣血凝滯) 등으로 유암(乳岩), 육영(肉癭), 나력(瘰癧) 등이 결취(結聚)되며;
2) 음식의 부절제(不節制), 습열화독(火毒) 등의 내생(內生)으로 인한 옹(癰), 저(疽), 안면정독(顔面疔毒) 등이 발생하고;
3) 방사과도(房事過度)나 담화응결(痰火凝結)로 나력(瘰癧)이 발생하는 것 등이다.

외인으로는
1) 외감의 육음사(六淫邪)의 독인 열독(熱毒)과 화독(火毒)이 가장 많으므로 옹(癰), 저(疽), 정(疔), 절(癤) 등을 발생시키는

아주 중요한 병인이 되며;
2) 특수한 독인 독사교상(毒蛇咬傷), 역려(疫癘), 광견(狂犬)의 독에 감염되거나 또는 칠독(漆毒)이나 아스팔트 독 등의 접촉에 기인되고;
3) 타박상(打撲傷), 비수(沸水), 화염(火焰) 등에 직접적인 외상을 들 수 있다.

1. 통풍痛風 치료방

✒ 처 방
만삼 황기 숙지황 당귀 우슬 속단 오가피 육계 부자 각 15g 행인 백지 각 4g 황단 적당량.

조제법
위의 약물을 잘게 썰어서 지마유로 오래도록 달인 뒤 여과하여 적당량의 황단을 넣어 고약을 만들어 사용한다.

✓ 효능 및 주치
이 처방은 보간신(補肝腎), 강근골(强筋骨), 거풍통락(祛風通絡) 등의 효능이 있으므로 통풍 등의 병증을 치료할 수 있다.

임상시술
임상에 응용할 때는 먼저 환부를 생리식염수 혹은 일반 염수로 깨끗이 씻어내고 소독된 면봉이나 거즈 등으로 수분을 완전히 닦아낸 뒤에 위의 약물을 붙이고 그 위를 거즈로 덮고 붕대나 반창고로 고정시켜주되 매일 1-2회씩 교환하여 붙여준다.[210]

참고 및 주의사항

---

210) 신민교 : 임상본초학, 도서출판 영림사, pp.177-179, 194-196, 217-219, 236-239, 248-251, 298-301, 308-310, 525-526, 717-718, 724-726, 776-778, 2002.

이 처방은 보간신(補肝腎) 강근골(强筋骨) 거풍통락(祛風通絡) 등의 효능이 있어 통풍에 대한 효과가 양호하다.

2. 풍습통風濕痛 치료방

치료방 1

처 방

당귀 육계 부자 천오 각 12g 반하 대황 각 9g 백작약 천궁 목향 지룡 백강잠 백지 독활 진교 유향 몰약 각 6g 세신 3g.

조제법

위의 약물을 아주 고운 가루로 만들어 고량주를 적당히 넣어 묽은 죽 모양으로 만든 뒤에 재차 생강즙을 적당히 넣고 탈지면에 충분히 묻혀서 햇볕에 말리거나 건조기에 말려두고 사용한다.

효능 및 주치

이 처방은 거풍습(祛風濕), 제비통(除痺痛) 등의 효능이 있으므로 풍습통(풍습성 관절염) 등의 병증을 치료할 수 있다.

임상시술

임상에 응용할 때는 먼저 환부를 생리식염수 혹은 일반 염수로 깨끗이 씻어내고 소독된 면봉이나 거즈 등으로 수분을 완전히 닦아낸 뒤에 위의 약솜을 거즈로 1겹 싸서 붙이고 붕대나 반창고로 고정시켜주되 매일 1회씩 교환하여 붙여준다.[211]

참고 및 주의사항

이 처방은 거풍통락(祛風通絡), 승습지통(勝濕止痛) 등의 효능이 현저하므로 風寒으로 인한 습비에 양호하다.

치료방 2

처 방

삼릉(생) 봉출(생) 각 30g 초오두(생) 50g 주조 적당량.

조제법

먼저 삼릉 봉출 초오두를 함께 고운 가루로 만들어 저장하고 사용한다.

효능 및 주치

이 처방은 온경거풍(溫經祛風), 산한통락(散寒通絡), 활혈화어(活血化瘀) 등의 효능이 있으므로 풍습성 관절염 등의 병증을 치료할 수 있다.

---

211) 신민교 : 임상본초학, 도서출판 영림사, pp.236-242, 298-302, 308-310, 321-322, 327-329, 464-465, 530-532, 619-620, 699-701, 711-713, 721-722, 724-726, 729-731, 785-787, 819-821, 2002.

임상시술

임상에 응용할 때는 먼저 환부를 생리식염수 혹은 일반 염수로 깨끗이 씻어내고 소독된 면봉이나 거즈 등으로 수분을 완전히 닦아낸 뒤에 위의 약물 가루에 주조(생 술지게미)를 섞어서 붙여주고 거즈나 붕대로 고정시켜주되 격일 1회씩 교환하여 붙여주며 매 3-6시간 붙여준다.[212]

3. 만성 풍습관절통 치료방

 처 방

독활 방풍 진교 위령선 해동피 당귀 천궁 백작약 천초 마전자 감초 각 등분.

 조제법

이약을 고운 가루로 만들어 도자기에 보관하고 적당량의 물을 붓고 풀과 같은 정도로 가열하여 3-5분 동안 끓인 뒤에 백지나 백색 거즈에 고르게 발라서 사용한다.

✓ **효능 및 주치**

이 처방은 거풍제습(祛風除濕), 산한(散寒) 등의 효능이 있으므로 만성의 풍습관절통 등의 병증을 치료할 수 있다.

---

212) 신민교 : 임상본초학, 도서출판 영림사, pp.302-304, 479-481, 2002.

임상시술

 임상에 응용할 때는 먼저 환부를 생리식염수 혹은 일반 염수로 깨끗이 씻어내고 소독된 면봉이나 거즈 등으로 수분을 완전히 닦아낸 뒤에 위의 약물을 붙이고 그 위를 기름종이나 반창고 등으로 씌워서 보온(保溫)하여 주되 매일 1회씩 30분간 붙였다가 제거한다.[213]

 참고 및 주의사항

 일반적으로 15-20회를 1주기로 치료할 수 있다. 이 방법을 시행하기 전에 환자에게 움직이지 않도록 주의를 주어 탕화상을 입지 않도록 하여야 한다. 약물을 붙일 때의 온도는 보통 39-45℃가 적당하며 습도는 물이 떨어지지 않을 정도로 하는 것이 적당하다.

4. 족근통 足跟痛 치료방

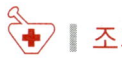

 처 방

 반하 남성 초오두 백지 백출 도인 홍화 단삼 각 등분.

 조제법

---

213) 신민교 : 임상본초학, 도서출판 영림사, pp.172-175, 236-242, 312-313, 321-322, 326-327, 530-532, 696-698, 703-705, 711-714, 2002.

위의 약물을 함께 고운 가루로 만들어 저장하고 사용한다.

✔ 효능 및 주치

이 처방은 활혈(活血), 온경통락(溫經通絡), 지통(止痛) 등의 효능이 있으므로 중노년이나 비만인 및 근골(跟骨)골절 등의 족근통 등의 병증을 치료할 수 있다.

임상시술

임상에 응용할 때는 먼저 발바닥을 생리식염수 혹은 일반 염수로 깨끗이 씻어내고 소독된 거즈 등으로 수분을 완전히 닦아낸 뒤에 위의 약물을 vaseline으로 반죽하여 6-8시간 정도 붙여주고 그 위를 거즈나 붕대 등으로 고정시켜주되 매일 1회씩 교환하여 붙여준다.[214]

치료방 2

처 방

백반(白礬)200g 생강 50g 소금 1000g.

조제법

먼저 백반(白礬)을 철제용기 등에 넣고 가열하여 백반을 녹인 뒤

---

[214] 신민교 : 임상본초학, 도서출판 영림사, pp.179-180, 302-304, 519-521, 534-535, 540-542, 724-726, 744-747, 819-821, 2002.

에 식혀서 여기에 생강 50조각을 담가서 48시간 방치하여 두고 별도로 천일염 100g을 철제용기 등에 넣고 뜨겁게 볶아서 포대에 담아 사용한다.

✔ 효능 및 주치

이 처방은 온경통락(溫經通絡), 지통(止痛) 등의 효능이 있으므로 중노년이나 비만인 및 족골골절(跟骨骨折) 등의 족근통 등의 병증을 치료할 수 있다.

임상시술

임상에 응용할 때는 먼저 발바닥을 생리식염수 혹은 일반 염수로 깨끗이 씻어내고 소독된 거즈 등으로 수분을 완전히 닦아낸 뒤에 백반(白礬)에 묻어 두었던 생강조각을 동통이 있는 발바닥에 붙이고 뜨겁게 달군 소금포대 위에 환족(患足)을 20-30분간 얹어 찜질한다.[215]

치료방 3

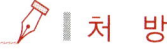 처 방

창이자 규성자 각 250g 목과 투골초 백선피 천산갑 각 100g 고삼 50g.

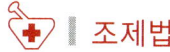 조제법

---

215) 신민교 : 임상본초학, 도서출판 영림사, pp.294-295, 804-806, 815-816, 2002.

위의 약물을 고운 가루로 만들어 저장하고 사용한다.

✔ 효능 및 주치

이 처방은 서근활락(舒筋活絡), 소종지통(消腫止痛) 등의 효능이 있으므로 중노년이나 비만인 및 근골골절(跟骨骨折) 등의 족근통, 족골자통(跟骨刺痛) 등의 병증을 치료할 수 있다.

임상시술

임상에 응용할 때는 먼저 발바닥을 생리식염수 혹은 일반 염수로 깨끗이 씻어내고 소독된 거즈 등으로 수분을 완전히 닦아낸 뒤에 위의 약물을 vaseline과 식초 적당량을 넣고 고르게 반죽하여 붙여주고 거즈나 붕대 등으로 감싸서 고정시켜주되 1일 2회 교환하여주는데 15회를 주기로 붙여준다.[216)217)]

치료방 4

✎ 처 방

선인장(신선한 것) 적당량.

조제법

위의 선인장을 취하여 양쪽면의 가시를 깨끗이 제거하고 쪼개서

---

216) 정보섭·신민교 : 도해향약대사전, 도서출판 영림사, pp.377-378, 896-897, 1990.
217) 신민교 : 임상본초학, 도서출판 영림사, pp.335-337, 394-397, 562-563, 705-706, 2002.

한쪽 면으로 하여금 환부에 붙이는 것이다.

✅ 효능 및 주치

이 처방은 소염연견(消炎軟堅), 활혈지통(活血止痛) 등의 효능이 있으므로 족근통의 주요증상인 국부동통, 현저한 압통, 보행시 동통극렬 등의 병증을 치료할 수 있다.

임상시술

임상에 응용할 때는 먼저 발바닥을 생리식염수 혹은 일반 염수로 깨끗이 씻어내고 소독된 거즈 등으로 수분을 완전히 닦아낸 뒤에 위의 약물 반쪽을 발바닥 동통부위에 붙여주고 거즈나 붕대 등으로 감싸서 고정시켜주되 12시간 뒤에 다른 반쪽으로 교환하여 붙여준다.[218)219)]

참고 및 주의사항

이 처방은 2일 붙이고 반나절 동안 쉬었다가 다시 붙이기를 2-4주 동안 연속적으로 붙여준다.

치료방 5

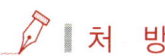 처 방

---

218) 장영신 : 강서중의약, (5)59, 1992.
219) 신민교 : 정보섭·신민교 : 도해향약대사전, 도서출판 영림사, pp.531-532, 1990.

천궁 백지 각 90g.

조제법
위의 약물을 함께 3일간 황주에 침포하였다가 여과하고 약물을 홍건(烘乾)하여 고운가루로 만들어 사용한다. 사용할 때는 15g씩을 얇고 작은 포대에 넣고 사용한다.

효능 및 주치
이 처방은 활혈소종(活血消腫), 산습지통(散濕止痛) 등의 효능이 있으므로 족근통의 주요증상인 국부동통, 압통, 국부홍종, 보행시 동통극렬, 불능원행 등의 병증을 치료할 수 있다.

임상시술
임상에 응용할 때는 먼저 발바닥을 생리식염수 혹은 일반 염수로 깨끗이 씻어내고 소독된 거즈 등으로 수분을 완전히 닦아낸 뒤에 위의 약물을 작은 포대 속에 넣고 그 속에 직접 통증부위가 약물에 접촉하도록 발을 집어넣고 끈으로 고정시켜준다.[220)221)]

참고 및 주의사항
이 처방은 2일에 1회씩 약물을 교환하여주되 10일을 1요정으로 하며 대개 1-2요정으로 치료하면 쾌유된다.

---

220) 조 빈 : 강서중의약, (5)60, 1991.
221) 신민교 : 정보섭·신민교 : 도해향약대사전, 도서출판 영림사, pp.530-532, 724-726, 1990.

치료방 6

처 방
강황 적작약 치자 백지 각 12g 천산갑 6g 용뇌 소허.

조제법
위의 약물을 함께 고운가루로 만들어 사용한다. 사용할 때는 약물가루 적당량을 취하여 식초로 고르게 반죽하여 사용한다.

효능 및 주치
이 처방은 행기파어(行氣破瘀), 통경지통(通經止痛) 등의 효능이 있으므로 족근통의 주요증상인 국부동통, 압통, 국부홍종, 보행시 동통극렬, 불능원행 등의 병증을 치료할 수 있다.

임상시술
임상에 응용할 때는 먼저 발바닥을 생리식염수 혹은 일반 염수로 깨끗이 씻어내고 소독된 거즈 등으로 수분을 완전히 닦아낸 뒤에 위의 약물을 붙여주고 거즈나 붕대 등으로 감아주고 부착포 등으로 고정시켜준다.[222)223)]

참고 및 주의사항

---

222) 용례화 : 강서중의약, (8)280, 1985.
223) 신민교 : 임상본초학, 도서출판 영림사, pp.242-244, 372-374, 517-518, 562-563, 608-609, 724-726, 2002.

이 처방은 주로 야간에 약물을 붙이는 것인데 약물을 붙였을 때 약물이 건조되면 식초를 첨가하여 줌으로서 약물이 습윤을 유지하도록 하여야하며 1개월을 1요정으로 한다.

5. 임파선결핵 淋巴腺結核 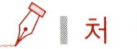 치료방

치료방 1

처 방
저담즙 5,000g 식초 6,500g 송지 32g.

조제법
위의 저담즙과 식초를 고르게 혼합하여 적당한 크기의 솥에 넣고 약한 불로 수시로 저어 주어 풀이 되지 않도록 하면서 3-4시간 정도 오래도록 고아서 고약으로 된 뒤에 재차 송지의 가루를 넣고 고르게 섞어서 병에 넣어 저장하고 사용한다.

효능 및 주치
이 처방은 청열해독(清熱解毒), 연견산결(軟堅散結) 등의 효능이 있으므로 임파선결핵(瘰癧; 나력)의 화농에 관계없이 치료할 수 있다.

임상시술
임상에 응용할 때는 먼저 환부를 생리식염수 혹은 일반 염수로 깨끗이 씻어내고 소독된 면봉 등으로 수분을 완전히 닦아낸 뒤에 손으로 만져지는 크기에 따라서 붙이되 건강한 피부에는 접촉되지 않도록 주의하면서 붙여주며, 처음에는 매일 1회씩 약물을 교환하여주되 그 뒤에는 2-3일에 1회씩 교환하여 붙여준다.[224]

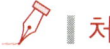 **참고 및 주의사항**

가벼운 병증일 때는 2주에 득효하지만 일반적으로 2개월이면 득효할 수 있다.

치료방 2

 처 방

향부자 적당량.

조제법

먼저 향부자를 거친 가루로 만들고 환부의 면적을 고려한 적당량의 향부자를 볶아서 뜨거운 것을 식초에 버무려 풀같이 만들어서 따뜻한 것을 환부에 붙여준다.

효능 및 주치

이 처방은 소종산결(消腫散結), 활혈지통(活血止痛) 등의 효능이 있으므로 급성 임파선염, 혹은 피하(皮下) 어혈종통, 또는 근육주사

---

224) 신민교 : 임상본초학, 도서출판 영림사, pp.104-105, 380-381, 695-696, 2002.

로 인한 국소 경결(硬結), 종창동통 등의 병증을 치료할 수 있다.

 임상시술

임상에 응용할 때는 먼저 환부를 생리식염수 혹은 일반 염수로 깨끗이 씻어내고 소독된 면봉 등으로 수분을 완전히 닦아낸 뒤에 위의 약물을 따뜻할 때에 국소에 붙여주되 매일 1회씩 교환하여 붙여주고 교환할 때마다 생리식염수로 국소를 닦아 소독하여준다.[225)]

치료방 3

처 방

백급 백렴 대황 혈갈 각 30g 백부근 치자 황백 홍화 향부자 각 20g.

 조제법

위의 약물을 함께 고운 가루로 만들어 수밀즙(水蜜汁)(온수와 봉밀 각 50%)으로 고르게 혼합하여 사용한다.

 효능 및 주치

이 처방은 연견산결(軟堅散結) 등의 효능이 있으므로 임파선결핵(瘰癧; 나력) 등의 병증을 치료할 수 있다.

---

225) 신민교 : 임상본초학, 도서출판 영림사, pp.104-105, 477-478, 2002.

임상시술

임상에 응용할 때는 먼저 환부를 생리식염수 혹은 일반 염수로 깨끗이 씻어내고 소독된 면봉 등으로 수분을 완전히 닦아낸 뒤에 위의 약물을 붙이고 약물이 흐르지 않도록 거즈나 부착포 등으로 덮고 고정시켜주되 심한경우에는 매일 1회씩 교환하여 붙여준다.[226]

참고 및 주의사항

만약 이미 화농이 되었을 때는 20cc주사기로 농즙을 뽑아낸 뒤에 약물을 붙여준다.

이 처방 가운데서 백급 백렴 백부근은 항결핵 효능이 있고; 대황 치자 황백은 청열해독(淸熱解毒) 효능이 있으며; 혈갈 홍화 향부자는 행기활혈(行氣活血) 소종(消腫) 등의 효능이 있다.

치료방 4

처 방

웅황 6g 포공영(신선한 것) 120g 용뇌(빙편) 약간.

조제법

먼저 위의 약물 가운데서 웅황과 용뇌(빙편)을 함께 고운 가루로 만들어 저장하고 사용한다.

---

226) 신민교 : 임상본초학, 도서출판 영림사, pp.372-374, 405-407, 421-422, 493-494, 534-535, 737-739, 785-787, 861-862, 2002.

효능 및 주치

이 처방은 청열해독(清熱解毒), 지통(止痛) 등의 효능이 있으므로 급성임파선염 등의 병증을 치료할 수 있다. 단, 염증이 이미 화농된 경우에는 쓰지 않는다.

임상시술

임상에 응용할 때는 먼저 환부를 생리식염수 혹은 일반 염수로 깨끗이 씻어내고 소독된 면봉 등으로 수분을 완전히 닦아낸 뒤에 위의 먼저 만들어 놓은 약물에 깨끗이 씻은 신선한 포공영 120g을 섞어서 짓찧어 붙이고 거즈나 부착포 등으로 고정시켜주며 매일 1-2회 교환하여 붙여준다.[227]

참고 및 주의사항

이 처방은 아급성염증에도 효과가 있다.

치료방 5

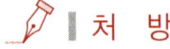 처 방

추목백피 적당량.

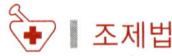 조제법

---

227) 신민교 : 임상본초학, 도서출판 영림사, pp.445-447, 608-609, 859-860, 2002.

추수근(楸樹根)의 내층에 있는 흰 껍질을 취하여 잘게 썬 것을 철제용기에 넣고 약물의 3배가되는 깨끗한 물을 붓고 오래도록 달인 뒤에 여과하고 여과한 약액을 계속해서 약한 불로 농축시켜 고약을 만들어서 저장하고 사용한다.

✔ 효능 및 주치

이 처방은 소궤양(消潰瘍), 지미란(止糜爛), 봉상구(封傷口) 등의 효능이 있으므로 임파선결핵으로 창양궤란된 것 등의 병증을 치료할 수 있다.

임상시술

먼저 환부를 생리식염수 등으로 완전히 소독한 뒤에 수분을 소독한 면봉이나 거즈 등으로 깨끗이 닦아내고 위의 고약을 붙이고 거즈나 부착포, 혹은 반창고 등으로 고정시켜주되 매일 또는 2-3일에 1회씩 교환하여 붙여준다.[228]

참고 및 주의사항

이 처방은 일체의 결핵성창양이나 암종에도 응용할 수 있다.

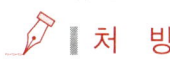

✎ 처 방

---

228) 중화본초 편찬위 : 중화본초, 상해인민출판사, 상해, pp.7 · 420-421, 1999.

석고(단) 30g 황련 황백 각 20g 식초(오래 묵은것) 적당량.

🔴 조제법
위의 약물을 고운 가루로 만들어 저장하고 사용한다.

✔ 효능 및 주치
이 처방은 소궤양(消潰瘍), 지미란(止糜爛), 봉상구(封傷口), 청열해독(淸熱解毒) 등의 효능이 있으므로 임파선결핵으로 창양궤란(潰爛)된 것 등의 병증을 치료할 수 있다.

임상시술
먼저 환부를 생리식염수 등으로 완전히 소독한 뒤에 수분을 소독한 면봉이나 거즈 등으로 깨끗이 닦아낸 다음에 위의 약물을 적당량의 식초 혹은 오래 묵은 식초를 첨가하여 고르게 반죽한 것을 붙이고 거즈나 부착포, 혹은 반창고 등으로 고정시켜주되 매일 또는 1-2일에 1회씩 교환하여 붙여준다.[229)]

☀ 참고 및 주의사항
이 처방은 이미 궤파(潰破)된 질환에 양호하다.
주의할 점은 아직 궤파(潰破)되지 않은 경우에는 국소를 절개하여 낙양물질(酪樣物質)을 깨끗이 제거하고 직접 약물을 붙여도 되지만 노약자와 창면(瘡面)이 신선한 경우에는 삼가는 것이 좋다.

---

229) 신민교 : 임상본초학, 도서출판 영림사, pp.365-367, 402-405, 2002.

치료방 7

처 방

구약 금은화 포공영 연교 자화지정 각 등분, 식초 적당량.

조제법

위의 약물 가운데서 먼저 구약 금은화 포공영 연교 자화지정 등을 함께 고운 가루로 만들어 적당량의 식초에 버무려서 사용한다.

효능 및 주치

이 처방은 화담산적(化痰散積), 소종해독(消腫解毒) 등의 효능이 있으므로 옹절종(癰腫)독(癰癤腫毒), 단독(丹毒), 나력결핵(瘰癧結核) 또는 독사교상 등의 병증을 치료할 수 있다. 또한 각종 암종, 뇌류(腦瘤) 등의 병증에 대하여도 응용할 수 있다.

임상시술

먼저 환부를 생리식염수 등으로 완전히 소독한 뒤에 수분을 소독한 번봉이나 거즈 등으로 깨끗이 닦아낸 다음에 위의 약물을 붙이고 거즈나 부착포, 혹은 반창고 등으로 고정시켜주되 매일 또는 1-2일에 1회씩 교환하여 붙여준다.[230]

참고 및 주의사항

---

230) 신민교 : 임상본초학, 도서출판 영림사, pp.411-412, 431-432, 439-440, 445-447, 849-850, 2002.

이 처방은 발포의 염려가 있으므로 오래도록 붙이는 것은 적당하지 못하다.

치료방 8

처 방
비석 고백반 주사 오매육(소존성) 각 등분.

조제법
위의 약물을 함께 고운 가루로 만들어서 차광하여 저장하고 사용한다.

효능 및 주치
이 처방은 부식(腐蝕) 등의 효능이 있으므로 나력(瘰癧), 치창돌출, 옹저 등의 병증을 치료할 수 있다.

임상시술
먼저 환부를 생리식염수 등으로 완전히 소독한 뒤에 수분을 소독한 면봉이나 거즈 등으로 깨끗이 닦아낸 다음에 위의 약물 적당량을 취하여 지마유로 고르게 반죽하여 붙이고 거즈나 부착포, 혹은 반창고 등으로 고정시켜주되 매일 또는 1-2일에 1회씩 교환하여 붙여준다.[231]

---

231) 신민교 : 임상본초학, 도서출판 영림사, pp.634-636, 804-806, 824-826, 855-856, 2002.

참고 및 주의사항

이 처방은 맹독성이므로 먹거나 눈에 들어가지 않도록 특별한 주의가 필요하다.

6. 이하선염 耳下腺炎 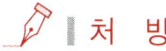 치료방

치료방 1

처 방

고백반 황백 웅황 각 50g.

조제법

위의 약물을 혼합하여 고르게 가루로 만들어 여기에 적당량의 생리식염수를 첨가하여 고르게 반죽해서 고약을 만들어 사용한다.

효능 및 주치

이 처방은 청열해독(淸熱解毒), 조습소종(燥濕消腫) 등의 효능이 있으므로 대인, 소아의 이하선염(사선염) 등의 병증을 치료할 수 있다.

임상시술

임상에 응용할 때는 먼저 환부를 생리식염수 혹은 일반 염수 또는 따뜻한 물로 깨끗이 씻어내고 소독된 면봉이나 거즈 등으로 수분을 완전히 닦아낸 뒤에 위의 약물을 거즈에 약 2mm두께로 발라서 붙이되 매일 혹은 격일로 교환하여 준다.[232]

치료방 2

 | 처 방

황련 붕사 각 60g 용뇌(빙편) 5g.

 | 조제법

위의 약물 가운데서 용뇌(빙편)를 제외한 황련과 붕사를 함께 고운 가루로 만들고 여기에 별도로 고운 가루로 만든 용뇌(빙편)를 넣고 고르게 혼합하여 밀폐용기에 넣어 저온에 저장하고 사용한다.

✔ | 효능 및 주치

이 처방은 청열사화(淸熱瀉火), 해독소종(解毒消腫) 등의 효능이 있으므로 대인, 소아의 이하선염(사선염) 등의 병증을 치료할 수 있다.

 | 임상시술

임상에 응용할 때는 먼저 환부를 생리식염수 혹은 일반 염수 또는 따뜻한 물로 깨끗이 씻어내고 소독된 면봉이나 거즈 등으로 수

---

232) 신민교 : 임상본초학, 도서출판 영림사, pp.405-407, 804-806, 859-860, 2002.

분을 완전히 닦아낸 뒤에 적당량의 약물을 계단청으로 고르게 혼합하여 고약을 만들어서 붙이되 매일 2-3회 교환하여 붙여준다.[233]

치료방 3

처 방

오령지 15g 천산갑 적작약 대청엽 판남근 대황(생) 적소두 하고초 치자 각 3g.

조제법

위의 약물을 혼합하여 고운 가루로 만들고 여기에 적당량의 봉밀을 넣어 고르게 혼합하여 고약을 만들어서 저온에 저장하고 사용한다.

효능 및 주치

이 처방은 청열량혈(清熱凉血), 해독(解毒), 활혈거어(活血祛瘀), 소종(消腫) 등의 효능이 있으므로 유행성 이하선염(사선염) 등의 병증을 치료할 수 있다.

임상시술

임상에 응용할 때는 먼저 환부를 생리식염수 혹은 일반 염수 또는 따뜻한 물로 깨끗이 씻어내고 소독된 면봉이나 거즈 등으로 수

---

233) 신민교 : 임상본초학, 도서출판 영림사, pp.402-404, 854-856, 2002.

분을 완전히 닦아낸 뒤에 위의 고약을 환부에 적당한 넓이로 거즈 등에 얇게 깔고 붙이고 떨어져 나가지 않도록 밀착포로 고정시켜 주되 매일 또는 격일로 교환하여 붙여준다.[234]

참고 및 주의사항

만약 고열이 발생할 때는 청열해독(淸熱解毒), 소종(消腫)의 처방을 전탕하여 내복하면 좋다.

이 처방에서 오령지는 활혈거어(活血祛瘀)하고 대청엽 판남근 하고초 적소두 등은 청열해독(淸熱解毒), 소종산결(消腫散結) 등의 효능이 있으며; 대황 치자 천산갑 등은 청열량혈(淸熱涼血), 화어달락(化瘀達絡) 등의 효능이 있다. 따라서 이 처방은 화어(化瘀)산결, 소종지통(消腫止痛), 청열량혈(淸熱涼血), 해독(解毒) 등의 효능이 있다.

치료방 4

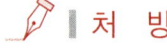
처 방

조휴 금은화 감국(국화) 각 등분.

조제법

위의 약물을 혼합하여 고운 가루로 만들어 저장하고 사용한다.

---

234) 신민교 : 임상본초학, 도서출판 영림사, pp.242-244, 372-374, 383-384, 442-444, 562-563, 662-664, 728-729, 785-787, 2002.

✔ 효능 및 주치

이 처방은 청열해독(淸熱解毒), 소종지통(消腫止痛) 등의 효능이 있으므로 유행성 이하선염(사선염) 등의 병증을 치료할 수 있다.

임상시술

임상에 응용할 때는 먼저 환부를 생리식염수 혹은 일반 염수 또는 따뜻한 물로 깨끗이 씻어내고 소독된 면봉이나 거즈 등으로 수분을 완전히 닦아낸 뒤에 위의 약물가루를 적당량의 식초로 버무려 개떡과 같이 만들어서 붙이고 밀착포로 고정시키되 매일 2회 교환하여 붙여준다.[235]

치료방 5

처 방

육신환 6-10알 식초 적당량.

조제법

위의 육신환을 고운 갈아서 약간의 식초를 넣어 풀과 같이 만들어 사용한다.

✔ 효능 및 주치

이 처방은 청열해독(淸熱解毒), 소종지통(消腫止痛) 등의 효능이

---

235) 신민교 : 임상본초학, 도서출판 영림사, pp.343-345, 411-412, 626-627, 2002.

있으므로 유행성 이하선염(사선염) 등의 병증을 치료할 수 있다.

 | 임상시술

임상에 응용할 때는 먼저 환부를 생리식염수 혹은 일반 염수 또는 따뜻한 물로 깨끗이 씻어내고 소독된 면봉이나 거즈 등으로 수분을 완전히 닦아낸 뒤에 위의 약물을 vaseline을 펴서 바른 거즈위에 발라서 붙이되 매일 1회씩 교환하여 붙여준다.[236)]

☀ **| 참고 및 주의사항**

사용방법이 간편하다. vaseline을 사용하는 이유는 약물의 건조와 휘발을 방지하기 위함이다.

치료방 6

✒ **| 처 방**

천화분 60g 대황 진피 감초 각 20g 강황 백지 황백 적작약 각 10g.

 | 조제법

위의 약물을 혼합하여 고운 가루로 만들어 적당량의 봉밀을 넣어 고르게 반죽하여 고약을 만들어 저온에 저장하고 사용한다.

 | 효능 및 주치

---

236) 신민교 : 임상본초학, 도서출판 영림사, pp.104-105, 2002.

이 처방은 청열해독(淸熱解毒), 이기거어(理氣祛瘀), 소종지통(消腫止痛) 등의 효능이 있으므로 유행성 이하선염(사선염) 및 악하선염 등의 병증을 치료할 수 있다.

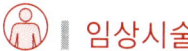 임상시술

임상에 응용할 때는 먼저 환부를 생리식염수 혹은 일반 염수 또는 따뜻한 물로 깨끗이 씻어내고 소독된 면봉이나 거즈 등으로 수분을 완전히 닦아낸 뒤에 위의 고약을 환부의 범위에 맞게 거즈에 약 1-2cm두께로 펴서 환부에 붙이고 밀착포로 고정시키되 격일로 1회씩 교환하여 붙여 준다.[237]

치료방 7

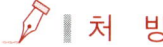 처 방

해조난(신선한 것)

조제법

위의 약물 신선한 줄기를 짓찧어 사용한다.

효능 및 주치

이 처방은 청열해독(淸熱解毒), 소종(消腫) 등의 효능이 있으므

---

237) 신민교 : 임상본초학, 도서출판 영림사, pp.172-175, 242-244, 369-372, 405-407, 469-470, 517-518, 724-726, 785-787, 2002.

로 각종 창양종독, 이하선염(사선염) 등의 병증을 치료할 수 있다.

임상시술

임상에 응용할 때는 먼저 환부를 생리식염수 혹은 일반 염수 또는 따뜻한 물로 깨끗이 씻어내고 소독된 면봉이나 거즈 등으로 수분을 완전히 닦아낸 뒤에 위의 약물을 환부의 범위에 맞게 거즈에 약 1-2cm두께로 펴서 환부에 붙이고 밀착포로 고정시키되 격일로 1회씩 교환하여 붙여 준다.[238]

☼ 참고 및 주의사항

해조난(蟹爪蘭)은 게발난을 의미한다.

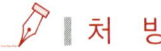 치료방 8

🖋 처 방

대산 10g 식초 10g.

⚕ 조제법

대산(신선한 것)의 껍질을 벗기고 곱게 짓찧은 뒤에 식초를 혼합하여 고르게 반죽한 뒤에 사용한다.

✓ 효능 및 주치

---

238) 중화본초 편찬위 : 중화본초, 상해인민출판사, 상해, p.870, 1999.

이 처방은 소종해독(消腫解毒) 등의 효능이 있으므로 급성 유행성이하선염(사선염)을 치료할 수 있다.

임상시술

임상에 응용할 때는 먼저 환부를 생리식염수 혹은 일반 염수 또는 따뜻한 물로 깨끗이 씻어내고 소독된 면봉이나 거즈 등으로 수분을 완전히 닦아낸 뒤에 위의 약물을 환부의 범위에 맞게 거즈에 약 1-2cm두께로 펴서 환부에 붙이고 밀착포로 고정시켜 준다.[239)240)]

치료방 9

처 방
선인장잎 적당량.

조제법
위의 약물 신선한 것을 채취하여 껍질을 벗겨내고 고운 짓찧어 사용한다.

효능 및 주치
이 처방은 청열해독(淸熱解毒), 소종(消腫) 등의 효능이 있으므로 이하선염(사선염), 유선염, 창양종독, 독사교상 등의 병증을 치

---
239) 한조식물명칭사전 한진건, 요영인민출판사, 중국 심양, p.693,1982.
240) 중화본초 편찬위 : 중화본초, 상해인민출판사, 상해, p.870, 1999.

료할 수 있다.

 | 임상시술

　임상에 응용할 때는 먼저 환부를 생리식염수 혹은 일반 염수 또는 따뜻한 물로 깨끗이 씻어내고 소독된 면봉이나 거즈 등으로 수분을 완전히 닦아낸 뒤에 위의 약물 적당량을 취하여 환부의 범위에 맞게 거즈에 약 1-2cm두께로 펴서 붙이고 밀착포로 고정시켜 준다.[241][242]

7. 대상포진帶狀疱疹 치료방

치료방 1

 | 처 방

　웅황 15g 용뇌(빙편) 9g.

 | 조제법

　위의 약물을 고운 가루로 만들어 밀폐용기에 넣어 저온에 저장하고 사용한다.

✓ | 효능 및 주치

---

241) 도해향약대사전 : 정보섭·신민교, 도서출판 영림사, 서울 pp.531-534, 1982.
242) 중화본초 편찬위 : 중화본초, 상해인민출판사, 상해, p.870, 1999.

이 처방은 청열해독(淸熱解毒), 조습지통(燥濕止痛) 등의 효능이 있으므로 대상포진 등의 병증을 치료할 수 있다.

임상시술

임상에 응용할 때는 먼저 환부를 생리식염수 혹은 일반 염수 또는 따뜻한 물로 깨끗이 씻어내고 소독된 면봉이나 거즈 등으로 수분을 완전히 닦아낸 뒤에 위의 약물을 끓여 식힌 물로 반죽하여 고약을 만들어서 발라준다.[243]

참고 및 주의사항

대상포진이란 사천창(蛇串瘡) 또는 전요화단(纏腰火丹), 화대창(火帶瘡)이라고도 하며 이는 흉협 및 복부에 한쪽에 생기(生肌)는 포진성 질환으로써 심간(心肝) 2경의 화사습독(火邪濕毒)의 응결 혹은 간담화성(肝膽火盛), 혹은 비경의 습열내온(습열內蘊), 외감독사(外感毒邪) 등으로 인하여 발생하는 일종의 급성 피부병이다. 발병 초기에는 대개 요부 혹은 늑협부에 자통(刺痛)과 발홍이 나타나며 계속하여 쌀알모양의 수포가 발생하여 포액(疱液)은 투명하거나 황색의 삼출액을 형성하고 뱀형태 혹은 여러 개의 구슬꿰미(串珠)가 혁대모양으로 배열된 듯이 나타나며 아울러 소양감을 수반하게 되며 주로 청열이습(淸熱利濕), 해독(解毒) 등의 치료법이 적당하다.

대상포진으로 동통이나 가려움증이 있을 경우에는 유채기름으로 반죽하여 환부에 발라 준다. 매일 2-3회 바르되 연속적으로 3-4일

---

243) 신민교 : 임상본초학, 도서출판 영림사, pp.608-609, 859-860, 2002.

간 바르면 득효할 수 있다.

치료방 2

처 방
구채근(신선한 것) 30g 지룡(신선한 것) 20g.

조제법
위의 약물을 짓찧은 뒤에 소량의 지마유를 넣고 고르게 섞어서 유리병 속에 넣고 음랭한 곳에 저장하고 사용한다.

효능 및 주치
이 처방은 청열량혈(淸熱凉血), 해독지통(解毒止痛) 등의 효능이 있으므로 대상포진 등의 병증을 치료할 수 있다.

임상시술
임상에 응용할 때는 먼저 환부를 생리식염수 혹은 일반 염수 또는 따뜻한 물로 깨끗이 씻어내고 소독된 면봉이나 거즈 등으로 수분을 완전히 닦아낸 뒤에 약물을 붙이고 거즈로 고정시키고 붕대로 감아주되 매일 2회 교환하여준다.[244]

참고 및 주의사항

---

244) 신민교 : 임상본초학, 도서출판 영림사, pp.699-701, 2002.

이 처방은 간단하여 쉽게 응용할 수 있고 치료기간도 짧으며 효과 또한 좋은 것이 장점이다. 치료한 뒤에 어떠한 흔적도 남지 않을 뿐더러 독성이나 부작용이 없다.

치료방 3

처 방
지유 30g 자초 18g.

조제법
위의 약물을 함께 고운 가루로 만들어 적당량의 vaseline으로 고르게 반죽하여 용기에 넣어 저장하고 사용한다.

 ### 효능 및 주치
이 처방은 청열해독(淸熱解毒), 양혈활혈(凉血活血) 등의 효능이 있으므로 대상포진 등의 병증을 치료할 수 있다.

 ### 임상시술
임상에 응용할 때는 먼저 환부를 생리식염수 혹은 일반 염수 또는 따뜻한 물로 깨끗이 씻어내고 소독된 면봉이니 거즈 등으로 수분을 완전히 닦아낸 뒤에 위의 약물을 바르고 거즈로 덮은 뒤에 그 윗면을 붕대로 감아 고정시켜주되 매일 1회씩 교환하여준다.[245]

---

245) 신민교 : 임상본초학, 도서출판 영림사, pp.391-392, 511-513, 2002.

참고 및 주의사항

일반적으로 3-4일이면 득효할 수 있다.

치료방 4

처 방

남성(생) 반변련 백지 각 12g 반하 9g 웅황 6g 용뇌(빙편) 3g.

조제법

위의 약물가운데서 웅황과 용뇌(빙편)는 각각 별도로 고운 가루로 만들고 나머지 약물은 혼합하여 고운 가루로 만들어 모두 혼합하여 밀폐용기에 저장하고 사용한다.

효능 및 주치

이 처방은 해독(解毒), 조습(燥濕), 소종(消腫), 지통(止痛) 등의 효능이 있으므로 대상포진 등의 병증을 치료할 수 있다.

임상시술

임상에 응용할 때는 생리식염수 혹은 일반 염수 또는 따뜻한 물로 깨끗이 씻어내고 소독된 면봉이나 거즈 등으로 수분을 완전히 닦아낸 뒤에 환부가 홍종동통이 있으면서 작은 수포가 있을 때는 위의 약물을 고량주로 묽게 반죽하여 가볍게 발라 준다. 그러나 만약 이미 수포가 터졌을 경우에는 유채기름으로 반죽하여 매일 3-4

회 발라준다.[246]

치료방 5

처 방
오공 적당량.

조제법
오공을 고운 가루로 만들어 적당량의 지마유로 반죽하여 저장하고 사용한다.

효능 및 주치
이 처방은 통경락(通經絡), 해독(解毒), 지통(止痛) 등의 효능이 있으므로 대상포진 등의 병증을 치료할 수 있다.

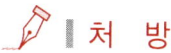 임상시술
임상에 응용할 때는 먼저 환부를 생리식염수 혹은 일반 염수 또는 따뜻한 물로 깨끗이 씻어내고 소독된 면봉이나 거즈 등으로 수분을 완전히 닦아낸 뒤에 위의 약물을 바르되 매일 3-5회 발라준다.[247]

---

246) 신민교 : 임상본초학, 도서출판 영림사, pp.420-421, 608-609, 724-726, 744-747, 819-821, 859-860, 2002.
247) 신민교 : 임상본초학, 도서출판 영림사, pp.622-623, 2002.

참고 및 주의사항

이 약물은 간경에 작용하여 간경질환에 대하여 양호한 치료 효능이 있다. 임상에서 간경습열이 있을 경우에는 용담사간탕을 함께 복용하면 더욱 효과가 좋다.

치료방 6

처 방
웅황 백지 각 10g 식초 적당량.

조제법
먼저 웅황과 백지를 고운 가루로 만든 다음에 여기에 면분 20g을 혼합하여 고르게 섞은 뒤에 저장하고 사용한다.

효능 및 주치
이 처방은 청열해독(淸熱解毒), 조습지통(燥濕止痛) 등의 효능이 있으므로 대상포진 등의 병증을 치료할 수 있다.

임상시술
임상에 응용할 때는 먼저 환부를 생리식염수 혹은 일반 염수 또는 따뜻한 물로 깨끗이 씻어내고 소독된 면봉이나 거즈 등으로 수분을 완전히 닦아낸 뒤에 위의 약물을 식초로 반죽하여 붙이며 그 윗면을 거즈 등으로 덮은 뒤에 붕대로 감아주되 매일 2-3회 교환하

여준다.[248]

치료방 7

처 방
강판귀(신선한 것) 식초 각 적당량.

조제법
위의 강판귀를 채취하여 짓찧고 여기에 적당량의 식초를 고르게 혼합하여 사용한다.

효능 및 주치
이 처방은 청열해독(淸熱解毒), 활혈소종(活血消腫) 등의 효능이 있으므로 대상포진 등의 병증을 치료할 수 있다.

임상시술
임상에 응용할 때는 먼저 환부를 생리식염수 혹은 일반 염수 또는 따뜻한 물로 깨끗이 씻어내고 소독된 면봉이나 거즈 등으로 수분을 완전히 닦아낸 뒤에 위의 약물을 붙이고 거즈로 고정시키고 붕대로 감아준다.[249]

---

248) 신민교 : 임상본초학, 도서출판 영림사, pp.104-105, 724-726, 859-860, 2002.
249) 신민교 : 임상본초학, 도서출판 영림사, p.408, 2002.

참고 및 주의사항

만약 식초가 없으면 저지유 혹은 개자유를 대용하여도 좋다.

치료방 8

처 방

신선한 마치현 적당량.

조제법

위의 약물을 깨끗한 물에 깨끗이 씻어서 잘게 썰어 절구 속에 넣고 찧어서 죽같이 만들어 사용한다.

효능 및 주치

이 처방은 청열해독(淸熱解毒) 등의 효능이 있으므로 대상포진 등의 병증을 치료할 수 있다.

임상시술

임상에 응용할 때는 먼저 환부를 생리식염수 혹은 일반 염수 또는 따뜻한 물로 깨끗이 씻어내고 소독된 면봉이나 거즈 등으로 수분을 완전히 닦아낸 뒤에 위의 약물을 붙이고 거즈나 붕대로 고정시킨 뒤에 붕대로 감아주되 매일 2회 교환하여준다.[250]

---

250) 신민교 : 임상본초학, 도서출판 영림사, pp.417-419, 2002.

참고 및 주의사항

이 처방은 불량한 반응이나 부작용이 없다.

치료방 9

처 방

사태 적당량.

조제법

위의 약물을 민하법으로 초탄(炒炭)하여 고운 가루로 만들어 지마유로 반죽하여 사용한다.

효능 및 주치

이 처방은 청열해독(淸熱解毒), 거풍(祛風) 등의 효능이 있으므로 대상포진 등의 병증을 치료할 수 있다.

임상시술

임상에 응용할 때는 먼저 환부를 생리식염수 혹은 일반 염수 또는 따뜻한 물로 깨끗이 씻어내고 소독된 면봉이나 거즈 등으로 수분을 완전히 닦아낸 뒤에 위의 약물을 면봉으로 찍어서 발라주되 매일 2-3회 한다.[251]

---

251) 신민교 : 임상본초학, 도서출판 영림사, pp.708-709, 2002.

치료방 10

처 방
오렴매(신선한 것) 적당량, 용뇌(빙편) 1g.

조제법
오렴매를 깨끗이 씻어서 물기를 없애고 짓찧어 즙액을 내고 여기에 용뇌(빙편) 1g을 넣고 용해시켜서 저장하고 사용한다.

효능 및 주치
이 처방은 청열양혈(清熱凉血), 해독지통(解毒止痛) 등의 효능이 있으므로 대상포진 등의 병증을 치료할 수 있다.

임상시술
임상에 응용할 때는 먼저 환부를 생리식염수 등으로 완전히 소독한 뒤에 수분을 소독한 면봉이나 거즈 등으로 깨끗이 닦아내고 위의 약즙을 면봉으로 찍어서 발라주되 매일 3-4회 발라준다.[252)253)]

참고 및 주의사항
상기의 약물은 청열양혈(清熱凉血), 해독지통(解毒止痛) 등의 효능을 하면서 독성이나 부작용이 없다.

---

252) 정보섭・신민교 : 도해향약대사전, 도서출판 영림사, pp.300-301, 1990.
253) 신민교 : 임상본초학, 도서출판 영림사, pp.660-661, 2002.

8. 단독丹毒 치료방

치료방 1

처 방
압척초엽(신선한 것) 50g 식초 500g.

조제법
위의 압척초엽을 식초 속에 1시간 동안 담가둔다.

효능 및 주치
이 처방은 청열해독(淸熱解毒), 양혈화어(凉血化瘀) 등의 효능이 있으므로 단독 등의 병증을 치료할 수 있다.

임상시술
임상에 응용할 때는 먼저 환부를 생리식염수 혹은 일반 염수 또는 따뜻한 물로 깨끗이 씻어내고 소독된 면봉이나 거즈 등으로 수분을 완전히 닦아낸 뒤에 위의 약물을 식초에서 건져 붙이고 거즈나 붕대로 고정시켜주되 건조되면 교환하며 매일 4-6회 붙여준다.[254][255]

---

254) 정보섭·신민교 : 도해향약대사전, 도서출판 영림사, pp.125-126, 1990.
255) 신민교 : 임상본초학, 도서출판 영림사, pp.660-661, 2002.

치료방 2

처 방

구약 금은화 포공영 연교 자화지정 각 등분 식초 적당량.

조제법

위의 약물 가운데서 먼저 구약 금은화 포공영 연교 자화지정 등을 함께 고운 가루로 만들어 적당량의 식초에 버무려서 사용한다.

효능 및 주치

이 처방은 화담산적(化痰散積), 소종해독(消腫解毒) 등의 효능이 있으므로 옹절종(癰腫)독(癰癤腫毒), 단독, 나력(瘰癧)결핵 또는 독사교상 등의 병증을 치료할 수 있다. 또한 각종 암종, 뇌류(腦瘤) 등의 병증에 대하여도 응용할 수 있다.

임상시술

임상에 응용할 때는 먼저 환부를 생리식염수 혹은 일반 염수 또는 따뜻한 물로 깨끗이 씻어내고 소독된 면봉이나 거즈 등으로 수분을 완전히 닦아낸 뒤에 위의 약물을 붙이고 거즈나 붕대로 고정시켜주되 건조되면 교환하며 매일 4-6회 붙여준다.[256]

참고 및 주의사항

---

256) 신민교 : 임상본초학, 도서출판 영림사, pp.411-412, 431-432, 439-440, 445-447, 849-850, 2002.

이 처방은 발포의 염려가 있으므로 오래도록 붙이는 것은 적당하지 않다.

9. 족선足癬 치료방

치료방 1

처 방
모려(단) 대황 지부자 사상자 각 50g.

조제법
위의 약물을 2,000㎖의 물에 달여서 1,000㎖를 취하여 저온에 저장하고 사용한다.

효능 및 주치
이 처방은 청열(清熱), 제습(除濕), 수렴(收斂), 지양(止痒) 등의 효능이 있으므로 족선 등의 병증을 치료할 수 있다.

임상시술
임상에 응용할 때는 먼저 따뜻한 물로 환부를 깨끗이 씻고 마른 솜으로 문질러서 수분을 닦아내고 약액이 조직에 쉽게 스며들도록 소독된 침으로 작은 수포들을 터뜨린다. 그리고 약액을 면봉으로 찍어서 문지르듯 발라준다. 만약 오래되어 심한 경우에는 거즈에

약액을 묻혀서 환부에 붙이되 매일 3-4회 교환하여 준다.[257]

 참고 및 주의사항

일반적으로 1주일 전후면 득효할 수 있다.

치료방 2

 처 방

붕사 75g 밀타승 60g 유황 30g.

 조제법

위의 약물을 함께 고운 가루로 만들어 적당량의 vaseline으로 고르게 혼합하여 유리병에 넣어 저장하고 사용한다.

 효능 및 주치

해독(解毒), 살충(殺蟲), 지양(止痒) 등의 효능이 있으므로 족선 등의 병증을 치료할 수 있다.

 임상시술

이 처방은 임상에 응용할 때는 따뜻한 물로 족부를 깨끗이 씻고 위의 약물을 발라주되 매일 2회 정도 시행한다.[258]

---

257) 신민교 : 임상본초학, 도서출판 영림사, pp.614-615, 785-787, 683, 213-214, 2002.
258) 신민교 : 임상본초학, 도서출판 영림사, pp.213-214, 614-615, 683, 785-787, 2002.

참고 및 주의사항

이 처방은 맹독성을 지니고 있으므로 입이나 눈에 들어가지 않도록 특별한 주의가 필요하다.

10. 두선頭癬 치료방

처 방
백초상 45g 산초(천초) 15g 지마유(혹은 유채유) 적당량.

조제법
위의 약물을 고운 가루로 만들어 지마유나 혹은 유채기름 90g으로 고르게 혼합하여 적당한 용기에 저장하고 사용한다.

효능 및 주치
이 처방은 청열(清熱), 거어(祛瘀), 윤조(潤燥), 생기(生肌) 등의 효능이 있으므로 누선 등의 병증을 치료할 수 있다.

임상시술
임상에 응용할 때는 환부를 먼저 2%의 붕산수나 생리식염수 혹은 일반 염수나 따뜻한 물로 깨끗이 씻어내고 소독된 면봉이나 거즈 등으로 수분을 완전히 닦아낸 뒤에 위의 약물을 발라주되 매일 2-3회 반복한다.[259][260]

11. 각선脚癬 치료방

처 방
오배자(단) 황단 각 등분.

조제법
위의 약물을 각각 고운 가루로 만들어서 고르게 혼합하여 용기에 저장하고 사용한다.

효능 및 주치
이 처방은 해독(解毒), 수렴(收斂), 지양(止痒), 생기(生肌) 등의 효능이 있으므로 각선 등의 병증을 치료할 수 있다.

임상시술
임상에 응용할 때는 먼저 환부를 따뜻한 물로 깨끗이 씻고 적당한 습도가 남아 있을 때 즉시 위의 약물의 가루를 뿌려준다. 또는 위의 약물을 vaseline으로 고르게 혼합하여 발라도 좋다.[261]

참고 및 주의사항
3-4일에 득효할 수 있다.

---

259) 정보섭·신민교 : 도해향약대사전, 도서출판 영림사, pp.795-797, 1990. 1977.
260) 신민교 : 임상본초학, 도서출판 영림사, pp.312-313, 495-496, 2002.
261) 신민교 : 임상본초학, 도서출판 영림사, pp.828-829, 857-858, 2002.

12. 건선 乾癬=우피선 치료방

치료방 1

처 방

반묘 30매 청피 6g.

조제법

위의 약물을 고량주 250g에 담가서 밀폐하고 7일간 방치하였다가 사용한다.

효능 및 주치

이 처방은 해독(解毒), 살충(殺蟲), 지양(止痒) 등의 효능이 있으므로 풍습열독이 피부에 온울(蘊鬱)되거나 혹은 영혈부족으로 인한 건선 즉, 우피선 등의 병증을 치료할 수 있다.

임상시술

임상에 응용할 때는 먼저 환부를 생리식염수 혹은 일반 염수 또는 따뜻한 물로 깨끗이 씻어내고 소독된 면봉이나 거즈 등으로 수분을 완전히 닦아낸 뒤에 면봉 등으로 약액을 찍어서 반복적으로 문질러서 발라 준다. 환부에서 직접 발열과 동통 및 소양감이 일어나고 간혹 백포(白疱)가 생기(生肌)는데 이때는 백포(白疱)를 소독된 침 등으로 터뜨리고 생리식염수로 닦아 껍질을 벗겨낸다. 만약 껍질이 잘 벗겨 나가지 않을 때는 재차 2-3회 약액을 찍어 바르면

껍질이 벗겨져 나가고 치유된다.[262]

🔆 참고 및 주의사항

건선으로 심하게 가려운데 양호한 효과가 있다. 풍습열독, 혈허, 정지실조(情志失調)와 관련이 있으며 전염성이 없고 일반적인 내복으로는 치료가 잘 되지 않는다.

치료방 2

📝 처 방

화소 유황 소금 각 120g 천초 백반(백반) 각 30g.

💊 조제법

먼저 위의 약물을 고운 가루로 만들어서 적당량의 돼지기름과 고르게 혼합하여 고약을 만들어 사용한다.

✅ 효능 및 주치

이 처방은 해독(解毒), 조습(燥濕), 살충(殺蟲), 지양(止痒) 등의 효능이 있으므로 건선(우피선) 등의 병증을 치료할 수 있다.

👤 임상시술

---

262) 신민교 : 임상본초학, 도서출판 영림사, pp.470-472, 543-544, 2002.

임상에 응용할 때는 먼저 환부를 생리식염수 혹은 일반 염수 또는 따뜻한 물로 깨끗이 씻어내고 소독된 면봉이나 거즈 등으로 수분을 완전히 닦아낸 뒤에 위의 고약을 매일 1-2회 발라준다.[263]

☀️ 참고 및 주의사항

환부의 면적이 넓은 경우에는 고약을 바른 뒤에 소독된 거즈로 씌워준다. 이 처방은 만성으로 오래된 경우에는 3개월 정도의 치료가 요구되며 비교적 은백색의 비늘 조각이 덮이는 건선에 좋다.

치료방 3

✏️ 처 방

목근피 30g 고량주 90g 장뇌 9g.

💊 조제법

위에 약물가운데서 먼저 목근피를 고량주에 7일간 담갔다가 여과한 어액에 장뇌를 고르게 혼합하여 사용한다.

✔️ 효능 및 주치

이 처방은 살충(殺蟲) 등의 효능이 있어 제신 등의 병증, 즉 우피선, 피부건선, 완선 또는 개창 등의 병증을 다스릴 수 있다.

---

263) 신민교 : 임상본초학, 도서출판 영림사, pp.312-313, 551-552, 804-806, 815-816, 860-861, 2002.

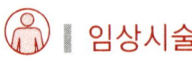 임상시술

　임상에 응용할 때는 먼저 환부를 생리식염수 혹은 일반 염수 또는 따뜻한 물로 깨끗이 씻어내고 소독된 면봉이나 거즈 등으로 수분을 완전히 닦아낸 뒤에 위의 약물을 찍어서 매일 1-2회 발라준다[264].

13. 완선 頑癬=신경성 피부염 치료방

치료방 1

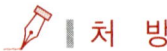 처 방

　반하(신선한 것) 적당량.

조제법

　반하를 껍질을 벗겨내고 도자기 그릇에 넣고 적당량의 식초를 분무하고 짓찧어 즙을 내어 사용한다.

효능 및 주치

　이 처방은 소선지양(消癬止痒) 등의 효능이 있으므로 완선 즉, 신경성 피부염 등의 병증을 치료할 수 있다.

---

264) 신민교 : 임상본초학, 도서출판 영림사, pp.852-853, 2002.

임상시술

임상에 응용할 때는 먼저 환부를 생리식염수 혹은 일반 염수 또는 따뜻한 물로 깨끗이 씻어내고 소독된 면봉이나 거즈 등으로 수분을 완전히 닦아낸 뒤에 즙액을 매일 3-4회 발라준다.[265]

참고 및 주의사항

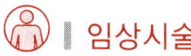

약즙을 낼 때 손에 닿지 않도록 주의하며 특히 입에 들어가지 않도록 주의하여 중독을 일으키는 일이 없어야 하며 7일 정도 바르면 득효할 수 있다.

치료방 2

처 방

고삼 200g 식초(오래 묵은 것) 500g.

조제법

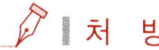

먼저 고삼을 잘게 썬 것을 막걸리에 씻거나 깨끗한 물에 씻은 뒤에 아주 오래 묵은 식초에 담가서 1주일정도 방치한다.

효능 및 주지

이 처방은 청열조습(淸熱燥濕), 거풍지양(祛風止痒), 거설(去屑)

---

265) 신민교 : 임상본초학, 도서출판 영림사, pp.819-821, 2002.

290 • PART 5. 외과 질환에 대한 패치임상

등의 효능이 있으므로 완선(신경성 피부염) 등의 병증을 치료할 수 있다.

 | 임상시술

임상에 응용할 때는 먼저 환부를 생리식염수 혹은 일반 염수 또는 따뜻한 물로 깨끗이 씻어내고 소독된 면봉이나 거즈 등으로 수분을 완전히 닦아낸 뒤에 소독된 면봉으로 약액을 찍어서 매일 조석으로 2회 발라 준다.[266][267]

치료방 3

🖋 | 처 방

애엽(오래 묵은 것) 마편초 각 120g 마치현(신선한 것) 30g 포공영(신선한 것) 자화지정 강판귀 각 15g.

 | 조제법

위의 약물을 각각 잘게 썬 뒤에 그 가운데서 애엽과 마편초를 제외한 나머지 약물들을 혼합하여 짓찧어 사용한다.

✓ | 효능 및 주치

이 처방은 청열해독(清熱解毒), 화혈조습(和血燥濕) 등의 효능이

---

266) 정보섭·신민교 : 도해향약대사전, 도서출판 영림사, pp.707-708, 1990.
267) 신민교 : 임상본초학, 도서출판 영림사, pp.104-105, 394-395, 2002.

있으므로 완선(신경성 피부염), 혹은 과민성 피부염 등의 병증을 치료할 수 있다.

임상시술

임상에 응용할 때는 먼저 환부를 생리식염수 혹은 일반 염수 또는 따뜻한 물로 깨끗이 씻어내고 소독된 면봉이나 거즈 등으로 수분을 완전히 닦아낸 뒤에 먼저 애엽과 마편초를 함께 달여서 여과한 여액으로 환부를 깨끗이 씻어준 뒤에 짓찧어둔 약물을 붙여주되 매일 1회 교환하여 준다.[268]

참고 및 주의사항

이 처방은 습열로 인한 경우에 더욱 양호하다.

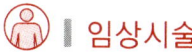

처 방

식초 500g.

조제법

오래 묵은 식초를 용기에 넣고 끓여서 10%인 50g으로 농축하여 병에 넣어 저장하고 사용한다.

---

268) 신민교 : 임상본초학, 도서출판 영림사, pp.104-105, 408, 417-418, 439-440, 445-446, 501-503, 521-522, 2002.

✔ 효능 및 주치

이 처방은 산어해독(散瘀解毒) 등의 효능이 있으므로 완선(신경성 피부염) 등의 병증을 치료할 수 있다.

임상시술

임상에 응용할 때는 먼저 환부를 생리식염수 혹은 일반 염수 또는 따뜻한 물로 깨끗이 씻어내고 소독된 면봉이나 거즈 등으로 수분을 완전히 닦아낸 뒤에 소독된 면봉으로 약액을 찍어서 매일 조석 2회를 발라준다.[269]

참고 및 주의사항

1-2주일에 득효할 수 있다.

치료방 5

처 방

목근피 30g 대풍자 15개 반하 15g 경분 3g

조제법

위의 약물 가운데서 먼저 목근피 대풍자 반하를 함께 고운 가루로 만들어서 7일간 찬물에 담갔다가 여과한 여액에 경분을 넣어서

---

269) 신민교 : 임상본초학, 도서출판 영림사, pp.104-105, 2002.

고르게 혼합하여 사용한다.

✔ 효능 및 주치

이 처방은 살충(殺蟲) 등의 효능이 있으므로 제선 등의 병증, 즉 우피선, 피부건선, 완선 또는 개창 등의 병증을 다스릴 수 있다.

임상시술

임상에 응용할 때는 먼저 환부를 생리식염수 혹은 일반 염수 또는 따뜻한 물로 깨끗이 씻어내고 소독된 면봉이나 거즈 등으로 수분을 완전히 닦아낸 뒤에 소독된 면봉으로 약액을 찍어서 문질러 바르되 매일 조석 2회를 발라다.[270]

참고 및 주의사항

이 처방은 맹독성을 지니고 있으므로 입이나 눈에 들어가지 않도록 특별한 주의가 필요하며, 1-2주일에 득효할 수 있다.

치료방 6

처 방

목근피 30g 반묘 6g 고량주 90g 유황 장뇌 각 4.5g.

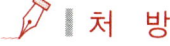
조제법

---

270) 신민교 : 임상본초학, 도서출판 영림사, pp.852-853, 2002.

위에 약물 가운데서 먼저 목근피와 반묘를 함께 고량주 에 7일간 담갔다가 여과한 여과액에 유황과 장뇌를 고르게 혼합하여 사용한다.

✓ 효능 및 주치

이 처방은 살충(殺蟲) 등의 효능이 있으므로 완선, 우피선, 피부건선 또는 개창 등의 병증을 치료할 수 있다.

임상시술

임상에 응용할 때는 먼저 환부를 생리식염수 혹은 일반 염수 또는 따뜻한 물로 깨끗이 씻어내고 소독된 면봉이나 거즈 등으로 수분을 완전히 닦아낸 뒤에 소독된 면봉으로 약액을 찍어서 문질러 바르되 매일 조석 2회를 발라준다.[271]

14. 화상火傷 치료방

치료방 1

처 방

자초 당귀 지유 각 30g 용뇌(빙편) 15g 감초 6g, vaseline 60g.

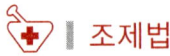 조제법

---

271) 신민교 : 임상본초학, 도서출판 영림사, pp.852-853, 2002.

먼저 자초 당귀 지유 감초를 함께 고운 가루로 만들고 두(豆)지 마유 혹은 지마유로 넣고 100℃ 전후로 가열한 뒤에 빙편과 vaseline 을 넣고 고르게 저어주면 고약을 만들어 사용한다.

✔ 효능 및 주치
이 처방은 청열해독(淸熱解毒), 거부생기(去腐生肌), 수구지통(收口止痛) 등의 효능이 있으므로 화상 등의 병증을 치료할 수 있다.

임상시술
임상에 응용할 때는 먼저 환부를 생리식염수 혹은 일반 염수 또는 따뜻한 물로 깨끗이 씻어내고 소독된 면봉이나 거즈 등으로 수분을 완전히 닦아낸 뒤에 위의 고약을 녹여 얇게 펴서 붙이고 거즈나 반창고로 싸준다. 1요정을 10회로 한다.[272]

참고 및 주의사항
환부에 감염되었을 때는 2-3일에 1회씩 교환하여 주고 기타는 6-7일에 1회씩 교환하여 준다. 부작용이 없고 감염을 예방하며 창면에 대한 조기 유합하는 효과가 있고 동통을 감소시켜준다.

치료방 2

---

272) 신민교 : 임상본초학, 도서출판 영림사, pp.172-175, 236-239, 391-392, 511-512, 608-609, 2002.

처 방
백반(白礬) 천초 각 등분.

조제법
먼저 백반을 적당한 용기에 넣고 약한 불로 가열하여 액체로 변하면 곧이어 건조되는 때에 천초를 넣고 볶아서 산초(천초)가 검정색의 풀과 같이 되고 백반은 회황색으로 되었을 때 꺼내서 고운 가루로 만들어 저장하고 사용한다.

효능 및 주치
이 처방은 청열해독(淸熱解毒), 조습지통(燥濕止痛), 염창생기(斂瘡生肌) 등의 효능이 있으므로 화상 등의 병증을 치료할 수 있다.

임상시술
임상에 응용할 때는 먼저 환부를 생리식염수 혹은 일반 염수 또는 따뜻한 물로 깨끗이 씻어내고 소독된 면봉이나 거즈 등으로 수분을 완전히 닦아낸 뒤에 위의 약 가루를 지마유로 개서 풀 상태로 만들어 두껍게 바르고 거즈로 덮어서 고정시켜 주되 일반적으로 3일에 1회씩 교환하여 준다.[273]

참고 및 주의사항
이 처방의 약물은 회색을 띠고 향기가 있다.

---

273) 신민교 : 임상본초학, 도서출판 영림사, pp.312-313, 804-806, 2002.

치료방 3

처 방

지룡(활) 20-30마리 백당 50g.

조제법

먼저 살아 있는 지룡의 복부 속에 있는 오물을 깨끗이 제거한 뒤에 소독된 찻잔 속에 넣고 여기에 백당을 배합하고 소독된 숟가락으로 고르게 혼합하고 약 30분 뒤에 기울여서 따르면 흡사 봉밀모양의 액체가 나오는데 이 액체를 소독된 병에 넣어 저온 저장하고 사용한다.

효능 및 주치

이 처방은 청열이습(淸熱利濕) 등의 효능이 있으므로 1-2도의 화상과 탕상 등의 병증을 치료할 수 있다.

임상시술

임상에 응용할 때는 1도의 화상이나 탕상에는 약물을 면봉으로 찍어서 바르며 2도의 화상이나 탕상에는 약액을 바르기 전에 과산화수소 혹은 생리식염수로 소독을 한 뒤에 바르는 것인데 만약 수포가 있을 경우에는 소독된 침으로 터뜨리고 괴사된 조식을 가위로 잘라내고 약액을 발라준다.[274]

---

274) 신민교 : 임상본초학, 도서출판 영림사, pp.699-701, 2002.

참고 및 주의사항

　매일 4-6회 바르되 창면을 싸맬 필요는 없다. 이 처방의 약액을 제조할 때나 저장할 때는 무균상태가 좋다. 이 약액으로 치료하였을 때는 요정이 짧으며 흔적이 남지 않고 부작용이 없다.

치료방 4

처 방
석고 봉밀 적당량.

조제법
위의 약물을 고운 가루로 만들어서 저장하고 사용한다.

효능 및 주치
　이 처방은 청열사화(淸熱瀉火), 수렴생기(收斂生肌) 등의 효능이 있으므로 화상 등의 병증을 치료할 수 있다.

임상시술
　임상에 응용할 때는 먼저 환부를 생리식염수로 반복하여 여러 차례 깨끗이 닦아내고 봉밀을 고르게 바르고 그 위에 석고가루를 뿌려주되 매일 1-2회 반복한다. 환부는 노출시키는 것이 좋으므로 거즈 등으로 싸 주는 것은 좋지 않다. 만약 농포가 발생하였을 때는 면봉으로 닦아서 제거하고 재차 봉밀과 석고가루를 바르며 가피가

생겼을 때는 약물을 재차 붙이지 않아도 된다.[275]

참고 및 주의사항

임상적으로 봉밀과 석고는 화상의 창면에 대하여 지통(止痛), 삼출액감소 등의 일정한 효과가 있다.

15. 탕상 燙傷 치료방

치료방 1

처 방
대황분말 지마유 적당량.

조제법
먼저 대황을 고운 가루로 만들어 지마유로 고르게 혼합하여 저장하고 사용한다.

효능 및 주치
이 처방은 청열해독(淸熱解毒), 활혈거어(活血祛瘀) 등의 효능이 있으므로 탕상 등의 병증을 치료힐 수 있나.

---

275) 신민교 : 임상본초학, 도서출판 영림사, pp.183-185, pp.365-367, 2002.

임상시술

임상에 응용할 때는 먼저 환부를 생리식염수 혹은 일반 염수 또는 따뜻한 물로 깨끗이 씻어내고 소독된 면봉이나 거즈 등으로 수분을 완전히 닦아낸 뒤에 위의 약물을 고르게 발라준다.[276)277)]

치료방 2

처 방
봉밀 계단청 각 등분.

조제법

먼저 봉밀을 중탕으로 20-30분간 찐 다음에 식혀서 계란흰자위를 넣고 고르게 혼합하여 풀 상태로 만들고 밀폐용기에 넣어서 저온으로 저장하고 사용한다.

효능 및 주치

이 처방은 해독(解毒), 염창(斂瘡), 지통(止痛) 등의 효능이 있으므로 탕상 등의 병증을 치료할 수 있다.

임상시술

임상에 응용할 때는 먼저 탕상부위를 생리식염수로 깨끗이 씻은

---

276) 정보섭·신민교 : 도해향약대사전, 도서출판 영림사, pp.327-329, 894-896, 1990.
277) 신민교 : 임상본초학, 도서출판 영림사, pp.785-787 2002.

다음에 수포가 있는 경우에는 수포를 터뜨리고 창면이 노출되도록 수포가 되어 죽은 조직을 잘라내고 소독된 거즈 등으로 삼출액을 깨끗이 씻어내고 약물을 바르되 매일 2회를 시행한다.[278]

참고 및 주의사항

이 처방은 사용이 간편할 뿐만 아니라 치료기간이 1주일정도로 단축되는 장점이 있다.

치료방 3

처 방

오배자 생건지황 각 30g 황련 15g 용뇌(빙편) 6g.

조제법

위의 약물 가운데 용뇌(빙편)를 제외한 약물을 고운 가루로 만들고 여기에 용뇌(빙편)를 고르게 혼합하여 여기에 지마유나 유채기름 등을 넣고 고르게 혼합하여 묽고 연한 고약으로 만들어서 밀폐 용기에 넣어 저온 저장하고 사용한다.

효능 및 주치

이 처방은 소염지통(消炎止痛), 방부생기(防腐生肌) 등의 효능이 있으므로 탕상 등의 병증을 치료할 수 있다.

---

278) 신민교 : 임상본초학, 도서출판 영림사, pp.785-787, 2002.

임상시술

임상에 응용할 때는 먼저 생리식염수 혹은 일반 염수 또는 따뜻한 물로 깨끗이 씻어내고 소독된 면봉이나 거즈 등으로 수분을 완전히 닦아낸 뒤에 붓으로 약물을 찍어서 가볍게 바르되 매일 3-4회 발라주며 탕상으로 인한 수포가 비교적 클 때에는 소독된 침 등으로 터뜨려서 삼출액을 제거하고 가피를 잘라낸 뒤에 약물을 발라 준다. 이때에 환부는 싸매지 않는다.[279]

참고 및 주의사항

이 처방은 1-2도의 탕상에 대하여 1주일 전후에 득효할 수 있다. 바르는 즉시 지통(止痛)의 효과가 있다. 감염으로 인한 화농이 발생하지 않으며 치료흔적이 남지 않는다.

위의 처방 가운데 오배자(五倍子)는 미황(微黃)으로 사탕초(砂燙炒)하여 사용하는 것이 좋다.

16. 탕화상 烫火傷 치료방

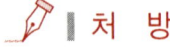

처 방

방풍 백지 각 15g 밀랍 7.5g 계자황 2개.

---

279) 신민교 : 임상본초학, 도서출판 영림사, pp.251-252, 402-404, 608-609, 828-829, 2002.

조제법

먼저 방풍과 백지를 잘게 썰어서 지마유로 24시간 담갔다가 약한 불로 끓인 뒤에 여과하여 오동기름을 첨가하여 재차 끓여 계자황을 넣고 계자황이 가루가 될 정도로 오래도록 졸여서 밀랍을 넣고 계속적으로 약한 불로 오래도록 졸인 뒤에 백지에 약액을 펴 발라서 백지가 담황색으로 변하고 20-30분을 방치하면 응결되어 흑색의 고약을 만들어 사용한다.

효능 및 주치

이 처방은 소종지통(消腫止痛), 염창수구(斂瘡收口) 등의 효능이 있으므로 탕화상 및 환부의 화농 등을 치료할 수 있다.

임상시술

임상에 응용할 때는 먼저 환부를 생리식염수 혹은 일반 염수 또는 따뜻한 물로 깨끗이 씻어내고 소독된 면봉이나 거즈 등으로 수분을 완전히 닦아낸 뒤에 위의 고약을 거즈에 고르게 펴 발라서 붙이고 거즈나 붕대로 고정시킨 뒤에 붕대로 감아준다.[280)281)]

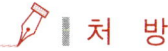

처 방

---

280) 정보섭·신민교 : 도해향약대사전, 도서출판 영림사, pp.4409-410, 428, 1990.
281) 신민교 : 임상본초학, 도서출판 영림사, pp.326-327, 724-725, 2002.

여정엽 250g 지마유 500g 밀랍 적당량.

조제법

여정엽과 지마유를 동시에 솥에 넣고 끓여 여정엽이 검게 말랐을 때 꺼내버리고 여기에 밀랍(여름에는 9g, 겨울에는 7.5g)을 넣어 용해된 뒤에 용기를 냉각시켜 고약을 만들어 저장하고 사용한다.

효능 및 주치

이 처방은 청열해독(淸熱解毒), 소종생기(消腫生肌) 등의 효능이 있으므로 탕화상 등의 병증을 치료할 수 있다.

임상시술

임상에 응용할 때는 먼저 환부를 생리식염수 혹은 일반 염수 또는 따뜻한 물로 깨끗이 씻어내고 소독된 면봉이나 거즈 등으로 수분을 완전히 닦아낸 뒤에 위의 고약을 붙인 뒤에 소독된 거즈로 덮고 고정시켜 준다.[282]

참고 및 주의사항

이 처방은 창면에 대한 유합의 효과가 비교적 빠르다. 화상의 심도가 1도-3도까지 치료할 수 있는데 1도당 평균 8-10일의 요정이 걸린다. 이 처방은 단독으로 응용할 수 있으나 기타의 약물을 배합하여 소상으로 인한 만성궤양, 창양 등의 병증을 치료할 수 있다.

---

282) 정보섭·신민교 : 도해향약대사전, 도서출판 영림사, pp.894-896, 977-979, 1990.

치료방 3

처 방
포공영근(신선한 것) 적당량.

조제법
위의 약물을 깨끗이 씻어서 짓찧어 즙을 내어 도자기그릇에 담고 약 2시간이 경과하면 약즙이 자연적으로 응고되어 풀과 같이 되는데 이것을 저장하고 사용한다.

효능 및 주치
이 처방은 소염지통(消炎止痛), 유합창구(愈合瘡口) 등의 효능이 있으므로 탕화상 등의 병증을 치료할 수 있다.

임상시술
임상에 응용할 때는 먼저 환부를 생리식염수 혹은 일반 염수 또는 따뜻한 물로 깨끗이 씻어내고 소독된 면봉이나 거즈 등으로 수분을 완전히 닦아낸 뒤에 위의 약즙을 두텁게 발라주되 매일 2회를 바르는데 약즙을 재차 바를 때 마다 먼저 발랐던 약즙을 냉수로 깨끗이 씻어내고 먼저와 같은 방법으로 발라준다.[283]

참고 및 주의사항

---

283) 신민교 : 임상본초학, 도서출판 영림사, pp.445-447, 2002.

약즙을 환부에 바르는 즉시 시원한 감을 느끼며 일반적으로 2일 정도 바르면 호전되는 것을 알 수 있다. 이 처방은 화상의 초기로 피부가 홍종되거나 수포가 생길 때 즉, 1도의 화상에 효과가 좋으므로 상용하는 것이 좋다.

치료방 4

처 방

지유(生) 황백 대황 황금 각 32g 황련 15g 피마자유 적당량.

조제법

위의 약물을 완전히 건조하여 고운 가루로 만들어 저온저장하거나 피마자유 30-50%를 혼합하고 고르게 반죽하여 고약을 만들어서 저장하고 사용한다.

효능 및 주치

이 처방은 청열조습(淸熱燥濕), 염창(斂瘡) 등의 효능이 있으므로 탕화상 등의 병증을 치료할 수 있다.

임상시술

임상에 응용할 때는 두개부, 회음부 혹은 여름철에 커다란 면적의 탕화상이 되었을 때 위의 약물을 뿌리면 가피의 형성이 촉진되어 창면을 덮게 된다. 또 한냉한 겨울철에 사지나 신체 각 부위에

탕화상이 되었을 때는 위의 고약을 직접 환부에 붙이고 거즈나 붕대로 싸준다.[284]

 참고 및 주의사항

이 처방은 1-3도의 탕화상에 모두 응용할 수 있다.

이 처방에서 황련 황금 황백은 모두 청열조습(淸熱燥濕)효능을 하며 대황은 앞의 약물들과 함께 청열사화(淸熱瀉火)효능이 있고 또한 활혈거어(活血祛瘀)효능을 하며 지유는 량혈(凉血)염창수구(斂瘡收口) 등의 효능이 있다. 그러므로 위의 모든 약물은 청열조습(淸熱燥濕), 염창(斂瘡)의 효과가 있다.

치료방 5

 처 방

고백반 적당량.

조제법

먼저 이미 만들어진 고백반을 철제용기에 넣고 약한 불로 열하여 용해되어 재차 기포가 발생하면 이때에 즉시 냉각시켜 고운 가루로 만들어서 저장하고 사용한다.

효능 및 주치

---

284) 신민교 : 임상본초학, 도서출판 영림사, pp.400-407, 511-512, 785-787, 800-801, 2002.

이 처방은 청열(淸熱), 조습(燥濕), 해독(解毒) 등의 효능이 있으므로 탕화상 등의 병증을 치료할 수 있다.

임상시술

임상에 응용할 때는 먼저 환부를 생리식염수 혹은 일반 염수 또는 따뜻한 물로 깨끗이 씻어내고 소독된 면봉이나 거즈 등으로 수분을 완전히 닦아낸 뒤에 환부의 면적에 따라서 고백반량을 조절하여 여기에 유채기름이나 혹은 연한 봉밀을 배합하여 고르게 혼합해서 풀과 같이 만들어서 붙이고 소독된 거즈로 씌우고 묶어서 고정시킨다. 2-3일에 1회씩 교환하여준다. 만약 수포가 있을 때는 수포를 터뜨려 수액을 방출시키고 생리식염수로 깨끗이 소독하고 약물을 붙여준다.[285]

참고 및 주의사항

1-2주일이면 득효할 수 있다.

치료방 6

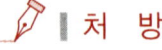

처 방

지유 호장근 각 등분.

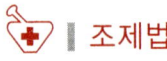

조제법

---

285) 신민교 : 임상본초학, 도서출판 영림사, pp.804-806, 2002.

위의 약물을 깨끗이 씻어서 완전히 건조하였다가 함께 고운가루로 만들어 적당량의 지마유나 낙화생기(生肌)름 등으로 고르게 혼합하여 풀과 같이 만들어 저온에 저장하고 사용한다.

✔ 효능 및 주치

이 처방은 청열해독(淸熱解毒), 양혈(凉血), 수렴(收斂), 지통(止痛) 등의 효능이 있으므로 화상, 탕상 등의 병증을 치료할 수 있다.

임상시술

임상에 응용할 때는 먼저 환부를 생리식염수 혹은 일반 염수 또는 따뜻한 물로 깨끗이 씻어내고 소독된 면봉이나 거즈 등으로 수분을 완전히 닦아낸 뒤에 위의 고약을 두텁게 바르고 소독한 거즈로 싸매주되 격일로 교환하여준다.[286]

치료방 7

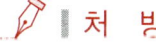

처 방

대황 계단청 적당량.

조제법

위의 대황을 고운 가루로 만들어서 적당량의 계란흰자위를 넣고 고르게 혼합하여 고약을 만들어 사용한다.

---

286) 신민교 : 임상본초학, 도서출판 영림사, pp.511-513, 690-691, 2002.

✔ 효능 및 주치

이 처방은 해독(解毒), 화어(化瘀), 지통(止痛) 등의 효능이 있으므로 탕화상 등의 병증을 치료할 수 있다.

임상시술

임상에 응용할 때는 먼저 환부를 생리식염수 혹은 일반 염수 또는 따뜻한 물로 깨끗이 씻어내고 소독된 면봉이나 거즈 등으로 수분을 완전히 닦아낸 뒤에 위의 고약을 두텁게 바르고 소독한 거즈로 싸매주되 격일로 교환하여준다.[287)288)]

참고 및 주의사항

탕상이나 화상의 초기로부터 중기(中期)까지 효과가 좋다.

치료방 8

처 방

석고(생) 대황 용골 해아다 각 등분.

조제법

위의 약물을 혼합하여 고운 가루로 만들어서 적당량의 찬 다수(茶水)를 부어 묽은 풀 상태의 고약을 만들어 사용한다.

---

287) 정보섭·신민교 : 도해향약대사전, 도서출판 영림사, pp.327-329, 1990.
288) 신민교 : 임상본초학, 도서출판 영림사, pp.785-787, 2002.

효능 및 주치

이 처방은 수렴지혈(收斂止血), 소염진통(消炎鎭痛), 진정(鎭靜) 등의 효능이 있으므로 일체의 탕화상 등의 병증을 치료할 수 있다.

임상시술

임상에 응용할 때는 먼저 환부를 생리식염수 혹은 일반 염수 또는 따뜻한 물로 깨끗이 씻어내고 소독된 면봉이나 거즈 등으로 수분을 완전히 닦아낸 뒤에 위의 고약을 고르게 바른 뒤에 거즈로 덮고 싸주면 좋다.[289][290]

치료방 9

처 방

해합각 계단청 각 적당량.

조제법

위의 해합각을 고운 가루로 만들어서 적당량의 계단청(달걀흰자위)으로 혼합하고 고르게 섞어 묽은 풀 상태의 고약을 만들어서 사용한다.

효능 및 주치

---

289) 정보섭·신민교 : 도해향약대사전, 도서출판 영림사, pp.327-329, 1990
290) 신민교 : 임상본초학, 도서출판 영림사, pp.365-367, 632-633, 785-787, 2002.

이 처방은 청열(淸熱), 수렴지혈(收斂止血), 소염진통(消炎鎭痛), 진정(鎭靜) 등의 효능이 있으므로 일체의 탕화상 등의 병증을 치료할 수 있다.

임상시술

임상에 응용할 때는 먼저 환부를 생리식염수 혹은 일반 염수 또는 따뜻한 물로 깨끗이 씻어내고 소독된 면봉이나 거즈 등으로 수분을 완전히 닦아낸 뒤에 위의 고약을 고르게 바른 뒤에 거즈로 덮고 싸주면 좋다.[291]

17. 피부궤양 皮膚潰瘍 치료방

치료방 1

처 방

대황 황련 각 250g 자초 호장근 당귀 각 200g.

조제법

위의 약물 가운데서 자초를 제외한 나머지 약물들을 잘게 썰어서 거친 가루로 만들어 유채기름 5,000g에 넣고 10-15일 동안 담가 두었다가 자초를 넣어서 약한 불로 오래도록 끓여서 약간 타는 듯할 때 여과하여 뜨거울 때 병에 넣고 고온으로 멸균하여 저장하고

---

291) 신민교 : 임상본초학, 도서출판 영림사, pp.768-769, 2002.

사용한다.

✔ 효능 및 주치

이 처방은 청열해독(淸熱解毒), 거부생기(去腐生肌) 등의 효능이 있으므로 일체의 외상성 궤양, 혹은 탕화상으로 인한 피부궤양 등의 병증을 치료할 수 있다.

임상시술

임상에 응용할 때는 먼저 환부를 생리식염수 혹은 일반 염수 또는 따뜻한 물로 깨끗이 씻어내고 소독된 면봉이나 거즈 등으로 수분을 완전히 닦아낸 뒤에 소독된 거즈를 약물에 적셔서 붙이거나 붓으로 약물을 찍어서 환격일로 발라준다.[292]

치료방 2

처 방

적석지 밀타승 자초 오미지 각 30g 용골 20g 황금 황백 각 12g 창출 6g 용뇌(빙편) 0.5g.

조제법

위의 약물 가운데서 용뇌(빙편)를 제외한 모든 약물을 함께 혼합하여 고운 가루로 만들고 여기에 용뇌(빙편)를 별도로 갈아서 고

---

292) 신민교 : 임상본초학, 도서출판 영림사, pp.236-239, 402-404, 690-691, 785-787, 2002.

르게 혼합하여 밀폐용기에 넣어 저온 저장하고 사용한다.

✅ 효능 및 주치

이 처방은 청열조습(淸熱燥濕), 염창생기(斂瘡生肌) 등의 효능이 있으므로 일체의 외상성 궤양, 혹은 탕화상으로 인한 피부궤양 등의 병증을 치료할 수 있다.

임상시술

임상에 응용할 때는 먼저 환부를 생리식염수 혹은 일반 염수 또는 따뜻한 물로 깨끗이 씻어내고 소독된 면봉이나 거즈 등으로 수분을 완전히 닦아낸 뒤에 먼저 만들어 놓은 약물에 적당량의 봉밀을 혼합하여 환부에 붙이거나 바르고 소독된 거즈로 덮고 붕대로 고정시켜 주되 5-7일 마다 교환하여 준다.[293]

참고 및 주의사항

이 처방은 만성 피부궤양에 적합하다. 맹독성을 지니고 있으므로 입이나 눈에 들어가지 않도록 특별한 주의가 필요하다.

치료방 3

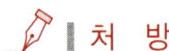
처 방

---

293) 신민교 : 임상본초학, 도서출판 영림사, pp.180-182, 280-282, 391-392, 400-402, 405-407, 608-609, 632-633, 810-811, 853-854, 2002.

포공영(신선한 것) 적당량.

조제법

먼저 신선한 포공영을 물로 깨끗이 씻어서 약탕기에 넣고 적당량의 물(포공영이 물에 잠길 정도)을 붓고 약 1시간 30분 정도 달인 뒤에 여과하고 재차 오래도록 끓여서 농축하여 고약을 만들어 저장하고 사용한다.

효능 및 주치

이 처방은 청열해독(淸熱解毒) 등의 효능이 있으므로 만성 피부궤양 등의 병증을 치료할 수 있다.

임상시술

임상에 응용할 때는 먼저 환부를 생리식염수 혹은 일반 염수 또는 따뜻한 물로 깨끗이 씻어내고 소독된 면봉이나 거즈 등으로 수분을 완전히 닦아낸 뒤에 위의 약물을 발라준다.[294]

참고 및 주의사항

이 처방은 하지의 피부궤양에 적합하다. 궤양이 된 창면을 싸주지 않는 것이 좋으며 매일 1회씩 교환하여 주되 3-4일이면 득효할 수 있다.

---

294) 신민교 : 임상본초학, 도서출판 영림사, pp.445-447, 2002.

치료방 4

처 방
생지황(신선한 것) 250g.

조제법
위의 약물을 물에 깨끗이 씻고 짓찧어 생즙을 내서 깨끗한 용기에 넣으면 풀과 같은 상태로 되는데 이것을 저온에 저장하고 사용한다.

효능 및 주치
이 처방은 거어소종(祛瘀消腫), 활혈지통(活血止痛) 등의 효능이 있으므로 피부궤양 등의 병증을 치료할 수 있다.

임상시술
임상에 응용할 때는 먼저 환부를 생리식염수 혹은 일반 염수 또는 따뜻한 물로 깨끗이 씻어내고 소독된 면봉이나 거즈 등으로 수분을 완전히 닦아낸 뒤에 위의 약물을 바르고 그 위에 기름종이나 습지로 덮어주되 창면을 싸주지 않는 것이 좋으며 매일 1회씩 교환하여 준다.[295]

참고 및 주의사항
이 약물은 하지의 만성피부궤양에 적합하다.

---

295) 신민교 : 임상본초학, 도서출판 영림사, pp.252-254 2002.

치료방 5

처 방

노감석 100g 용뇌(빙편) 20g 황련10g.

조제법

먼저 황련을 달여서 여과하여 약액을 만들어 놓고 노감석을 철제 용기에서 단홍한 상태에서 미리 준비한 황련의 여액에 쏟아서 침쉬(浸淬)하여 혼합된 현탁액을 다른 용기에 기울여 따르되 4-5회 반복하여 현탁액을 모두 고르게 혼합하여 침전시키고 맑은 물은 기울여서 따라 버린다. 그리고 침전된 약물을 햇볕에 말려서 곱게 갈은 뒤에 여기에 용뇌(빙편)가루를 넣고 고르게 혼합하여 밀폐용기에 넣어 저온에 저장하고 사용한다.

효능 및 주치

이 처방은 청열조습(淸熱燥濕), 염창생기(斂瘡生肌) 등의 효능이 있으므로 만성의 피부궤양과 습진 등의 병증을 치료할 수 있다.

임상시술

먼저 환부를 생리식염수로 깨끗이 씻어서 소독한 뒤에 위의 약물 가루를 뿌려주되 창면을 싸주지 않는 것이 좋으며 매일 3회 징도 뿌려 준다.[296]

---

296) 신민교 : 임상본초학, 도서출판 영림사, pp.402-404, 608-609, 850-851, 2002.

참고 및 주의사항

이 처방은 피부궤양부위에서 삼출되는 삼출물을 흡수하며 소염, 수렴(收斂) 등의 효능이 있다. 아은(牙齦)종통, 인후종통 등의 병증을 치료할 수 있으며 부작용이 없다.

치료방 6

처 방
백선피 적당량.

조제법
위의 약물을 깨끗이 씻어서 완전히 건조한 것을 고운 가루로 만들어 저장하고 사용한다.

효능 및 주치
이 처방은 청열해독(淸熱解毒), 조습(燥濕) 등의 효능이 있으므로 화농성 피부궤양 등의 병증을 치료할 수 있다.

임상시술
임상에 응용할 때는 먼저 피부궤양 부위를 생리식염수 등으로 깨끗이 씻어낸 뒤에 화농으로 인한 가피를 제거하고 그 위의 약물 가루를 고르게 뿌려주되 매일 1-2회 뿌려주며 약물을 뿌릴 때 마다 환부를 깨끗이 씻어 주고 뿌려주어야 한다.[297]

참고 및 주의사항

이 처방은 화농성피부궤양에 더욱 양호하며 연속 5-7일에 득효할 수 있다.

18. 백전풍 白癜風 치료방

치료방 1

처 방
유황 밀타승 각 등분.

조제법
위의 약물을 함께 고운 가루로 만들어 저장하고 사용한다.

효능 및 주치
이 처방은 활혈통락(活血通絡), 익부거반(益膚祛斑) 등의 효능이 있으므로 백전풍 등의 병증을 치료할 수 있다.

임상시술
임상에 응용할 때는 먼저 환부를 생리식염수 혹은 일반 염수 또는 따뜻한 물로 깨끗이 씻어내고 소독된 면봉이나 거즈 등으로 수

---

297) 신민교 : 임상본초학, 도서출판 영림사, pp.396-397, 2002.

분을 완전히 닦아낸 뒤에 위의 약물을 거즈로 찍어서 반복적으로 문질러주되 피부가 홍색으로 될 때 까지 문질러준다.[298)]

☼ | 참고 및 주의사항

10일을 주기로 치료할 수 있다. 이 처방은 맹독성을 지니고 있으므로 입이나 눈에 들어가지 않도록 특별한 주의가 필요하다.

치료방 2

🖊 | 처 방

사상자 15g 웅황 유황 백부자 각 5g 밀타승 2g 경분 0.5g 식초 약간.

| 조제법

위의 약물을 고운 가루로 만들어서 저장하고 사용한다.

✓ | 효능 및 주치

이 처방은 살충(殺蟲), 지양(止痒), 거풍제습(祛風除濕), 해독(解毒) 등의 효능이 있으므로 백전풍 등의 병증을 치료할 수 있다.

| 임상시술

임상에 응용할 때는 먼저 환부를 생리식염수 혹은 일반 염수 또

---

298) 신민교 : 임상본초학, 도서출판 영림사, pp.853-854, 860-861, 2002.

는 따뜻한 물로 깨끗이 씻어내고 소독된 거즈 등으로 수분을 완전히 닦아낸 뒤에 위의 약물을 적당량을 취하여 식초를 적당히 넣고 풀 상태로 반죽하여 신선한 생강을 얇게 썬 조각으로 찍어서 피부에 반복적으로 문질러주되 피부가 홍색으로 될 때 까지 문질러주며 매일 2회씩 3개월 이상 해준다.[299]

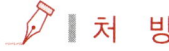 참고 및 주의사항

이 처방은 맹독성을 지니고 있으므로 입이나 눈에 들어가지 않도록 특별한 주의가 필요하다.

19. 수족군열 手足皸裂 치료방

치료방 1

처 방
봉밀 70g 저지고 30g.

조제법
먼저 저지유를 끓여서 여과한 것을 식혀서 봉밀과 함께 고르게 혼합하여 고약을 만들어서 저장하고 사용한다.

---

299) 신민교 : 임상본초학, 도서출판 영림사, pp.213-214, 739-741, 853-854, 847-849, 859-861, 2002.

✅ 효능 및 주치

이 처방은 자윤피부(滋潤皮膚), 조열방지(燥裂防止) 등의 효능이 있으므로 수족군열(手足皸裂) 등의 병증을 치료할 수 있다.

👤 임상시술

임상에 응용할 때는 먼저 발을 뜨거운 물에 10-30분 동안 담가서 피부의 각질이 부드러워지면서 때가 벗겨진 다음에 위의 고약을 발라준다.[300]

☀ 참고 및 주의사항

매일 조석으로 2회를 발라준다.

치료방 2

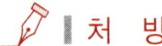

✏ 처 방

백급 80g 오미자 용뇌(빙편) 각 12g.

⚕ 조제법

먼저 백급과 오미자를 함께 고운 가루로 만들고 여기에 별도로 고운가루로 만든 용뇌(빙편)를 넣어 고르게 혼합하고 이것을 다시 vaseline 400g에 넣어 고르게 배합하여 고약을 만들어 저장하고 사

---

300) 신민교 : 임상본초학, 도서출판 영림사, pp.183-185, 2002.

용한다.

✅ 효능 및 주치

이 처방은 지통(止痛), 지군(止皸) 등의 효능이 있으므로 수족군열(手足皸裂) 등의 병증을 치료할 수 있다.

👤 임상시술

임상에 응용할 때는 먼저 뜨거운 물에 10-30분 동안 담가서 피부의 각질이 부드러워지면서 때가 벗겨진 다음에 위의 고약을 바르는 것인데 매일 저녁 잠자기 전에 발라준다.[301]

치료방 3

✏️ 처 방

행교 적당량.

⚕️ 조제법

위 행교(杏膠)를 잘 건조하여 고운 가루로 만들어 유리병에 넣어 저장하고 사용한다.

✅ 효능 및 주치

이 처방은 소종지통(消腫止痛), 점렴군열(粘斂皸裂) 등의 효능이

---

301) 신민교 : 임상본초학, 도서출판 영림사, pp.280-282, 493-494, 608-609, 2002.

있으므로 수족의 군열(皸裂) 등의 병증을 치료할 수 있다.

 | 임상시술

임상에 응용할 때는 먼저 수족을 따뜻한 물에 담가서 불린 뒤에 문질러서 깨끗이 닦아내고 물기를 제거한 뒤에 위의 약물가루를 깨끗하고 차가운 물로 반죽하여 바르고 한번 비벼주어 약물 가루가 군열(皸裂)된 부위에 바르고 거즈나 붕대로 감고 온열기로 가볍게 열을 가하면 점도가 증가되며 환부가 유합되면 자동으로 약물이 탈락된다.

 | 참고 및 주의사항

행교는 살구나무 등의 수피에서 삼출되어 응결된 교즙으로서 마치 송지와 흡사하며 소종지통(消腫止痛), 점렴군열(粘斂皸裂) 등의 효능이 좋으므로 대개 1주일에 득효할 수 있다.

치료방 4

 | 처 방
황두 적당량.

 | 조제법
먼저 황두를 고운 가루로 만들어 저장하고 사용한다.

✅ 효능 및 주치

이 처방은 윤부생기(潤膚生肌) 등의 효능이 있으므로 수족의 군열(皸裂) 등의 병증을 치료할 수 있다.

임상시술

임상에 응용할 때는 먼저 수족을 따뜻한 물에 담가 불린 뒤에 문질러서 깨끗이 닦아내고 물기를 제거한 뒤에 위의 약물가루를 적당량의 vaseline으로 반죽하여 바르고 거즈나 붕대로 감아주되 3일에 1회씩 교환하여 발라준다.[302]

참고 및 주의사항

피부가 한랭 혹은 건조하여 발생한 수족군열(手足皸裂)에 간편한 사용을 할 수 있다.

20. 치창 痔瘡 치료방

치료방 1

✏️ 처 방

적소두 200g 망초 100g 용뇌(빙편) 10g.

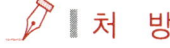 조제법

---

302) 정보섭·신민교 : 도해향약대사전, 도서출판 영림사, pp.683-684, 1990.

위의 약물 가운데서 먼저 적소두를 고운 가루로 만들고 여기에 별도로 고운 가루로 만든 망초와 용뇌(빙편)가루를 고르게 혼합한 뒤에 vaseline 800g 으로 고약을 만들어 저장하고 사용한다.

✓ 효능 및 주치

이 처방은 청열이습(淸熱利濕), 소종지통(消腫止痛) 등의 효능이 있으므로 염증성 외치(外痔), 혈전성 외치(外痔), 및 항문주위 감염 등으로 인한 종통 등의 병증을 치료할 수 있다.

임상시술

임상에 응용할 때는 매일 저녁 잠자기 전에 항문주위를 생리식염수 혹은 일반 염수 또는 따뜻한 물로 깨끗이 씻어내고 소독된 면봉이나 거즈 등으로 수분을 완전히 닦아낸 뒤에 위의 고약을 발라 준다.[303]

참고 및 주의사항

대개 1주일에 득효할 수 있다.

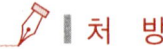

처 방

사태 용뇌(빙편) 각 등분 지마유 적당량(별).

---

303) 신민교 : 임상본초학, 도서출판 영림사, pp.608-609, 62-664, 787-788, 2002.

조제법

위의 약물을 함께 고운 가루로 만들어 저장하고 사용한다.

효능 및 주치

이 처방은 해독소종(解毒消腫), 산열지통(散熱止痛) 등의 효능이 있으므로 내외치창 등의 병증을 치료할 수 있다.

 임상시술

임상에 응용할 때는 매일 저녁 잠자기 전에 항문주위를 생리식염수 혹은 일반 염수 또는 따뜻한 물로 깨끗이 씻어내고 소독된 면봉이나 거즈 등으로 수분을 완전히 닦아낸 뒤에 위의 약물 적당량을 취하여 지마유로 반죽하여 발라주되 익일 아침에 제거하여주며 매일 저녁 발라주기를 7회를 주기로 발라준다.[304)305)]

치료방 3

 처 방

비석 고백반 주사 오매육(소존성) 각 등분.

조제법

위의 약물을 함께 고운 가루로 만들어서 차광하여 저장하고 사용

---

304) 정보섭·신민교 : 도해향약대사전, 도서출판 영림사, pp.394-395, 1990.
305) 신민교 : 임상본초학, 도서출판 영림사, pp.708-709, 002.

한다.

✔ 효능 및 주치

이 처방은 강한 부식(腐蝕)의 효능이 있기 때문에 거부발독(去腐拔毒) 등의 효능이 있으므로 치창돌출, 옹저, 나력(瘰癧) 등의 병증을 치료할 수 있다.

임상시술

임상에 응용할 때는 매일 저녁 잠자기 전에 항문주위를 생리식염수 혹은 일반 염수 또는 따뜻한 물로 깨끗이 씻어내고 소독된 면봉이나 거즈 등으로 수분을 완전히 닦아낸 뒤에 위의 약물 적당량을 취하여 지마유로 반죽하여 발라주되 익일 아침에 제거하여주며 매일 저녁 발라주기를 7회를 주기로 발라준다.[306]

참고 및 주의사항

이 처방은 맹독성을 지니고 있으므로 입이나 눈에 들어가지 않도록 특별한 주의가 필요하다.

21. 탈항脫肛 치료방

치료방 1

---

306) 신민교 : 임상본초학, 도서출판 영림사, pp.634-636, 804-806, 824-826, 855-856, 2002.

처 방

적석지 오배자 오매 가자육 용골(단) 부평초 별수(鼈首)(탄) 각 등분.

조제법

위의 약물을 함께 고운 가루로 만들어 저장하고 사용한다.

효능 및 주치

이 처방은 수렴고삽(收斂固澁) 등의 효능이 있으므로 직장하수(탈항) 등의 병증을 치료할 수 있다.

임상시술

임상에 응용할 때는 매일 저녁 잠자기 전에 항문주위를 생리식염수 혹은 일반 염수 또는 따뜻한 물로 깨끗이 씻어내고 소독된 면봉이나 거즈 등으로 수분을 완전히 닦아낸 뒤에 위의 약물 적당량을 취하여 깨끗한 물로 반죽하여 발라주되 익일 아침에 제거하여 주며 매일 저녁 발라주기를 7회를 주기로 발라준다.[307)308)]

치료방 2

---

307) 정보섭·신민교 : 도해향약대사전, 도서출판 영림사, pp.628-630, 733-734, 1990.
308) 신민교 : 임상본초학, 도서출판 영림사, pp.349-350, 32-633, 802-803, 810-811, 824-826, 828-829, 2002.

처 방

목근피 백반 오배자

조제법

위의 약물을 함께 고운 가루로 만들어 저장하고 사용한다.

효능 및 주치

이 처방은 청열해독(淸熱解毒) 등의 효능이 있으므로 치창종통, 탈항(脫肛) 등의 병증을 치료할 수 있다.

임상시술

임상에 응용할 때는 매일 저녁 잠자기 전에 항문주위를 생리식염수 혹은 일반 염수 또는 따뜻한 물로 깨끗이 씻어내고 소독된 면봉이나 거즈 등으로 수분을 완전히 닦아낸 뒤에 위의 약물 적당량을 취하여 깨끗한 물로 반죽하여 발라주되 익일 아침에 제거하여 주며 매일 저녁 발라주기를 7회를 주기로 발라준다.[309]

22. 염창臁瘡 치료방

치료방 1

---

309) 신민교 : 임상본초학, 도서출판 영림사, pp.852-853, 2002.

처 방

지룡 30-50마리 백당 16g.

조제법

커다란 지룡(활) 30-50마리를 냉수로 깨끗이 씻어서 그릇에 담아 2-3시간 두어 흙물을 모두 토한 뒤에 재차 깨끗한 유리그릇에 옮겨 담고 백당 16g을 넣어 냉암처에 12-15시간 방치하여 두면 일종의 담황색의 점성액이 형성된다. 그 뒤에 지룡을 제거하고 여과하여 고압멸균소독을 실시하고 저온에 저장하고 사용한다.

효능 및 주치

이 처방은 청열(淸熱), 통경락(通經絡), 해독(解毒), 수렴(收斂)의 효능이 있으므로 정강이에 발생한 궤양인 염창 등의 병증을 치료할 수 있다.

임상시술

임상에 응용할 때는 먼저 환부를 생리식염수 혹은 일반 염수로 깨끗이 씻어내고 소독된 면봉 등으로 수분을 완전히 닦아낸 뒤에 위의 약물을 거즈 등에 적셔서 붙이고 붕대로 여러 겹 감아서 고정시켜주되 대개 매일 혹은 격일로 교환하여 붙여준다.[310]

참고 및 주의사항

---

310) 신민교 : 임상본초학, 도서출판 영림사, pp.699-701, 2002.

염창이란 다리의 정강이에 발생하는 부스럼으로서 흔히 경골(脛骨)의 내외의 궤양을 말한다. 환부에서는 냄새나는 분비물이 나오며 간혹 정강이와 발이 붓는 경우가 있다.

치료방 2

처 방

백초상 창출 각 20g 황백 활석 각 15g 용뇌(빙편) 3g 장뇌 5g.

조제법

위의 약물 가운데서 백초상 창출 황백 활석을 함께 고운 가루로 만들고 용뇌(빙편)와 장뇌를 별도로 가루로 만들어서 고르게 혼합하여 밀폐용기에 넣어서 저온저장하고 사용한다.

효능 및 주치

이 처방은 청열조습(淸熱燥濕), 생기지통(生肌止痛) 등의 효능이 있으므로 하지궤양인 염창 등의 병증을 치료할 수 있다.

임상시술

임상에 응용할 때는 먼저 환부를 생리식염수 혹은 일반 염수로 깨끗이 씻어내고 소독된 면봉 등으로 수분을 완전히 닦아낸 뒤에 위의 약물가루를 계단청으로 반죽하고 vaseline을 첨가하여 바르고 거즈나 붕대로 감싸주되 5일에 1회씩 교환하여준다.[311]

참고 및 주의사항

자극성이 있는 음식이나 음료를 피하고 안정을 취하는 것이 좋다.

23. 음낭습진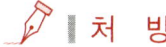 치료방

치료방 1

처 방

계단황 경분 각 적당량.

조제법

먼저 신선한 계란 여러 개를 삶아서 껍질을 벗겨내고 흰자위를 제거한 뒤에 노란 자위만을 취하여 부수어서 작은 프라이팬에 넣고 약한 화력으로 볶다가 계란 노란 자위가 거뭇거뭇하게 변하면 강한 불로 볶아서 지짐질에 쓰이는 뒤집개(鍋鏟)의 가장자리로 짜내듯이 눌러주면 기름이 나오기 시작하는데 노란 자위기름이 모두 나올 때 까지 짜되 찌꺼기는 제거하고 그 기름에 경분가루 적당량을 넣고 고르게 반죽하여 도자기에 넣고 밀폐저장하고 사용한다.

효능 및 주치

이 처방은 거풍지양(祛風止痒), 수구염창(收口斂瘡) 등의 효능이

---

311) 신민교 : 임상본초학, 도서출판 영림사, pp.180-182, 405-407, 495-496, 608-609, 672-673, 2002.

있으므로 음낭습진 등의 병증을 치료할 수 있다.

 | 임상시술

임상에 응용할 때는 먼저 음낭주위를 2% 붕산수 혹은 생리식염수로 깨끗이 세척하고 소독된 면봉이나 거즈 등으로 수분을 깨끗이 닦아낸 뒤에 위의 약물을 발라주되 매일 4-5회 발라준다.[312]

 | 참고 및 주의사항

이 처방은 대개 3-5일이면 득효할 수 있다. 사용에 주의할 점으로는 뜨거운 물이나 비눗물로 닦는 것을 피해야하며 자극성음식과 새우 등의 발산식품을 먹지 말아야 하고 가려운 곳을 손톱으로 긁거나 문지르는 등의 기계적 마찰을 삼가야 한다.

또한 이 처방은 맹독성을 지니고 있으므로 입이나 눈에 들어가지 않도록 특별한 주의가 필요하다.

치료방 2

 | 처 방

해합분말 90g 석고분말(생) 60g 청대 30g 노회 황련분말 황백분말 각 6g 용뇌(빙편) 5g.

 | 조제법

---

312) 신민교 : 임상본초학, 도서출판 영림사, pp.847-849, 2002.

위의 약물을 함께 고운 가루로 만들어 저장하고 사용한다.

✅ 효능 및 주치

이 처방은 청열조습(淸熱燥濕), 염창지통(斂瘡止痛) 등의 효능이 있으므로 음낭습진 등의 병증을 치료할 수 있다.

👤 임상시술

임상에 응용할 때는 먼저 음낭주위를 2% 붕산수 혹은 생리식염수로 깨끗이 세척하고 소독된 면봉이나 거즈 등으로 수분을 깨끗이 닦아낸 뒤에 위의 약물 30g을 거즈로 싸거나 거즈주머니에 넣어서 환부에 마사지를 하되 매일 2-3회 하여 준다.[313]

💡 참고 및 주의사항

사용에 주의할 점으로는 뜨거운 물이나 비눗물로 닦는 것을 피해야하며 자극성음식과 새우 등의 발산식품을 먹지 말아야 하고 가려운 곳을 손톱으로 긁거나 문지르는 등의 기계적 마찰을 삼가야 한다.

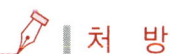

✏️ 처 방

---

313) 신민교 : 임상본초학, 도서출판 영림사, pp.365-367, 405-407, 444-445, 608-609, 768-769, 783-785, 2002.

고백반 송화분말 각 등분.

조제법

위의 약물을 혼합하여 고운 가루로 만들되 소리가 나지 않을 정도까지 하여 용기에 넣고 저온 저장 하고 사용한다.

효능 및 주치

이 처방은 청열조습(淸熱燥濕), 해독지양(解毒止痒) 등의 효능이 있으므로 음부의 습진 등의 병증을 치료할 수 있다.

임상시술

임상에 응용할 때는 먼저 환부를 생리식염수 혹은 일반 염수 또는 따뜻한 물로 깨끗이 씻어내고 소독된 면봉이나 거즈 등으로 수분을 완전히 닦아낸 뒤에 위의 약물을 뿌려주되 매일 2-3회 하여 준다.[314]

참고 및 주의사항

사용에 주의할 점으로는 뜨거운 물이나 비눗물로 닦는 것을 피해야하며 자극성음식과 새우 등의 발산식품을 먹지 말아야 하고 가려운 곳을 손톱으로 긁거나 문지르는 등의 기계적 마찰을 삼가야 한다. 용담사간탕을 겸하여 복용시키면 더욱 효과가 좋다.

---

314) 신민교 : 임상본초학, 도서출판 영림사, pp.804-806, 2002.

24. 습진濕疹 치료방

치료방 1

처 방
백지 고백반 백급 황백 유황 각 등분 지마유(혹은 유채유) 적당량.

조제법
위의 약물 가운데 백지 고백반 백급 황백 유황을 함께 고운 가루로 만들어 저장하고 사용한다.

효능 및 주치
이 처방은 청열조습(淸熱燥濕), 지양(止痒) 등의 효능이 있으므로 습진 등의 병증을 치료할 수 있다.

임상시술
임상에 응용할 때는 먼저 환부를 생리식염수 혹은 일반 염수로 깨끗이 씻어내고 소독된 면봉 등으로 수분을 완전히 닦아낸 뒤에 위의 약물가루를 적당량의 지마유 혹은 유채유로 반죽하여 붙여주되 일반적으로 매일 1회씩 교환하여 붙여주고 심한 경우에는 매일 2회 교환하여 붙여준다.[315)316)]

---

315) 정보섭·신민교 : 도해향약대사전, 도서출판 영림사, pp.131-132, 409-410, 790-791, 1990.
316) 신민교 : 임상본초학, 도서출판 영림사, pp.404-407, 493-494, 724-726, 804-806, 860-861, 2002.

치료방 2

처 방

밀타승 15g 유황 사상자 황백 각 10g 경분 웅황 창출 지부자 각 5g.

조제법

위의 약물을 함께 고운 가루로 만들어 저장하고 사용한다.

효능 및 주치

이 처방은 청열조습(淸熱燥濕), 지양(止痒) 등의 효능이 있으므로 완고성 습진 등의 병증을 치료할 수 있다.

임상시술

임상에 응용할 때는 먼저 환부를 2% 붕산수 혹은 따뜻한 물로 깨끗이 세척하고 소독된 면봉이나 거즈 등으로 수분을 깨끗이 닦아낸 다음에 위의 약물 가루를 식초나 술로 적당히 반죽하여 붙여주되 매일 2회 정도 교환하여 붙여준다.[317]

참고 및 주의사항

이 처방은 난치성 피부병에 패치약물로 양호하다. 맹독성을 지니고 있으므로 입이나 눈에 들어가지 않도록 특별한 주의가 필요하다.

---

317) 신민교 : 임상본초학, 도서출판 영림사, pp.180-182, 213-214, 405-407, 608-609, 683-684, 847-849, 853-854, 859-861, 2002.

치료방 3

처 방
오공 3마리 저담즙 적당량.

조제법
위의 약물 가운데 오공을 배건하여 고운 가루로 만들어 저담즙 적당량을 혼합 반죽하여 사용한다.

효능 및 주치
이 처방은 제습지양(除濕止痒) 등의 효능이 있으므로 완고성(頑固性) 습진 등의 병증을 치료할 수 있다.

임상시술
임상에 응용할 때는 먼저 환부를 2% 붕산수 혹은 따뜻한 물로 깨끗이 세척하고 소독된 면봉이나 거즈 등으로 수분을 깨끗이 닦아낸 다음에 위의 약물을 붙여주되 매일 2회 정도 교환하여 붙여준다.[318]

참고 및 주의사항
이 처방은 난치성의 일체 피부병에 패치약물로 추천할 만하다. 특히 주찬력(走竄力)이 대단히 빠르며 내부로는 장부에 미치며 외

---

318) 신민교 : 임상본초학, 도서출판 영림사, pp.172-175, 236-239, 319-321, 351-352, 380-381, 400-402, 622-623, 625-626, 672-673, 731-732, 819-821, 2002.

부로는 경락을 소통시켜주는 특징이 있다.

위의 약물을 외용하는데 겸하여 내복약으로 오공 2마리 활석 18g 현호색 반하 조구등 각 12g 선태 강활 당귀 황금 각 10g 감초 3g을 전탕하여 1일 3회 나누어 복용하면 더욱 좋다.

치료방 4

처 방
모려분말 200g 황백 100g 청대 15g 지마유 적당량.

조제법
위의 약물을 함께 고운 가루로 만들어 저장하고 사용한다.

효능 및 주치
이 처방은 청열조습(淸熱燥濕), 수렴(收斂), 지양(止痒) 등의 효능이 있으므로 습진을 치료할 수 있다.

임상시술
임상에 응용할 때는 먼저 환부를 2% 붕산수 혹은 따뜻한 물로 깨끗이 세척하고 소독된 면봉으로 수분을 깨끗이 닦아낸 다음에 위의 약물을 지마유 등으로 고르게 혼합하여 발라 주되 매일 1회씩 발라준다.[319]

---

319) 신민교 : 임상본초학, 도서출판 영림사, pp.405-407, 444-445, 614-615, 2002.

참고 및 주의사항

이 처방은 습진으로 인한 소양감이 하지로부터 두면까지 확대되는 급성습진에 대하여 양호하다.

치료방 5

처 방

황백 황단 각 등분 지마유 적당량(별).

조제법

위의 약물을 함께 고운 가루로 만들어서 저장하고 사용한다.

효능 및 주치

이 처방은 청열조습(淸熱燥濕), 지양(止痒) 등의 효능이 있으므로 습진 등의 병증을 치료할 수 있다.

임상시술

임상에 응용할 때는 먼저 환부를 2% 붕산수 혹은 따뜻한 물로 깨끗이 세척하고 소독된 면봉으로 수분을 깨끗이 닦아낸 다음에 위의 약물을 지마유 등으로 고르게 혼합하여 발라 주되 매일 1회씩 발라주며 만약 삼출액이 많을 때는 위의 약물 가루를 그대로 환부에 뿌려준다.[320)321]

치료방 6

처 방
지유 20g 자초 10g 지마유 적당량(별).

조제법
위의 약물을 함께 고운 가루로 만들어 저장하고 사용한다.

효능 및 주치
이 처방은 청열해독(清熱解毒), 수렴지혈(收斂止血), 활혈소종(活血消腫) 등의 효능이 있으므로 습진 등의 병증을 치료할 수 있다.

임상시술
임상에 응용할 때는 먼저 환부를 2% 붕산수 혹은 따뜻한 물로 깨끗이 세척하고 소독된 면봉으로 수분을 깨끗이 닦아낸 다음에 위의 약물을 지마유 등으로 고르게 혼합하여 발라 주되 매일 2회씩 발라주며 만약 삼출액이 많을 때는 위의 약물 가루를 그대로 환부에 뿌려준다.[322)323)]

---

320) 정보섭·신민교 : 도해향약대사전, 도서출판 영림사, pp.790-791, 1990.
321) 신민교 : 임상본초학, 도서출판 영림사, pp.405-407, 857-858, 2002.
322) 정보섭·신민교 : 도해향약대사전, 도서출판 영림사, pp.654-655, 891-892, 894-896, 1990.
323) 신민교 : 임상본초학, 도서출판 영림사, pp.391-392, 511-513, 2002.

치료방 7

처 방

황련 대황 황백 고삼 각 100g 청대 70g 용뇌(빙편) 35g 장뇌 30g 오공 25g 경분 5g 지마유 500g 저담즙 50g 밀랍 50g.

조제법

먼저 위의 약물 가운데서 지마유를 비롯한 저담즙과, 밀랍을 제외한 약물을 모두 혼합하여 고운 가루로 만들고 별도로 지마유 500g과 저담즙 50g을 혼합하여 알루미늄 솥에 넣어 끓인 뒤에 재차 밀랍 500g을 넣어 완전히 용해된 뒤에 불을 끈다. 그리고 먼저 만들어 놓은 약물 가루를 서서히 넣어가면서 가장자리로부터 고르게 저어 완전히 섞은 뒤에 물통위에 엎어놓고 재차 고르게 저어서 고약으로 되면 이를 50미리의 용기에 넣어 사용하거나 혹은 적당한 용기에 넣어 저온저장하고 사용한다.

효능 및 주치

이 처방은 청열이습(淸熱利濕), 해독(解毒), 지양(止痒) 등의 효능이 있으므로 일체의 습진이나 피부병 등의 병증을 치료할 수 있다.

임상시술

임상에 응용할 때는 먼저 환부를 2% 붕산수 혹은 따뜻한 물로 깨끗이 세척하고 소독된 면봉으로 수분을 깨끗이 닦아낸 다음에 위의 약물을 환부에 발라 주되 매일 1-2회씩 발라준다.[324]

참고 및 주의사항

이 처방은 맹독성을 지니고 있으므로 입이나 눈에 들어가지 않도록 절대적인 주의가 필요하다.

치료방 8

처 방
저담즙 30㎖ 용뇌(빙편) 3g.

조제법
신선한 저담즙에 용뇌(빙편)을 넣고 용해시켜서 저장하고 사용한다.

효능 및 주치
이 처방은 청열해독(淸熱解毒), 윤조(潤燥) 등의 효능이 있으므로 습진 등의 병증을 치료할 수 있다.

임상시술
임상에 응용할 때는 먼저 환부를 2% 붕산수 혹은 따뜻한 물로 깨끗이 세척하고 소독된 면봉으로 수분을 깨끗이 닦아낸 다음에 위의 약물을 발라 주되 매일 1-2회씩 발라준다.[325]

---

324) 신민교 : 임상본초학, 도서출판 영림사, pp.380-381, 394-396, 402-407, 444-445, 608-609, 622-623, 785-787, 847-849, 2002.
325) 신민교 : 임상본초학, 도서출판 영림사, pp.380-381, 608-609, 2002.

치료방 9

처 방

노감석 황백 활석 청대 석고 모려 각 등분, 계단유 적당량.

조제법

위의 약물 가운데서 노감석 황백 활석 청대 석고 모려 등을 함께 고운 가루로 만든 것을 계란노란자위 기름으로 고르게 개서 사용한다.

효능 및 주치

이 처방은 수렴흡습(收斂吸濕), 거부염창(去腐斂瘡) 등의 효능이 있으므로 습진, 창양불렴 및 농수임리(膿水淋漓) 등의 병증을 치료할 수 있다.

임상시술

임상에 응용할 때는 먼저 환부를 2% 붕산수 혹은 따뜻한 물로 깨끗이 세척하고 소독된 면봉으로 수분을 깨끗이 닦아낸 다음에 위의 약물을 발라 주되 매일 1~2회씩 발라준다.[326]

25. 개창疥瘡 치료방

처 방

---

326) 신민교 : 임상본초학, 도서출판 영림사, pp.850-851, 2002.

유황 9g 고백반 웅황 현명분 각 6g 경분 3g.

조제법

위의 약물을 함께 고운 가루로 만들어 저장하고 사용한다.

효능 및 주치

이 처방은 청열조습(淸熱燥濕), 살충(殺蟲), 지양(止痒) 등의 효능이 있으므로 개창 등의 병증을 치료할 수 있다.

임상시술

임상에 응용할 때는 먼저 환부를 2% 붕산수 혹은 생리식염수로 깨끗이 세척하고 소독된 면봉으로 수분을 깨끗이 닦아낸 다음에 위의 약물을 적당량의 유채유, 혹은 향유로 고르게 버무려서 발라주되 매일 조석으로 발라준다.[327]

참고 및 주의사항

이 처방은 맹독성을 지니고 있으므로 사용할 때 입이나 눈에 들어가지 않도록 절대적인 주의가 필요하다.

26. 개선충창 疥癬蟲瘡 치료방

---

327) 신민교 : 임상본초학, 도서출판 영림사, pp.788, 804-806, 847-849, 859-861, 2002.

치료방 1

처 방

여로 지마유(혹은 유채유) 각각 적당량.

조제법

여로(박새, 흰여로, 긴잎여로, 푸른박새, 관모박새, 삼수여로, 파란여로)를 채취하여 깨끗이 씻어 햇볕에 말린 것을 고운 가루로 만들어서 향유 적당량으로 반죽하여 사용한다.

효능 및 주치

이 처방은 살충(殺蟲), 지양(止痒) 등의 작용이 있으므로 개선충창, 백독충창(白禿蟲瘡) 등의 병증을 치료할 수 있다.

임상시술

임상에 응용할 때는 먼저 환부를 2% 붕산수 혹은 생리식염수로 깨끗이 세척하고 소독된 면봉으로 수분을 깨끗이 닦아낸 다음에 위의 약물 석당량을 발라 주되 매일 조석으로 발라준다.[328)329)]

치료방 2

---

328) 정보섭·신민교 : 도해향약식물대사전, 도서출판 영림사, pp.191-192, 1990.
329) 신민교 : 임상본초학, 도서출판 영림사, pp.816-817, 2002.

처 방

경분 웅황 대풍자 각 등분, 지마유(혹은 유채유) 적당량.

조제법

먼저 위의 경분 웅황 대풍자 등의 약물을 함께 고운 가루로 만들어 적당량의 지마유(혹은 유채유)를 넣고 고르게 반죽하여 사용한다.

효능 및 주치

이 처방은 살충공독(殺蟲攻毒), 수습(收澀; 수삽)염창(斂瘡) 등의 효능이 있으므로 개선충창 등의 병증을 치료할 수 있다.

임상시술

임상에 응용할 때는 먼저 환부를 2% 붕산수 혹은 생리식염수로 깨끗이 세척하고 소독된 면봉으로 수분을 깨끗이 닦아낸 다음에 위의 약물 적당량을 발라 주되 매일 조석으로 발라준다.[330]

참고 및 주의사항

이 처방은 조열(燥裂)하면서 맹독성 약물로 구성되었으므로 입에 들어가거나 눈에 들어가면 절대로 안 되므로 사용할 때 특별한 주의가 필요하다.

---

330) 신민교 : 임상본초학, 도서출판 영림사, pp.847-849, 851-852, 859-860, 2002.

27. 계안 鷄眼 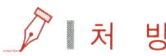 치료방

치료방 1

처 방
지골피 6g 홍화 3g 지마유 적당량.

조제법
위의 약물을 함께 고운 가루로 만들어 적당량의 지마유와 밀가루를 넣고 고르게 반죽하여 풀과 같이 되면 이를 밀폐용기에 저장하고 사용한다.

효능 및 주치
이 처방은 활혈(活血), 생기(生肌) 등의 효능이 있으므로 심상우(尋常疣), 계안(티눈) 등의 병증을 치료할 수 있다.

임상시술
임상에 응용할 때는 먼저 환부의 노화된 피부와 각질층을 출혈이 되지 않을 정도로 벗겨낸 뒤에 생리식염수 혹은 일반 염수에 약 20분간 담가서 피부가 부드럽게 되었을 때 소독된 거즈로 완전히 닦아내고 그 위에 약물을 붙이고 거즈나 반창고 등으로 고정시켜주되 매일 혹은 2일마다 교환하여 붙여준다.[331)332)]

---
331) 정보섭·신민교 : 도해향약대사전, 도서출판 영림사, pp.827-828, 1034-1035, 1990.
332) 신민교 : 임상본초학, 도서출판 영림사, pp.262-263, 534-535, 2002.

치료방 2

처 방
대산 1개 총백 1개 식초 적당량.

조제법
먼저 대산과 총백을 함께 짓찧어 진흙과 같이 만들고 여기에 적당량의 식초를 고르게 배합하여 사용한다.

효능 및 주치
이 처방은 소계안(消鷄眼), 지동통(止疼痛) 등의 효능이 있으므로 심상우(尋常疣), 계안(티눈)을 치료할 수 있다.

임상시술
임상에 응용할 때는 먼저 환부의 노화된 피부와 각질층을 출혈이 되지 않을 정도로 벗겨낸 뒤에 생리식염수 혹은 일반 염수에 약 20분간 담가서 피부가 부드럽게 되었을 때 소독된 거즈로 완전히 닦아내고 그 위에 약물을 붙이고 거즈나 반창고 등으로 고정시켜주되 매일 혹은 2일마다 교환하여 붙여준다.[333]

참고 및 주의사항
특히 이 처방에서 대산과 총백은 모두 신온성 약물로서 외용으로

---

333) 신민교 : 임상본초학, 도서출판 영림사, pp.104-105, 337-338, 839-840, 2002.

산결의 효능이 좋고 식초는 산미를 지니고 있으므로 외용하였을 때 파어, 연견(軟堅)의 효능이 좋으므로 연견산결(軟堅散結)의 처방이 된다.

치료방 3

처 방
총백 적당량.

조제법
위의 총백을 사용할 때 쪼개서 사용한다.

효능 및 주치
이 처방은 산어(散瘀), 소종(消腫), 해독(解毒) 등의 효능이 있으므로 심상우(尋常疣), 계안(티눈) 등의 병증을 치료할 수 있다.

임상시술
임상에 응용할 때는 먼저 환부의 노화된 피부와 각질층을 출혈이 되지 않을 정도로 벗겨낸 뒤에 생리식염수 혹은 일반 염수에 약 20분간 담가서 피부가 부드럽게 되었을 때 소독된 거즈로 완전히 닦아내고 그 위에 총백을 쪼개서 붙이고 거즈나 반창고 등으로 고정시켜주되 매일 잠자기 전에 붙여주고 아침에 제거한다.[334]

---

334) 신민교 : 임상본초학, 도서출판 영림사, pp.337-338, 2002.

치료방 4

처 방
대산 1개 총백 1개 천초 3-5알.

조제법
위의 약물을 함께 곱게 짓찧어 사용한다.

효능 및 주치
이 처방은 통양(通陽), 산결(散結), 해독(解毒) 등의 효능이 있으므로 심상우(尋常疣), 계안(티눈) 등의 병증을 치료할 수 있다.

임상시술
임상에 응용할 때는 먼저 환부의 노화된 피부와 각질층을 출혈이 되지 않을 정도로 벗겨낸 뒤에 생리식염수 혹은 일반 염수에 약 20분간 담가서 피부가 부드럽게 되었을 때 소독된 거즈로 완전히 닦아내고 그 위에 약물을 붙이고 거즈나 반창고 등으로 고정시켜주되 매일 잠자기 전에 붙여주고 아침에 제거하거나 혹은 매일 1회씩 교환하여 붙여준다.[335]

치료방 5

---

335) 신민교 : 임상본초학, 도서출판 영림사, pp.312-314, 337-338, 839-840, 2002.

처 방

천산갑(초) 천규자 목별자(거각) 요사 백반 각 등분 지마유 적당량(별).

조제법

먼저 천산갑과 천규자를 푸석푸석할 정도로 볶은 뒤에 나머지 약물을 모두 혼합하여 고운 가루로 만들어 지마유를 적당히 첨가해서 풀 상태의 고약으로 만들어 사용한다.

효능 및 주치

이 처방은 산종요창(散腫療瘡), 연견산결(軟堅散結), 생기거독(生肌祛毒) 등의 효능이 있으므로 심상우(尋常疣), 계안(티눈) 등의 병증을 치료할 수 있다.

임상시술

임상에 응용할 때는 먼저 환부의 노화된 피부와 각질층을 출혈이 되지 않을 정도로 벗겨낸 뒤에 생리식염수 혹은 일반 염수에 약 20분간 담가서 피부가 부드럽게 되었을 때 소독된 거즈로 완전히 닦아내고 그 위에 약물을 붙이고 거즈나 반창고 등으로 고정시켜주되 매일 잠자기 전에 붙여주고 아침에 제거하거나 혹은 매일 1회씩 교환하여 붙여주되 7일을 주기로 붙여준다.[336)337)]

---

336) 정보섭·신민교 : 도해향약대사전, 도서출판 영림사, pp.483-484, 959-960, 1990.
337) 신민교 : 임상본초학, 도서출판 영림사, pp.554-555, 562-563, 577-578, 804-806, 858-859, 2002.

28. 모낭염 毛囊炎 치료방

치료방 1

처 방
오배자 6g 용뇌(빙편) 3g 계단황 4개.

조제법
먼저 신선한 계란 여러 개를 삶아서 껍질을 벗겨내고 흰자위를 제거한 뒤에 노란 자위만을 취하여 부수어서 작은 프라이팬에 넣고 약한 화력으로 볶다가 계란 노란 자위가 거뭇거뭇하게 변하였을 때 강한 불로 볶아 지짐질에 쓰이는 뒤집개(鍋鏟)의 가장자리로 짜내듯이 눌러주면 기름이 나오기 시작하는데 노란 자위기름이 모두 나올 때 까지 짜되 찌꺼기는 제거하고 그 기름에 오배자와 용뇌(빙편)가루를 넣고 고르게 혼합하여 풀같이 되면 저장하고 사용한다.

효능 및 주치
이 처방은 해독(解毒), 소종(消腫), 지통(止痛) 등의 효능이 있으므로 다발성 모낭염 등의 병증을 치료할 수 있다.

임상시술
임상에 응용할 때는 먼저 환부를 생리식염수 혹은 일반 염수로 깨끗이 씻어내고 소독된 거즈로 완전히 닦아낸 뒤에 위의 약물을

발라주되 매일 1-2회 발라준다.[338)339)]

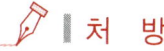

처 방
조휴(신선한 것) 적당량.

조제법
먼저 조휴(신선한 것)의 뿌리 및 뿌리줄기를 맑은 물에 깨끗이 씻어서 잘게 썰어 일정한 용기에 넣고 95% 알코올을 약면(藥面) 위로 약 3㎝정도 붓고 밀봉하여 격일에 1회씩 흔들어 주면서 1주일 동안 두었다가 사용한다.

효능 및 주치
이 처방은 청열해독(淸熱解毒), 제습지양(除濕止痒) 등의 효능이 있으므로 모낭염 등의 병증을 치료할 수 있다.

임상시술
임상에 응용할 때는 먼저 환부를 생리식염수 혹은 일반 염수로 깨끗이 씻어내고 소독된 거즈로 안전히 닦아낸 뒤에 위의 약액을 흔들어서 약솜이나 붓으로 찍어서 발라 주되 매일 3-4회 발라준다.[340)]

---

338) 정보섭·신민교 : 도해향약대사전, 도서출판 영림사, pp.394-395, 1990.
339) 신민교 : 임상본초학, 도서출판 영림사, pp.608-609, 828-829, 2002.

치료방 3

처 방
포공영 90g 백반(백반) 황백 고삼 각 30g.

조제법
위의 약물을 깨끗한 물 2,500ml로 40분간 달여서 여과하여 저장하고 사용한다.

효능 및 주치
이 처방은 청열해독(淸熱解毒), 수삽(收澁), 소종(消腫), 지통(止痛) 등의 효능이 있으므로 두피의 농포성 모낭염 등의 병증을 치료할 수 있다.

임상시술
임상에 응용할 때는 먼저 환부를 생리식염수 혹은 일반 염수로 깨끗이 씻어내고 소독된 거즈로 완전히 닦아낸 뒤에 위의 약액을 따듯하게 데워서 발라주되 매일 4-6회 발라준다.[341]

29. 고환염 睾丸炎 치료방

---

340) 신민교 : 임상본초학, 도서출판 영림사, pp.626-627, 2002.
341) 신민교 : 임상본초학, 도서출판 영림사, pp.394-396, 405-507, 445-447, 804-806, 2002.

치료방 1

처 방

대청엽 대황 망초 각 30g 용뇌(빙편) 3g 봉밀 적당량.

조제법

먼저 위의 대청엽 대황 망초 용뇌(빙편)을 함께 고운 가루로 만들고 여기에 적당량의 봉밀을 배합하여 고르게 혼합하여 고약을 만들어 저장하고 사용한다.

효능 및 주치

이 처방은 청열해독(淸熱解毒), 연견산결(軟堅散結), 소종지통(消腫止痛) 등의 효능이 있으므로 낭옹(囊癰) 즉 고환염 등의 병증을 치료할 수 있다.

임상시술

임상에 응용할 때는 먼저 환부를 생리식염수 혹은 일반 염수로 깨끗이 씻어내고 소독된 면봉으로 수분을 완전히 닦아낸 뒤에 위의 약물을 붙이고 거즈로 덮고 붕대나 반창고로 고정시켜주되 매일 1-2회씩 교환하여 붙여준다.[342]

---

342) 신민교 : 임상본초학, 도서출판 영림사, pp.183-185, 443-444, 608-609, 785-788, 2002.

치료방 2

처 방

남성(생) 반하(생) 천오(오두, 생) 초오두(생) 각각 25g 삼릉 봉출 각 10g 정향 육계 세신 각 5g.

조제법

먼저 위의 약물을 함께 고운 가루로 만들고 별도로 생강즙 대산즙 식초 각각 500mm를 혼합하여 적당한 용기에 넣고 오래도록 달여서 600-700mm 정도가 되면 불을 끄고 여기에 먼저 만들어 놓은 약물 가루를 넣고 고르게 반죽하여 풀과 같은 고약을 만들어 저장하고 사용한다.

효능 및 주치

이 처방은 활혈화어(活血化瘀), 온경통락(溫經通絡), 소종지통(消腫止痛) 등의 효능이 있으므로 낭옹(고환염) 등의 병증을 치료할 수 있다.

임상시술

임상에 응용할 때는 먼저 환부를 생리식염수 혹은 일반 염수로 깨끗이 씻어내고 소독된 면봉으로 수분을 완전히 닦아낸 뒤에 위의 약물을 붙이고 거즈로 덮고 붕대나 반창고로 고정시켜주되 매일 1-2회씩 교환하여 붙여준다.[343]

---

343) 신민교 : 임상본초학, 도서출판 영림사, pp.301-304, 308-310, 327-329, 479-481, 744-747, 819-821, 2002.

30. 정창종독 疔瘡腫毒 치료방

치료방 1

처 방

대황 강황 남성(생) 초오두(생) 천오(오두, 생) 반하(생) 백부자(생) 황련 각 150g 황백 50g 백지 창출 진피 후박 감초 각 30g.

조제법

위의 약물을 함께 고운 가루로 만들어 적당량의 vaseline을 넣고 고르게 혼합하여 고약을 만들어 저장하고 사용한다.

효능 및 주치

이 처방은 활혈화어(活血化瘀), 청열해독(淸熱解毒), 소종지통(消腫止痛), 요정생기(療疔生肌) 등의 효능이 있으므로 각종의 정창종독 등의 병증을 치료할 수 있다.

임상시술

임상에 응용할 때는 먼저 환부를 생리식염수 혹은 일반 염수로 깨끗이 씻어내고 소독된 면봉으로 수분을 완전히 닦아낸 뒤에 위의 고약을 붙이고 거즈나 반창고 등으로 덮고 고정시켜주되 매일 1회씩 교환하여 발라준다.[344]

---

344) 신민교 : 임상본초학, 도서출판 영림사, pp.172-175, 180-182, 301-304, 402-407, 469-470, 517-518, 598-600, 724-726, 739-741, 744-746, 785-787, 819-821, 2002.

참고 및 주의사항

정창종독은 병인(病因)이 화독(火毒)이므로 청열해독(淸熱解毒)법을 중용함이 좋으며 소창(小瘡)이라고 무시하여서는 절대로 안 된다. 또한 눌러서 짜거나 혹은 정두(疔頭)에 뜸을 떠서도 안 되며 또한 신열성의 약물이나 자극성 음식 또는 주류(酒類)와 비린생선 등을 복용하여도 안 된다. 왜냐하면 화독(火毒)이 점점 심하게 되기 때문이다.

이 처방은 정창종독이 파궤(破潰)되기 전에는 발독으로 소종지통(消腫止痛)하고 이미 파궤(破潰)된 때는 발독투농(拔毒透膿)작용을 한다.

치료방 2

처 방

창이충 지마유 적당량(별).

조제법

위의 창이충을 잡아서 적당량의 지마유 속에 담가두었다가 지마유액을 사용한다.

효능 및 주치

이 처방은 사화해독(解毒), 소종지통(消腫止痛) 등의 효능이 있으므로 정창종독 등의 병증을 치료할 수 있다.

임상시술

임상에 응용할 때는 먼저 환부를 생리식염수 혹은 일반 염수로 깨끗이 씻어내고 소독된 면봉으로 수분을 완전히 닦아낸 뒤에 위의 지마유액을 바르고 거즈로 덮고 부착포 등으로 고정시켜주되 매일 4회씩 발라준다.[345]

참고 및 주의사항

위의 약물은 오래 묵은 것일수록 효과가 더욱 양호하다는 것을 참고하기 바란다.

정창종독의 경증일 때는 위의 지마유액만을 발라도 좋지만 중증일 때는 내복약인 가미오미소독음(금은화 15g 포공영 복령 각 12g 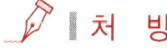 (국화) 자화지정 연교 적작약 각 9g 대황(후하) 감초 각 6g)을 겸복하면 더욱 좋다.

치료방 3

처 방

대황 망초 각 200g 용뇌(빙편) 20g 식초 적당량.

조제법

먼저 대황 망초 용뇌(빙편)을 함께 고운 가루로 만들고 여기에

---

345) 신민교 : 임상본초학, 도서출판 영림사, pp.172-175, 242-244, 336, 343-345, 411-412, 431-432, 439-440, 445-446, 649-652, 785-787, 2002.

적당량의 식초를 넣고 고르게 반죽하여 사용한다.

✅ 효능 및 주치

이 처방은 청열해독(淸熱解毒), 활혈화어(活血化瘀), 소종지통(消腫止痛) 등의 효능이 있으므로 정창종독 등의 병증을 치료할 수 있다.

임상시술

임상에 응용할 때는 먼저 환부를 생리식염수 혹은 일반 염수로 깨끗이 씻어내고 소독된 면봉으로 수분을 완전히 닦아낸 뒤에 위의 약물을 바르고 거즈로 덮고 부착포 등으로 고정시켜주되 매일 1-2회씩 발라준다.[346)347)]

치료방 4

✏️ 처 방

망초가루 500g 냉수 200g.

조제법

망초를 가루로 만들어 냉수 200g에 넣어 용해시켜 저장하고 사용한다.

---

346) 정보섭·신민교 : 도해향약대사전, 도서출판 영림사, pp.327-329, 394-395, 1990.
347) 신민교 : 임상본초학, 도서출판 영림사, pp.104-105, 608-609, 787-788, 2002.

✅ 효능 및 주치

이 처방은 청열해독(淸熱解毒), 연견산결(軟堅散結), 소종지통(消腫止痛) 등의 효능이 있으므로 정창종독과 유옹 등의 병증을 치료할 수 있다. 또한 회유의 효능도 있다.

👤 임상시술

임상에 응용할 때는 먼저 환부를 생리식염수 혹은 일반 염수로 깨끗이 씻어내고 소독된 면봉으로 수분을 완전히 닦아낸 뒤에 위의 약액을 붓이나 면봉으로 찍어서 바르되 매일 1-2회씩 발라준다.[348]

☀ 참고 및 주의사항

망초, 박초, 현명분의 3종 약물의 효능이 비록 유사하다고는 하지만 박초는 비교적 잡물이 많아 불순하며 망초는 비교적 순정하여 내복할 수 있고 현명분은 질이 더욱 순정하며 탈수되어 산제로 만들기 쉬우며 흔히 구강, 안과 등의 외용약으로 응용한다.

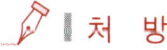

✏ 처 방

웅황 섬소 주사 각 등분, 지마유 적당량.

---

348) 신민교 : 임상본초학, 도서출판 영림사, pp.787-788, 2002.

조제법

위의 약물가운데서 웅황 섬소 주사를 함께 고운가루로 만들어 사용할 때는 지마유의 적당량을 넣고 고르게 반죽하여 묽은 고약으로 만들어 사용한다.

효능 및 주치

이 처방은 공독살충(殺蟲) 등의 효능이 있으므로 독사교상, 옹창종독, 정창악종 등의 병증을 치료할 수 있다.

임상시술

임상에 응용할 때는 먼저 환부를 생리식염수 혹은 일반 염수로 깨끗이 씻어내고 소독된 면봉으로 수분을 완전히 닦아낸 뒤에 위의 약액을 붓이나 면봉으로 찍어서 바르되 매일 1-2회씩 발라준다.[349]

참고 및 주의사항

이 처방은 맹독성이 있으므로 먹거나 눈에 들어가는 것을 방지해야 하고 특별한 주의가 필요하다.

치료방 6

처 방

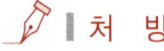

웅황 6g 모려(단) 12g 각 등분, 지마유 적당량.

---

349) 신민교 : 임상본초학, 도서출판 영림사, pp.556-557, 634-636, 859-860, 2002.

조제법

위의 약물 가운데서 웅황과 모려(단)를 함께 고운 가루로 만들어 적당량의 지마유로 고르게 혼합하여 사용한다.

효능 및 주치

이 처방은 공독수렴(收斂) 등의 효능이 있으므로 정독(疔毒)초기의 흔홍종독(焮紅腫痛) 등의 병증을 치료할 수 있다.

임상시술

임상에 응용할 때는 먼저 환부를 생리식염수 혹은 일반 염수로 깨끗이 씻어내고 소독된 면봉으로 수분을 완전히 닦아낸 뒤에 위의 약액을 붓이나 면봉으로 찍어서 바르되 매일 1-2회씩 발라준다.[350]

참고 및 주의사항

이 처방은 맹독성이 있으므로 먹거나 눈에 들어가는 것을 방지해야 하고 특별한 주의가 필요하다.

31. 악창종독 惡瘡腫毒 치료방

처 방

진름미 식초 적당량.

---

350) 신민교 : 임상본초학, 도서출판 영림사, pp.614-615, 859-860, 2002.

조제법

먼저 진름미로 자반으로 만들어 식초로 고르게 반죽하여 사용한다.

효능 및 주치

이 처방은 해독소종(解毒消腫) 등의 효능이 있으므로 각종의 악창종독의 병증을 치료할 수 있다.

임상시술

임상에 응용할 때는 먼저 환부를 생리식염수 혹은 일반 염수로 깨끗이 씻어내고 소독된 면봉으로 수분을 완전히 닦아낸 뒤에 위의 약액을 붓이나 면봉으로 찍어서 바르되 매일 1-2회씩 발라준다.[351]

참고 및 주의사항

화본과(벼과, Gramineae)에 속한 1년생 재배식물인 메벼의 성숙한 종자, 즉 멥쌀(갱미)을 3년 이상 저장한 묵은 쌀이다. 혹은 찹쌀을 대용하기도 한다.

진름미의 이명은 진창미 · 진미 · 화미 · 노미 · 홍속 등이다.

32. 무명종독 無名腫毒 치료방

치료방 1

---

351) 신민교 : 임상본초학, 도서출판 영림사, pp.192-193, 2002.

처 방

부용엽(신선한 것) 적당량.

조제법

부용엽(신선한 것)를 깨끗한 물에 씻어서 물기를 없애고 짓찧어서 사용한다.

효능 및 주치

이 처방은 청열해독(淸熱解毒), 소종지통(消腫止痛) 등의 효능이 있으므로 옹종(癰腫)의 일종인 무명종독 등의 병증을 치료할 수 있다.

임상시술

임상에 응용할 때는 먼저 환부를 생리식염수 혹은 일반 염수로 깨끗이 씻어내고 소독된 면봉으로 수분을 완전히 닦아낸 뒤에 위의 약물을 붙이고 거즈로 덮고 붕대나 반창고로 고정시켜주되 매일 1-2회씩 교환하여 붙여준다.[352]

치료방 2

처 방

총백 봉밀 적당량.

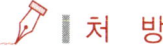
352) 신민교 : 임상본초학, 도서출판 영림사, pp.418-419, 2002.

조제법

위의 약물을 함께 짓찧어 진흙같이 만들어 사용한다.

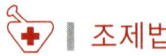 효능 및 주치

이 처방은 해독(解毒), 화어(化瘀), 소종(消腫) 등의 효능이 있으므로 무명종독, 옹저창절 등의 화농성 감염을 치료할 수 있다.

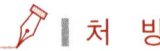 임상시술

임상에 응용할 때는 먼저 환부를 생리식염수 혹은 일반 염수로 깨끗이 씻어내고 소독된 면봉으로 수분을 완전히 닦아낸 뒤에 위의 약물을 붙이고 거즈로 덮고 붕대나 반창고로 고정시켜주되 매일 1-2회씩 교환하여 붙여준다.[353]

치료방 3

처 방

수분초(신선한 것) 적당량.

조제법

수분초(신선한 것)를 깨끗한 물에 깨끗이 씻어서 짓찧고 약간의 밀가루를 첨가하여 풀과 같이 만들어 사용한다.

---

353) 신민교 : 임상본초학, 도서출판 영림사, pp.183-185, 2002.

✅ 효능 및 주치

 이 처방은 소종지통(消腫止痛), 청열배농(淸熱排膿) 등의 효능이 있으므로 각종의 옹저, 창양, 무명종독 등의 병증을 치료할 수 있다.

🧍 임상시술

 임상에 응용할 때는 먼저 환부를 생리식염수 혹은 일반 염수로 깨끗이 씻어내고 소독된 면봉으로 수분을 완전히 닦아낸 뒤에 위의 약물을 붙이고 그 위를 거즈로 덮고 붕대나 반창고로 고정시켜 주되 매일 1회 혹은 격일에 1회씩 교환하여 붙여준다.[354]

33. 옹종혈종癰腫血腫 치료방

✒️ 처 방

 적소두 봉밀 각 적당량.

⚕️ 소제법

 먼저 적소두를 고운 가루로 만들고 여기에 적당량의 봉밀을 배합하여 고약으로 만들어 사용한다. 만약 봉밀이 없을 때는 깨끗한 물로 반죽하여 사용하여도 된다.

✅ 효능 및 주치

---

354) 신민교 : 임상본초학, 도서출판 영림사, pp.429, 2002.

이 처방은 청열해독(淸熱解毒), 산오혈(散惡血) 등의 효능이 있으므로 옹종(癰腫), 혈종(血腫) 및 유상(扭傷) 등의 병증을 치료할 수 있다.

임상시술

임상에 응용할 때는 먼저 환부를 생리식염수 혹은 일반 염수로 깨끗이 씻어내고 소독된 면봉으로 수분을 완전히 닦아낸 뒤에 위의 약물을 붙이고 거즈로 덮고 붕대나 반창고로 고정시켜주되 매일 1-2회씩 교환하여 붙여준다.[355]

34. 옹종창양 癰腫瘡瘍 치료방

치료방 1

처 방

황련 황백 대황 각 30g 유향 몰약 각 15g.

조제법

위의 약물을 함께 고운 가루로 만들어서 저장하고 사용한다.

효능 및 주치

이 처방은 청열해독(淸熱解毒), 소종지통(消腫止痛) 등의 효능이

---

355) 신민교 : 임상본초학, 도서출판 영림사, pp.183-185, 662-664, 2002.

있으므로 각종의 옹종창양(癰腫瘡瘍) 등의 병증을 치료할 수 있다.

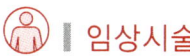
임상시술

임상에 응용할 때는 먼저 환부를 생리식염수 혹은 일반 염수로 깨끗이 씻어내고 소독된 면봉으로 수분을 완전히 닦아낸 뒤에 위의 약물 가루를 적당량의 식초를 배합하여 반죽해서 붙이고 그 위를 거즈로 덮고 붕대나 반창고로 고정시켜주되 매일 1회씩 교환하여 붙여준다.[356]

치료방 2

처 방
지황엽(신선한 것)적당량.

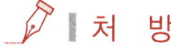
조제법

적당량의 신선한 지황의 잎을 깨끗한 물에 깨끗이 씻어서 적당한 용기 속에 넣고 깨끗한 물을 부어 약한 화력으로 달여서 여과하여 찌꺼기는 버리고 여과한 약액을 재차 적당한 용기에 붓고 오래도록 고아서 약액이 졸아서 풀과 같이 되면 이를 꺼내서 식혀 용기에 넣어 저장하고 사용한다.

효능 및 주치

---
356) 신민교 : 임상본초학, 도서출판 영림사, pp.402-407, 721-722, 729-731, 785-787, 2002.

이 처방은 청열량혈(淸熱凉血), 소종지통(消腫止痛) 등의 효능이 있으므로 각종의 옹종창양(癰腫瘡瘍) 등의 병증을 치료할 수 있다.

임상시술

임상에 응용할 때는 먼저 환부를 생리식염수 혹은 일반 염수로 깨끗이 씻어내고 소독된 면봉으로 수분을 완전히 닦아낸 뒤에 위의 약물 가루를 적당량의 식초를 배합하여 반죽해서 붙이고 그 위를 거즈로 덮고 붕대나 반창고로 고정시켜주되 매일 1회씩 교환하여 붙여주기를 연속적으로 4-5일 붙여준다.[357)358)]

치료방 3

처 방

자화지정 20g 마치현 반변련 각 15g 주조 20g.

조제법

위의 약물들은 모두 신선한 것을 채취하여 깨끗한 물로 깨끗이 씻은 다음에 함께 짓찧어 술지게미(주조) 20g을 첨가하여 고르게 혼합해서 풀과 같이 된 것을 사용한다.

효능 및 주치

---

357) 정보섭·신민교 : 도해향약식물대사전, 도서출판 영림사, pp.908-909, 1990.
358) 신민교 : 임상본초학, 도서출판 영림사, pp.248-254, 2002.

이 처방은 청열해독(淸熱解毒), 소종지통(消腫止痛) 등의 효능이 있으므로 각종의 옹종창양(癰腫瘡瘍) 등의 병증을 치료할 수 있다.

임상시술

임상에 응용할 때는 먼저 환부를 생리식염수 혹은 일반 염수로 깨끗이 씻어내고 소독된 면봉으로 수분을 완전히 닦아낸 뒤에 위의 약물을 붙이고 그 위를 거즈로 덮고 붕대나 반창고로 고정시켜 주되 매일 1회씩 교환하여 붙여준다.[359]

치료방 4

처 방

대황 망초 각 50g 오공 10마리 육신환 30알 용뇌(빙편) 2g.

조제법

먼저 대황과 오공을 함께 고운 가루로 만들고 또한 육신환과 용뇌(빙편)을 함께 고운 가루로 만들어 여기에 망초를 섞고 고르게 혼합하여 저장하고 사용한다.

효능 및 주치

이 처방은 청열해독(淸熱解毒), 소종지통(消腫止痛) 등의 효능이 있으므로 각종의 옹종창양(癰腫瘡瘍), 정창종독 등의 병증을 치료

---

359) 신민교 : 임상본초학, 도서출판 영림사, pp.417-418 420-421, 439-440, 2002.

할 수 있다.

 임상시술

임상에 응용할 때는 먼저 환부를 생리식염수 혹은 일반 염수로 깨끗이 씻어내고 소독된 면봉으로 수분을 완전히 닦아낸 뒤에 위의 약물에 냉수와 소주 혹은 고량주를 반반으로 버무려 반죽해서 붙이고 그 위를 거즈로 덮고 붕대나 반창고로 고정시켜주되 매일 1회씩 교환하여 붙여준다.[360)361)362)]

치료방 5

 처 방

백렴 연교 유향 몰약 각 32g 용뇌(빙편) 20g 백지 적작약 천화분 청대 감초 각 16g 대황 황백 각 6g.

 조제법

먼저 용뇌(빙편)을 제외한 모든 약물을 함께 고운 가루로 만들고 용뇌(빙편)을 별도로 곱게 갈아서 고르게 혼합하여 vaseline을 첨가하여 25% 농도의 연고로 만들어 저장하고 사용한다.

✓ **효능 및 주치**

---

360) 산서중의 10(4) : 35, 1994.
361) 송연주·도내귀 : 실용중성약수책, 산동과학기술출판사, p.23, 1985.
362) 신민교 : 임상본초학, 도서출판 영림사, pp.608-609, 622-623, 785-788, 2002.

이 처방은 청열해독(淸熱解毒), 소종지통(消腫止痛) 등의 효능이 있으므로 각종의 옹종창양(癰腫瘡瘍), 정창종독 등의 병증을 치료할 수 있다.

임상시술

임상에 응용할 때는 먼저 환부를 생리식염수 혹은 일반 염수로 깨끗이 씻어내고 소독된 면봉으로 수분을 완전히 닦아낸 뒤에 위의 약물을 붙이고 그 위를 거즈로 덮고 붕대나 반창고로 고정시켜 주되 매일 1회씩 교환하여 붙여준다.[363)364)]

치료방 6

처 방

천화분 60g 부용엽 강황 대황 황련 황백 백지 적소두 각 30g 남성 진피 창출 후박 각 12g

조제법

위의 약물을 모두 함께 섞어서 고운 가루로 만들어서 저장하고 사용한다.

효능 및 주치

---

363) 중의잡지 (8) : 30, 1992.
364) 신민교 : 임상본초학, 도서출판 영림사, pp.172-175, 242-244, 369-370, 405-407, 421-422, 431-432, 444-445, 608-609, 721-722, 724-726, 729-730, 785-787, 2002.

이 처방은 청열해독(淸熱解毒), 제습화담(除濕化痰), 활혈산결(活血散結), 소종지통(消腫止痛) 등의 효능이 있으므로 옹종(癰腫)발배, 담습유주痰濕流走), 유옹자시(乳癰痄腮), 단독소상(丹毒燒傷), 대상포진, 급성관절염 및 제반 창양종독 등의 병증을 치료할 수 있다.

임상시술

임상에 응용할 때는 먼저 환부를 생리식염수 혹은 일반 염수로 깨끗이 씻어내고 소독된 면봉 등으로 수분을 완전히 닦아낸 뒤에 각종의 옹종(癰腫), 자시(痄腮), 유옹 등의 환부가 홍종열통이 있을 경우에는 위의 약물 가루를 차가운 다엽수로 반죽하여 붙이고 그 위를 거즈로 덮고 붕대나 반창고로 고정시켜주되 매일 1회씩 교환하여 붙여준다. 다만 탕화상인 경우에는 위의 약물 가루를 지마유로 반죽하여 붙이되 처리는 위와 같다.[365)366)]

치료방 7

처 방
부용엽 택사엽 대황 황백 황련 황금 각 등분.

조제법
위의 약물을 함께 고운 가루로 만들어 vaseline 20%를 넣고 고르

---

365) 사천중의 (3) : 59, 1983.
366) 신민교 : 임상본초학, 도서출판 영림사, pp.369-371, 402-407, 418-419, 469-470, 517-518, 598-600, 662-664, 724-726, 744-747, 785-787, 2002.

게 혼합하여 묽은 연고로 만들어 저장하고 사용한다.

✔ 효능 및 주치

이 처방은 청열해독(淸熱解毒), 활혈화어(活血化瘀), 소종지통(消腫止痛) 등의 효능이 있으므로 각종의 창양종독, 절종(癤腫) 등의 병증을 치료할 수 있다.

임상시술

임상에 응용할 때는 먼저 환부를 생리식염수 혹은 일반 염수로 깨끗이 씻어내고 소독된 면봉 등으로 수분을 완전히 닦아낸 뒤에 위의 약물을 붙이고 그 위를 거즈로 덮고 붕대나 반창고로 고정시켜주되 매일 1회씩 교환하여 붙여준다.[367]

치료방 8

처 방

황련 황백 황금 대황 강황 포황 각 등분 주정 적당량.

조제법

위의 약물을 함께 고운 가루로 만들어 저장하고 사용한다.

✔ 효능 및 주치

---
367) 신민교 : 임상본초학, 도서출판 영림사, pp.400-407, 418-419, 785-787, 2002.

이 처방은 청열해독(淸熱解毒), 화어소종(化瘀消腫) 등의 효능이 있으므로 피부파손, 옹종열통(癰腫熱痛), 절종(癤腫), 봉와직염(蜂蝸織炎) 등의 병증을 치료할 수 있다.

임상시술

임상에 응용할 때는 먼저 환부를 생리식염수 혹은 일반 염수로 깨끗이 씻어내고 소독된 면봉 등으로 수분을 완전히 닦아낸 뒤에 위의 약물 적당량에 50% 주정을 넣고 고르게 반죽하여 붙이고 그 위를 거즈로 덮고 붕대나 반창고로 고정시켜주되 매일 1-2회씩 교환하여 붙여준다.[368]

참고 및 주의사항

특히 위의 처방에서 황련 황백 황금 대황은 청열해독(淸熱解毒) 효능이 좋으며 또한 강황과 포황은 활혈화어(活血化瘀) 효능이 양호하므로 상술한 모든 질환에 임상적 효과가 비교적 좋다.

치료방 9

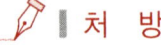 처 방

상륙 50g 소금 적당량.

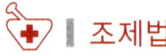 조제법

---

368) 신민교 : 임상본초학, 도서출판 영림사, pp.400-407, 418-419, 785-787, 2002.

신선한 상륙과 식염을 혼합하여 짓찧어 사용한다.

✓ 효능 및 주치

이 처방은 소종독(消腫毒) 등의 효능이 있으므로 옹종창양(癰腫瘡瘍) 종독 등의 병증을 치료할 수 있다.

임상시술

임상에 응용할 때는 먼저 환부를 생리식염수 혹은 일반 염수로 깨끗이 씻어내고 소독된 면봉 등으로 수분을 완전히 닦아낸 뒤에 위의 약물 적당량에 50% 주정을 넣고 고르게 반죽하여 붙이고 그 위를 거즈로 덮고 붕대나 반창고로 고정시켜주되 매일 1-2회씩 교환하여 붙여준다.[369]

치료방 10

처 방

파두 유향 몰약 목별자 피마자 각 등분.

조제법

위의 약물을 함께 짓찧어서 사용한다.

✓ 효능 및 주치

---

[369] 신민교 : 임상본초학, 도서출판 영림사, pp.794-795, 815-816, 2002.

이 처방은 부식(腐蝕), 소종(消腫) 등의 효능이 있으므로 모든 창양증을 치료할 수 있는데 특히 화농되면서 궤파(潰破)되지 아니한 경우에 더욱 효과가 좋다.

임상시술

임상에 응용할 때는 먼저 환부를 생리식염수 혹은 일반 염수로 깨끗이 씻어내고 소독된 면봉 등으로 수분을 완전히 닦아낸 뒤에 위의 약물 적당량에 50% 주정을 넣고 고르게 반죽하여 붙이고 그 위를 거즈로 덮고 붕대나 반창고로 고정시켜주되 매일 1-2회씩 교환하여 붙여준다.[370]

참고 및 주의사항

중독증으로 국소 소작감(燒灼感), 발염(發炎) 등의 병증이 나타나며, 눈에 들어가면 결막이나 각막의 부식이 발생하게 되므로 깊은 주의가 요구된다.

35. 옹저癰疽 치료방

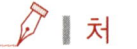

처 방

당귀 황백 강활 각 등분, 금은화즙 적당량.

---

370) 신민교 : 임상본초학, 도서출판 영림사, pp.721-722, 729-730, 798-801, 2002.

조제법

먼저 위의 당귀 황백 강활을 함께 고운 가루로 만들어 저장하고 사용한다.

 효능 및 주치

이 처방은 청열해독(淸熱解毒), 조습활혈(燥濕活血) 등의 효능이 있으므로 각종의 옹저, 창양종독 등의 병증을 치료할 수 있다.

임상시술

임상에 응용할 때는 먼저 환부를 생리식염수 혹은 일반 염수로 깨끗이 씻어내고 소독된 면봉 등으로 수분을 완전히 닦아낸 뒤에 위의 약물 적당량에 금은화즙을 넣고 고르게 반죽하여 붙이고 그 위를 거즈로 덮고 붕대나 반창고로 고정시켜주되 매일 1-2회씩 교환하여 붙여준다.[371)372)]

치료방 2

처 방

대황(생) 30g 백급 천산갑 각 9g 사향 0.3g 식초 혹은 황밀 또는 총즙 적당량.

---

371) 청·고 세징 찬, 능운붕 점교 : 양의대전, 인민위생출판사, 북경, pp.351, 1987.
372) 신민교 : 임상본초학, 도서출판 영림사, pp.236-239, 319-321, 405-407, 2002.

조제법

먼저 대황(생) 백급 천산갑 사향을 함께 고운 가루로 만들어 밀폐용기에 저장하고 사용하는데 사용할 때는 식초 혹은 황밀 또는 총즙 적당량으로 고르게 혼합해서 사용한다.

효능 및 주치

이 처방은 청열해독(淸熱解毒), 수렴지혈(收斂止血), 활혈생기(活血生肌), 소종배농(消腫排膿) 등의 효능이 있으므로 각종의 옹저, 창양종독 등의 병증을 치료할 수 있다.

임상시술

임상에 응용할 때는 먼저 환부를 생리식염수 혹은 일반 염수로 깨끗이 씻어내고 소독된 면봉 등으로 수분을 완전히 닦아낸 뒤에 위의 약물 적당량에 식초 혹은 황밀 또는 총즙을 넣고 고르게 반죽하여 붙이고 그 위를 거즈로 덮고 붕대나 반창고로 고정시켜주되 매일 1-2회씩 교환하여 붙여준다.[373)374)]

치료방 3

처 방

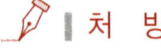

교맥분말 유황분말 각 60g.

---

373) 청·고 세징 찬, 능운봉 점교 : 양의대전, 인민위생출판사, 북경, pp.351, 1987.
374) 신민교 : 임상본초학, 도서출판 영림사, pp.493-494, 562-563, 785-787, 2002.

조제법

위의 약물을 함께 고운 가루로 만들어 청수에 고르게 혼합하여 적당한 크기의 덩어리로 만들어 햇볕에 말려서 저장하고 사용한다.

효능 및 주치

이 처방은 산옹(散癰), 살충(殺蟲) 등의 효능이 있으므로 각종의 옹저종창, 개선(疥癬) 등의 병증을 치료할 수 있다.

 임상시술

임상에 응용할 때는 먼저 환부를 생리식염수 혹은 일반 염수로 깨끗이 씻어내고 소독된 면봉 등으로 수분을 완전히 닦아낸 뒤에 위의 약물 적당량을 청수에 불린 뒤에 붙이고 그 위를 거즈로 덮고 붕대나 반창고로 고정시켜주되 매일 1-2회씩 교환하여 붙여준다.[375)376)]

치료방 4

 처 방

초오두(초) 생강(외) 각 90g 적작약(초) 천남성(외) 백지 각 30g 육계 15g.

조제법

---

375) 정보섭·신민교 : 도해향약식물대사전, 도서출판 영림사, pp.308-310, 1990.
376) 신민교 : 임상본초학, 도서출판 영림사, pp.493-494, 562-563, 785-787, 2002.

위에 약물을 함께 혼합하여 고운가루로 만들어 저장하고 사용한다.

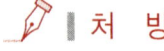 효능 및 주치

이 처방은 온통산한(溫通散寒), 산종회양(散腫回陽), 소옹활혈(消癰活血), 배농(排膿) 등의 효능이 있으므로 배저음병(背疽陰病), 파악기(破惡氣), 거풍독(祛風毒), 활사기(活死肌). 제골통(除骨痛), 소결괴(消結塊) 등의 병증을 치료할 수 있다.

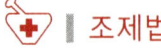 임상시술

임상에 응용할 때는 먼저 환부를 생리식염수 혹은 일반 염수로 깨끗이 씻어내고 소독된 면봉 등으로 수분을 완전히 닦아낸 뒤에 위의 약물 적당량을 뜨거운 술 적당량으로 고르게 혼합하여 붙이고 그 위를 거즈로 덮고 붕대나 반창고로 고정시켜주되 매일 1-2회씩 교환하여 붙여준다.[377)378)]

치료방 5

처 방

초오두 지모 천화분 반하 천남성 오배자(초) 부용엽 각 등분.

조제법

---

377) 청·고 세징 찬, 능운봉 점교 : 양의대전, 인민위생출판사, 북경, pp.352, 1987.
378) 신민교 : 임상본초학, 도서출판 영림사, pp.242-244, 294-295, 302-304, 308-310, 744-747, 2002.

위의 약물을 함께 고운 가루로 만들어 저장하고 사용한다.

✔ 효능 및 주치

이 처방은 소종배농(消腫排膿), 수렴산결(收斂散結) 등의 효능이 있으므로 옹저종독 등의 병증을 치료할 수 있다.

임상시술

임상에 응용할 때는 먼저 환부를 생리식염수 혹은 일반 염수로 깨끗이 씻어내고 소독된 면봉 등으로 수분을 완전히 닦아낸 뒤에 위의 약물 적당량을 밀초(蜜醋)에 버무려서 뜨겁게 볶아 붙이고 그 위를 거즈로 덮고 붕대나 반창고로 고정시켜주되 매일 1-2회씩 교환하여 붙여준다.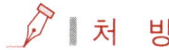

36. 절종癤腫 치료방

치료방 1

처 방

포공영 적당량.

---

379) 청·고 세징 찬, 능운봉 점교 : 양의대전, 인민위생출판사, 북경, pp.352, 1987.
380) 신민교 : 임상본초학, 도서출판 영림사, pp.302-304, 367-371, 744-747, 744-747, 828-829, 2002.

| 조제법

　포공영 마른 것을 고운 가루로 만들어서 75% 알코올로 반죽하여 사용한다.

✓ | 효능 및 주치

　이 처방은 청열해독(淸熱解毒), 소종산결(消腫散結) 등의 효능이 있으므로 다발성 절종(癤腫) 등의 병증을 치료할 수 있다.

 | 임상시술

　임상에 응용할 때는 먼저 환부를 생리식염수 혹은 일반 염수로 깨끗이 씻어내고 소독된 면봉 등으로 수분을 완전히 닦아낸 뒤에 위의 약물을 붙이고 그 위를 거즈로 덮고 붕대나 반창고로 고정시켜주되 매일 1회씩 교환하여 붙여준다.[381)382)]

치료방 2

✏ | 처　방

　황련 6g 밀랍 15g 지마유 120g.

 | 조제법

　먼저 황련을 고운 가루로 만들어 지마유에 넣고 약한 화력으로

---

381) 신중의 (4) : 9, 1980.
382) 신민교 : 임상본초학, 도서출판 영림사, pp.445-447, 2002.

오래도록 진하게 달인 뒤에 밀랍을 넣고 계속 달여 엿과 같이 달여지면 불을 끄고 서서히 냉각시켜 저장하고 사용한다.

✅ 효능 및 주치

이 처방은 청열해독(淸熱解毒), 윤조생기(潤燥生肌), 지통(止痛) 등의 효능이 있으므로 창절(瘡癤)궤양 등으로서 궤양면 및 주위피부가 암홍색으로 된 병증을 치료할 수 있다.

👤 임상시술

임상에 응용할 때는 먼저 환부를 생리식염수 혹은 일반 염수로 깨끗이 씻어내고 소독된 면봉 등으로 수분을 완전히 닦아낸 뒤에 위의 약물을 붙이고 그 위를 거즈로 덮고 붕대나 반창고로 고정시켜주되 매일 1회씩 교환하여 붙여준다.[383]

치료방 3

🖊 처 방

황련 황금 황백 각 등분.

⚕ 조제법

위의 약물을 함께 500ml의 물을 넣고 달여서 끓고 난 뒤에 5-20분 동안 방치하였다가 약액을 여과하여 따뜻할 때(40℃) 사용한다.

---

383) 신민교 : 임상본초학, 도서출판 영림사, pp.402-404, 2002.

✔ 효능 및 주치

이 처방은 청열해독(淸熱解毒), 소종지통(消腫止痛) 등의 효능이 있으므로 궤양성 창양종독(瘡瘍腫毒) 등의 병증을 치료할 수 있다.

임상시술

임상에 응용할 때는 먼저 환부를 생리식염수 혹은 일반 염수로 깨끗이 씻어내고 소독된 면봉 등으로 수분을 완전히 닦아낸 뒤에 위의 약물(40℃ 유지)에 적당량의 4-5겹의 거즈를 담가 약물을 충분히 적신 뒤에 붙이되 거즈가 식으면 재차 적셔서 붙여주되 그 위를 거즈로 덮을 필요가 없으며 매일 3-4회 교환하여 붙여준다.[384)385)]

치료방 4

처 방

부용엽 대황 적소두 각 등분.

조제법

위의 약물을 고운 가루로 만들어 적당량의 vaseline을 혼합하여 고약을 만들어 저장하고 사용한다.

✔ 효능 및 주치

---

384) 호북중의잡지 (1) : 36, 1985.
385) 신민교 : 임상본초학, 도서출판 영림사, pp.400-407, 2002.

이 처방은 산어(散瘀), 소종(消腫), 해독(解毒) 등의 효능이 있으므로 궤양성 창양종독 등의 병증을 치료할 수 있다.

 임상시술

임상에 응용할 때는 먼저 환부를 생리식염수 혹은 일반 염수로 깨끗이 씻어내고 소독된 면봉 등으로 수분을 완전히 닦아낸 뒤에 위의 약물을 붙이고 그 위를 거즈로 덮고 붕대나 반창고로 고정시켜주되 매일 1회씩 교환하여 붙여준다.[386)387)]

치료방 5

 처 방

유엽 유지 각 적당량.

 조제법

봄부터 여름까지 신선한 유엽이나 유지를 채취하여 짓찧어서 적당량의 75% 주정이나 고량주를 넣어 두고 사용한다.

✔ 효능 및 주치

이 처방은 청열해독(淸熱解毒), 수종지통(消腫止痛), 배농생기(排膿生肌) 등의 효능이 있으므로 각종 창양종독, 절종(癤腫) 등의

---

386) 상해중의약잡지 (8) : 17, 1981.
387) 신민교 : 임상본초학, 도서출판 영림사, pp.418-419, 662-664, 785-787, 2002.

화농성질환을 치료할 수 있다.

 | 임상시술

임상에 응용할 때는 먼저 환부를 생리식염수 혹은 일반 염수로 깨끗이 씻어내고 소독된 면봉 등으로 수분을 완전히 닦아낸 뒤에 위의 약물을 붙이고 그 위를 거즈로 덮고 붕대나 반창고로 고정시켜주되 매일 1회씩 교환하여 붙여준다.[388]

 | 참고 및 주의사항

또한 신선한 유엽이나 어린 싹은 적당량의 물을 붓고 2-4시간 달인 후 여과하여 농축시켜 고약을 만들고 병에 넣어 저장하면서 사용하기도 한다.

치료방 6

| 처 방

유향 경분 각 등분 피마자유 적당량.

| 조제법

먼저 위의 약물 가운데서 유향 경분을 함께 고운가루로 만들고 적당량의 피마자지마유로 고르게 반죽하여 사용한다.

---

388) 정보섭・신민교 : 도해향약대사전, 도서출판 영림사, pp.529-530, 1990.

36. 절종 치료방 • 391

✓ 효능 및 주치

이 처방은 발독배농(拔毒排膿), 거부지통(祛腐止痛) 등의 효능이 있으므로 옹저(癰疽), 창독(瘡毒), 정절종독(疔癤腫毒), 절종(癤腫) 등으로 인하여 궤양이 된 병증을 치료할 수 있다.

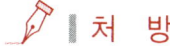 임상시술

임상에 응용할 때는 먼저 환부를 생리식염수 혹은 일반 염수로 깨끗이 씻어내고 소독된 면봉 등으로 수분을 완전히 닦아낸 뒤에 위의 약물을 붙이고 그 위를 거즈로 덮고 붕대나 반창고로 고정시켜주되 매일 1회씩 교환하여 붙여준다.[389]

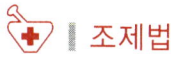 참고 및 주의사항

이 처방은 맹독성을 지니고 있으므로 눈에 들어가거나 먹어서는 절대로 안 된다. 특히 저장에 주의를 요한다.

치료방 7

🖋 처 방

해표소 황련 황백 청대 각 등분, 향유 적당량.

조제법

---

389) 신민교 : 임상본초학, 도서출판 영림사, pp.729-731, 800-801, 847-849, 2002.

위의 약물을 혼합하여 고운가루로 만들어 적당량의 향유 등으로 고르게 개서 사용한다.

✔ 효능 및 주치

이 처방은 염창(斂瘡), 생기(生肌) 등의 효능이 있으므로 창양, 습진 등으로 궤양이 되어 오래도록 유합(愈合)이 되지 않는 병증을 치료할 수 있다.

임상시술

임상에 응용할 때는 먼저 환부를 생리식염수 혹은 일반 염수로 깨끗이 씻어내고 소독된 면봉 등으로 수분을 완전히 닦아낸 뒤에 위의 약물을 발라주되 매일 1회씩 교환하여 준다.[390)391)]

참고 및 주의사항

이 처방에서 임상상 해표소(오적골)를 단방으로 사용하여도 효과가 좋다.

치료방 8

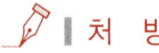

처 방

노감석 황백 활석 청대 석고 모려 각 등분 계단유 적당량.

---

390) 신민교 : 임상본초학, 도서출판 영림사, pp.402-407, 444-445, 833-834, 2002.
391) 중화본초 편찬위 : 중화본초, 상해인민출판사, 상해, pp.***, 1999.

조제법

 위의 약물 가운데서 노감석 황백 활석 청대 석고 모려 등을 함께 고운 가루로 만든 것을 계란노란자위 기름으로 고르게 개서 사용한다.

효능 및 주치

 이 처방은 수렴(收斂), 흡습(吸濕), 거부염창(去腐斂瘡) 등의 효능이 있으므로 습진, 창양불렴(瘡瘍不斂) 및 농수임리(膿水淋漓) 등의 병증을 치료할 수 있다.

임상시술

 임상에 응용할 때는 먼저 환부를 생리식염수 혹은 일반 염수로 깨끗이 씻어내고 소독된 면봉 등으로 수분을 완전히 닦아낸 뒤에 위의 약물을 발라주되 매일 1회씩 교환하여 준다.[392]

37. 욕창蓐瘡 치료방

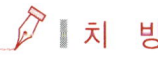

치 방

 혈갈 적당량.

---

392) 신민교 : 임상본초학, 도서출판 영림사, pp.850-851, 2002.

조제법

위의 약물을 고운 가루로 만들어 저장하고 사용한다.

✓ 효능 및 주치

이 처방은 산어(散瘀), 생신(散瘀生新), 염창(斂瘡), 생기(生肌) 등의 효능이 있으므로 욕창 등의 병증을 치료할 수 있다.

👤 임상시술

임상에 응용할 때는 먼저 환부를 생리식염수 혹은 일반 염수로 깨끗이 씻어내고 소독된 면봉 등으로 수분을 완전히 닦아낸 뒤에 위의 약물 가루를 뿌려주고 그 위를 거즈로 가볍게 덮고 붕대나 반창고로 고정시켜주되 2일에 1회씩 교환하여 뿌려준다.[393)394)]

치료방 2

 처 방

봉밀 적당량.

 조제법

좋은 봉밀을 구입하여 저온에 저장하고 사용한다.

---

393) 절강중의약잡지 (4) : 181, 1994.
394) 신민교 : 임상본초학, 도서출판 영림사, pp.861-862, 2002.

✓ 효능 및 주치

이 처방은 보중(補中), 지통(止痛), 해독(解毒), 살충(殺蟲) 등의 효능이 있으므로 오래된 욕창 등의 병증을 치료할 수 있다.

임상시술

임상에 응용할 때는 먼저 환부를 생리식염수 혹은 일반 염수로 깨끗이 씻어내고 소독된 면봉 등으로 수분을 완전히 닦아낸 뒤에 위의 약물을 직접 발라주고 그 위를 거즈로 가볍게 덮고 붕대나 반창고로 고정시켜주되 매일에 1회씩 교환하여 발라준다.[395)396)]

참고 및 주의사항

이 처방으로 사용하는 봉밀은 생용하였을 때 성량(性凉)으로 청열(淸熱)작용을 하고 또 미감(味甘)으로 완급의 효능이 있으므로 지통(止痛)을 하며 미(味)가 감완(甘緩)으로 성질(性質)이 화평(和平)하므로 해독(解毒)작용을 하게 된다. 따라서 오래된 욕창을 치료하는 효과가 현저하게 된다.

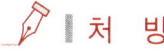

처 방

녹두 500g 고백반 250g 용뇌(빙편) 1g 저담즙(혹은 우담즙) 적당량.

---

395) 중의잡지 (5) : 58, 1992.
396) 신민교 : 임상본초학, 도서출판 영림사, pp.183-185, 2002.

조제법

먼저 녹두와 고백반을 함께 고운 가루로 만들어서 여기에 적당량의 저담즙 혹은 우담즙으로 반죽하여 음건한다. 그리고 재차 앞의 음건한 약물 매 15g에 용뇌(빙편) 1g씩을 첨가하여 고운가루로 만들어 저장하고 사용한다.

효능 및 주치

이 처방은 해독(解毒), 거부(去腐), 생기(生肌), 염창(斂瘡) 등의 효능이 있으므로 각종의 옹종(癰腫)궤양, 특히 욕창 등을 치료할 수 있다.

임상시술

임상에 응용할 때는 먼저 환부를 생리식염수 혹은 일반 염수로 깨끗이 씻어내고 소독된 면봉으로 수분을 완전히 닦아낸 뒤에 위의 약물 가루를 뿌리고(두께 약 0.2-0.5mm) 소독된 거즈로 덮고 붕대나 반창고로 고정시켜주되 매일 1-2회씩 교환하여 붙여주다가 새살이 나오면 격일로 교환하여 붙여준다.[397]

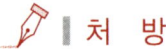

처 방

흑목이 백당 각 30g.

---

397) 신민교 : 임상본초학, 도서출판 영림사, pp.412-414, 608-609, 804-806, 2002.

조제법

먼저 흑목이를 건조하여 잡질을 제거한 뒤에 고운 가루로 만들어 백당을 고르게 혼합하여 저장하고 사용한다.

효능 및 주치

이 처방은 거부생기(去腐生肌) 등의 효능이 있으므로 옹종(癰腫) 궤양 특히 욕창 등의 병증을 치료할 수 있다.

임상시술

임상에 응용할 때는 먼저 환부를 생리식염수 혹은 일반 염수로 깨끗이 씻어내고 소독된 면봉으로 수분을 완전히 닦아낸 뒤에 위의 약물을 따뜻한 물로 반죽하여 붙이고 소독된 거즈로 덮고 붕대나 반창고로 고정시켜주되 1-2일에 1회씩 교환하여 붙여준다.[398)]

참고 및 주의사항

3개월 이상 된 4기 욕창의 경우 약 2개월의 치료기간이 걸릴 수 있다.

38. 창구불렴瘡口不斂 치료방

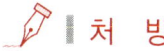 처 방

혈갈 유향 몰약 각 등분, 지마유 적당량.

---

398) 중화본초 편찬위 : 중화본초, 상해인민출판사, 상해, pp.1·509-513, 1999.

조제법

위의 약물 가운데서 먼저 혈갈 유향 몰약을 함께 고운가루로 만들어 저장하고 사용할 때는 적당량의 지마유로 고르게 혼합하여 사용한다.

효능 및 주치

이 처방은 수렴(收斂), 생기(生肌) 등의 효능이 있으므로 각종 창양종독, 욕창 등의 창구불렴(瘡口不斂)을 치료할 수 있다.

임상시술

임상에 응용할 때는 먼저 환부를 생리식염수 혹은 일반 염수로 깨끗이 씻어내고 소독된 면봉으로 수분을 완전히 닦아낸 뒤에 위의 약물을 붙이고 소독된 거즈로 덮고 붕대나 반창고로 고정시켜 주되 1-2일에 1회씩 교환하여 붙여준다.[399]

39. 농포창膿疱瘡 치료방

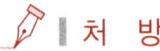

처 방

활석 석고(단) 각 12g 청대 황련 각 6g 지마유 적당량.

---

399) 신민교 : 임상본초학, 도서출판 영림사, pp.721-722, 729-730, 861-862, 2002.

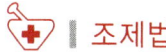 | 조제법

먼저 위 약물 가운데서 활석 석고(단) 청대 황련을 혼합하여 고운 가루로 만들고 여기에 적당량의 지마유를 첨가하여 고르게 섞어 풀과 같이 만들어 저장하고 사용한다.

✓ | 효능 및 주치

이 처방은 청열해독(淸熱解毒), 제습지통(除濕止痛) 등의 효능이 있으므로 농포창 등의 병증을 치료할 수 있다.

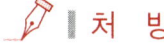 | 임상시술

임상에 응용할 때는 먼저 환부를 3%의 관화수소로 깨끗이 씻어내고 소독된 면봉 등으로 수분을 완전히 닦아낸 뒤에 위의 약물을 직접 발라주고 그 위를 거즈로 가볍게 덮고 붕대나 반창고로 고정시켜주되 매일 1회씩 교환하여 발라준다.[400)401)]

치료방 2

🖊 | 처 방

오배자 지유 각 30g 고백반 용뇌(빙편) 각 10g.

---

400) 중화본초 편찬위 : 중화본초, 상해인민출판사, 상해, pp.1·283-287, 296-301, 7·445-450, 3·213-223, 1999.
401) 신민교 : 임상본초학, 도서출판 영림사, pp.365-367, 402-404, 444-445, 672-673, 2002.

조제법

위의 약물을 함께 고운 가루로 만들어 밀폐용기 속에 넣어 저온 저장하고 사용한다.

✓ **효능 및 주치**

이 처방은 해독(解毒), 조습(燥濕), 염창(斂瘡) 등의 효능이 있으므로 농포창 등의 병증을 치료할 수 있다.

 임상시술

임상에 응용할 때는 먼저 환부를 3%의 과산화수소로 깨끗이 씻어내고 소독된 면봉 등으로 수분을 완전히 닦아낸 뒤에 위의 약물을 직접 뿌려주되 매일 조석으로 2회 교환하여 뿌려준다. 일반적으로 환부를 싸매주는 것 보다 그대로 노출시켜 두는 것이 더욱 좋다.[402)403)]

40. 좌창 座瘡=面疱 치료방

치료방 1

✏️ **처 방**

토사자 30g.

---

402) 중의잡지 (6) : 346, 1995.
403) 신민교 : 임상본초학, 도서출판 영림사, pp.511-513, 608-609, 804-806, 828-829, 2002.

▌조제법

위의 약물에 깨끗한 물 500ml를 넣고 달여서 300ml가 되도록 만들어서 저온에 저장하고 사용한다.

✅ ▌효능 및 주치

이 처방은 청열해독(淸熱解毒), 거간증백(去䶢增白) 등의 효능이 있으므로 위의 좌창(면포, 분자) 등의 병증을 치료할 수 있다.

 ▌임상시술

임상에 응용할 때는 먼저 환부를 생리식염수 혹은 일반 염수로 깨끗이 씻어내고 소독된 면봉 등으로 수분을 완전히 닦아낸 뒤에 위의 약물을 따뜻하게 데워서 직접 발라주거나 씻어주되 매일에 2회씩 한다.[404)405)]

치료방 2

🖊 ▌처 방

대황 유황 황금 백렴 백지 단삼 고삼 방풍 백과 패모 백강잠 백부자 연교 반하 포공영 감초 각 등분.

 ▌조제법

---

404) 절강중의잡지 (4) : 179, 1996.
405) 신민교 : 임상본초학, 도서출판 영림사, pp.226-227, 2002.

위의 약물 가운데서 유황을 제외하고 모두 함께 달여서 50%로 농축시킨 농축액 30ml 당 유황 5g을 첨가하여 재차 vaseline 100g을 넣고 고르게 혼합하여 저장하고 사용한다.

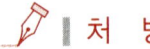 효능 및 주치

이 처방은 청열해독(淸熱解毒), 살충(殺蟲), 화어산결(化瘀散結), 배농염창(排膿斂瘡) 등의 효능이 있으므로 위의 좌창(면포, 분자) 등의 병증을 치료할 수 있다.

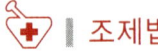 임상시술

임상에 응용할 때는 먼저 환부를 생리식염수 혹은 일반 염수로 깨끗이 씻어내고 소독된 면봉 등으로 수분을 완전히 닦아낸 뒤에 위의 약물을 발라주되 매일 2-3회 발라준다.

치료방 3

처 방

황백 100g 황금 생지황 포공영 각 50g.

조제법

---

406) 사천중의 (7) : 139, 1993.
407) 신민교 : 임상본초학, 도서출판 영림사, pp.172-175, 326-327, 394-396, 400-402 421-422, 431-432, 445-447, 519-521, 619-620, 724-726, 739-741, 763-765, 770-771, 785-787, 819-821, 860-861, 2002.

위의 약물을 함께 고운 가루로 만들어서 여기에 lanoline과 vaseline 1,000g을 혼합하여 고르게 섞어서 저장하고 사용한다.

✅ 효능 및 주치

이 처방은 청열해독(淸熱解毒), 조습사화(燥濕瀉火) 등의 효능이 있으므로 좌창(면포, 분자) 등의 병증을 치료할 수 있다.

임상시술

임상에 응용할 때는 먼저 환부를 생리식염수 혹은 일반 염수로 깨끗이 씻어내고 소독된 면봉 등으로 수분을 완전히 닦아낸 뒤에 위의 약물을 고르게 발라주고 재차 석고분을 45℃의 따뜻한 물로 개서 풀을 만들어 콧구멍을 제외한 부분에 덧 발라주었다가 석고가 식으면 떼어내되 매일 1회 발라준다.[408)409)]

치료방 4

처 방

대황 자초 각 등분 유채유 적당량.

조제법

먼저 위의 대황과 자초를 고운 가루로 만들어서 유채유로 반죽하

---

408) 합서중의 17(11) : 492, 1996.
409) 신민교 : 임상본초학, 도서출판 영림사, pp.252-253, 400-402, 405-407, 445-447, 2002.

✔ 효능 및 주치

이 처방은 사화해독(瀉火解毒), 청리습열(淸利濕熱) 등의 효능이 있으므로 좌창(면포, 분자) 등의 병증을 치료할 수 있다.

임상시술

임상에 응용할 때는 먼저 환부를 생리식염수 혹은 일반 염수로 깨끗이 씻어내고 소독된 면봉 등으로 수분을 완전히 닦아낸 뒤에 위의 약물을 고르게 발라주되 매일 2회 발라준다.[410)411)]

41. 주사비 酒渣鼻 치료방

치료방 1

처 방
석고(생) 대황(생) 각 등분.

조제법
위의 약물을 함께 고운 가루로 만들어서 저장하고 사용한다.

---

410) 중화본초 편찬위 : 중화본초, 상해인민출판사, 상해, pp.2·708-722, 6·525-531, 1999.
411) 신민교 : 임상본초학, 도서출판 영림사, pp.391-392, 785-787, 2002.

효능 및 주치

이 처방은 사폐(瀉肺), 청열(淸熱) 등의 효능이 있으므로 주사비 등의 병증을 치료할 수 있다.

임상시술

임상에 응용할 때는 먼저 환부를 생리식염수 혹은 일반 염수로 깨끗이 씻어내고 소독된 거즈 등으로 수분을 완전히 닦아낸 뒤에 위의 약물 적당량을 취하여 고량주로 반죽하여 풀 상태로 만들어 붙여주되 2-3시간 동안 붙여주되 매일 저녁 잠자기 전에 붙여주고 아침에 제거하여준다.[412][413]

치료방 2

처 방

황백 대황 각 5g 유황 청대 각 4g 진주 경분 각 1g 저지유 적당량.

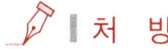

조제법

먼저 황백과 대황을 고운 가루로 만들고 유황과 청대, 진주, 경분을 함께 고운 가루로 만든 것을 혼합한 뒤에 적당량의 저지유를 넣고 고르게 섞어 저장하고 사용한다.

---

412) 중화본초 편찬위 : 중화본초, 상해인민출판사, 상해, pp.1·296-302, 2·708-722, 1999.
413) 신민교 : 임상본초학, 도서출판 영림사, pp.365-367, 785-787, 2002.

✓ 효능 및 주치

이 처방은 사폐(瀉肺), 청열(淸熱) 등의 효능이 있으므로 각종의 주사비 등의 병증을 치료할 수 있다.

임상시술

임상에 응용할 때는 먼저 환부를 생리식염수 혹은 일반 염수로 깨끗이 씻어내고 소독된 거즈 등으로 수분을 완전히 닦아낸 뒤에 위의 약물 적당량을 취하여 고량주로 반죽하여 풀 상태로 만들어 붙여주되 매일 3-4회 교환하여 붙여주고 10회를 주기로 시술하여준다.[414]

참고 및 주의사항

이 처방은 맹독성을 지니고 있으므로 사용할 때 입이나 눈에 들어가지 않도록 절대적인 주의가 필요하다.

이 처방에서는 좋은 저지(豬脂)를 오래도록 끓여서 받아내 냉각시켜 보관한 저지유를 사용한다.

42. 혈전血栓·정맥류靜脈瘤 치료방

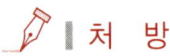

처 방

---

414) 신민교 : 임상본초학, 도서출판 영림사, pp.785-788, 839-840, 2002.

와우(활) 적당량.

조제법
살아 있는 달팽이를 껍질과 함께 짓찧어서 사용한다.

효능 및 주치
이 처방은 청열해독(清熱解毒), 통경활락(通經活絡), 거부생기(祛腐生肌) 등의 효능이 있으므로 혈전폐색성 맥관염(말초동맥 혈전증), 정맥류 등의 병증을 치료할 수 있다.

임상시술
임상에 응용할 때는 먼저 환부를 생리식염수 혹은 일반 염수로 깨끗이 씻어내고 소독된 면봉 등으로 수분을 완전히 닦아낸 뒤에 위의 약물을 붙여주고 그 위를 젖은 거즈나 하엽(荷葉)으로 감고 부착포 등으로 고정시켜주되 매 1-2일에 1회씩 교환하여 붙여준다.[415)416)]

참고 및 주의사항
일반적으로 5-6회 시술하면 궤양부위가 유합되며 동맥박동이 회복된다.

---

415) 시호 : 강서중의약, (4)50, 1982.
416) 중화본초 편찬위 : 중화본초, 상해인민출판사, 상해, pp.9·59-62, 1999.

치료방 2

 처 방

오배자 750g 오공 10마리 봉밀 180g 식초 2500ml.

 조제법

먼저 위의 약물가운데서 오배자와 오공을 함께 고운 가루로 만들고 여기에 봉밀과 식초를 넣고 고르게 반죽하여 고약을 만들어 저장하고 사용한다.

 효능 및 주치

이 처방은 공독산결(攻毒散結), 통경지통(止痛), 소염지통(消炎止痛), 수렴(收斂) 등의 효능이 있으므로 혈전폐색성 맥관염(혹은 정맥류) 등의 병증을 치료할 수 있다.

 임상시술

임상에 응용할 때는 먼저 환부를 생리식염수 혹은 일반 염수로 깨끗이 씻어내고 소독된 면봉 등으로 수분을 완전히 닦아낸 뒤에 위의 약물을 붙여주고 그 위를 거즈나 붕대로 감고 부착포 등으로 고정시켜주되 매 1-2일에 1회씩 교환하여 붙여준다.[417)418)]

 참고 및 주의사항

---

417) 상민의 : 실용항암중초약, 중국의약과기출판사, 북경, pp.125-127, 1996.
418) 신민교 : 임상본초학, 도서출판 영림사, pp.183-185, 622-623, 828-829, 2002.

이 처방은 금속 용구를 사용하는 것은 좋지 못하다.

치료방 3

처 방
노회 20g 초장초 10g 용뇌 소허.

조제법
위의 약물을 함께 짓찧어 사용한다.

효능 및 주치
이 처방은 청열해독(淸熱解毒), 활혈화어(活血化瘀), 통락지통(通絡止痛) 등의 효능이 있으므로 혈어형(血瘀型)의 혈전폐색성 맥관염의 환부 자홍색(紫紅色) 혹은 암홍색(暗紅色), 지속적 동통, 야간극심, 정맥염 수반 등의 병증을 치료할 수 있다.

임상시술
임상에 응용할 때는 먼저 환부를 생리식염수 혹은 일반 염수로 깨끗이 씻어내고 소독된 면봉 등으로 수분을 완전히 닦아낸 뒤에 위의 약물을 붙여주고 그 위를 거즈나 붕대로 감고 부착포 등으로 고정시켜주되 매일 1회씩 교환하여 붙여준다.[419)420)]

---

419) 진배룡 : 중의외치잡지, (1)9, 1998.
420) 신민교 : 임상본초학, 도서출판 영림사, pp.608-609, 684-685, 783-785, 2002.

참고 및 주의사항

이 처방은 30일을 1요정으로 하며 조기에는 냉부법, 후기에는 열부법(가열하여 붙임)을 사용하는 것이 좋다.

치료방 4

처 방
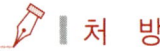
용뇌 50g 혈갈 홍화 황백 각 10g 황금 6g.

조제법

위의 약물을 함께 고운 가루로 만들어 75% 알코올 150ml속에 넣고 24시간 침포한 뒤에 여과하여 여액을 밀폐용기에 저장하고 사용한다.

효능 및 주치

이 처방은 청열지통(淸熱止痛), 활혈화어(活血化瘀), 항균소염(抗菌消炎) 등의 효능이 있으므로 혈어형(血瘀型)의 혈전성 정맥염(정맥곡창 혹은 맥관염 초기), 혈전폐색성 맥관염의 환부 자홍색(紫紅色) 혹은 암홍색(暗紅色), 지속적 동통, 야간극심, 정맥염 수반 등의 병증을 치료할 수 있다.

임상시술

임상에 응용할 때는 먼저 환부를 생리식염수 혹은 일반 염수로 깨끗이 씻어내고 소독된 면봉 등으로 수분을 완전히 닦아낸 뒤에 위의 약액을 발라 주되 매일 2-3회씩 발라 준다.[421]

참고 및 주의사항
이 처방은 민간 경험방이다.

치료방 5

처 방
초오두 건강 각 10g 부자 세신 각 6g 식초 적당량.

조제법
위의 약물가운데서 식초를 제외한 모든 약물을 함께 고운가루로 만들어 사용하며 사용할 때는 적당량을 취하여 식초에 고르게 혼합하여 사용한다.

효능 및 주치
이 처방은 온경산한(溫經散寒), 소종지통(消腫止痛) 등의 효능이 있으므로 허한형의 혈전폐색성 맥관염환부 발냉(發冷), 피부창백, 건조, 종창 등의 병증을 치료할 수 있다.

임상시술

---

421) 신민교 : 임상본초학, 도서출판 영림사, pp.400-402, 534-535, 608-609, 861-862, 2002.

임상에 응용할 때는 먼저 환부의 족장심(足掌心)을 생리식염수 혹은 일반 염수로 깨끗이 씻어내고 소독된 면봉 등으로 수분을 완전히 닦아낸 뒤에 위의 약물을 붙여 주되 매일 2회 교환하여 준다.[422]

참고 및 주의사항

이 처방은 민간 경험방이다.

43. 아장풍鵝掌風 치료방

치료방 1

처 방

노감석 50g 용골 40g 유황 30g 용뇌(빙편) 20g 경분 10g 식초 적당량.

조제법

먼저 용골 용뇌(빙편) 경분을 함께 고운 가루로 만들고 재차 여기에 유황과 노감석을 혼합하여 적당량의 vaseline 혹은 식초를 넣어 고약을 만들어서 저장하고 사용한다.

효능 및 주치

---
422) 신민교 : 임상본초학, 도서출판 영림사, pp.293-294, 298-303, 327-329, 2002.

이 처방은 살충(殺蟲), 해독(解毒), 지양(止痒) 등의 효능이 있으므로 양 손바닥의 반복적인 수포, 탈설(脫屑), 소양(瘙痒) 등이 나타나는 아장풍 등의 병증을 치료할 수 있다.

임상시술

임상에 응용할 때는 먼저 삼능침으로 양측의 손바닥에 생긴 수포를 터뜨린 뒤에 생리식염수 혹은 일반 염수로 깨끗이 씻어내고 소독된 거즈 등으로 수분을 완전히 닦아낸 뒤에 위의 약물을 발라주되 매일 3회 정도 발라준다.[423]

참고 및 주의사항

이 처방은 유황이나 경분이 들어 있어 유독하므로 노출된 환부에 자극성이 크게 되므로 고약을 만들 때 분량에 대하여 엄격한 주의가 필요하며 특히 약물이 눈이나 입으로 들어가지 않도록 주의하여야 한다.

치료방 2

처 방

활석 200g 용뇌(빙편) 100g 노감석 60g 청대 황련분(粉) 각 40g 식초 적당량.

---

423) 신민교 : 임상본초학, 도서출판 영림사, pp.608-609, 847-851, 860-861, 2002.

조제법

먼저 활석 청대 노감석 황련분을 함께 고운 가루로 만들고 별도로 만든 용뇌(빙편) 가루를 고르게 혼합하고 저장하고 사용한다.

 효능 및 주치

이 처방은 이수통림(利水通淋), 거습렴창(祛濕斂瘡) 등의 효능이 있으므로 습진, 아장풍 등의 병증을 치료할 수 있다.

 임상시술

임상에 응용할 때는 먼저 삼능침으로 양측의 손바닥에 생긴 수포를 터뜨린 뒤에 생리식염수 혹은 일반 염수로 깨끗이 씻어내고 소독된 거즈 등으로 수분을 완전히 닦아낸 뒤에 위의 약물 적당량을 취하여 식초를 적당히 첨가하고 반죽하여 발라주되 매일 3-4회 정도 발라주되 10일을 주기로 발라준다.[424]

치료방 3

처 방

밀타승 120g에 고백반 60g 경분 15g 용뇌(빙편) 9g.

조제법

---

424) 신민교 : 임상본초학, 도서출판 영림사, pp.402-404, 444-445, 608-609, 672-673, 850-851, 2002.

위의 약물을 함께 고운 가루로 만들어 밀폐용기에 저장하고 사용한다.

✓ 효능 및 주치

이 처방은 수삽지한(收澁止汗) 등의 작용을 하므로 수족다한(手足多汗)으로 인한 아장풍과 호취(狐臭) 등의 병증을 치료할 수 있다.

임상시술

임상에 응용할 때는 먼저 삼능침으로 양측의 손바닥에 생긴 수포를 터뜨린 뒤에 생리식염수 혹은 일반 염수로 깨끗이 씻어내고 소독된 거즈 등으로 수분을 완전히 닦아낸 뒤에 위의 약물 적당량을 취하여 문질러주며 액취의 경우에는 위의 약물에 식초를 적당히 첨가하고 반죽하여 발라주되 매일 3-4회 정도 발라주기를 10일을 주기로 발라준다.[425]

참고 및 주의사항

이 처방은 맹독성을 지니고 있으므로 입이나 눈에 들어가지 않게 특별한 주의가 필요하다.

44. 다한多汗 치료방

처 방

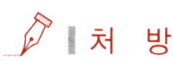: 신민교 : 임상본초학, 도서출판 영림사, pp.847-849, 852-853, 2002.

오배자 백반 각 등분.

 ▌ 조제법

위의 약물을 함께 고운 가루로 만들어 따듯한 물로 고르게 반죽하여 고약 같이 만들어 사용한다.

✓ ▌ 효능 및 주치

수렴(收斂), 지한(止汗) 등의 효능이 있으므로 자한(自汗), 도한(盜汗), 수족한(手足汗), 두한(頭汗), 액한(額汗) 등의 제한증(諸汗證)을 치료할 수 있다.

 ▌ 임상시술

임상에 응용할 때는 먼저 제부(臍部)의 신궐혈(神厥穴) 주위를 생리식염수 혹은 일반 염수로 깨끗이 씻어내고 소독된 거즈 등으로 수분을 완전히 닦아낸 뒤에 위의 약물 적당량을 취하여 붙여주고 가제 등으로 고정시키고 부착포로 감싸주되 격일(隔日)로 붙여준다.[426)427)]

45. 반독 班禿 치료방

치료방 1

---

426) 중국중의내과학회 : 임상중의내과학, 북경출판사, 중국 북경, pp.1271-1279, 1994.
427) 신민교 : 임상본초학, 도서출판 영림사, pp.804-806, 828-829, 2002.

처 방

여로 사상자 황백 백부근 오배자 각 4.5g 반묘 3g.

조제법

위의 약물을 95% 알코올 100ml에 1주일 동안 담갔다가 여과하여 찌꺼기를 버리고 사용한다.

효능 및 주치

이 처방은 살균생발(殺菌生髮) 등의 효능이 있으므로 반독(대머리), 탈발(脫髮) 등의 병증을 치료할 수 있다.

임상시술

임상에 응용할 때는 면봉으로 약물을 찍어서 바르는데 먼저 살짝 조그만 부위에 발라보아서 반응이 심하지 않으면 머리를 삭발하고 비교적 넓게 발라도 된다. 이 약물은 매일 1-2회 바르면 좋으며 일반적으로 처음에는 홍반(紅斑)가 있다가 차츰 수포가 형성되는데 이때는 약물 바르는 것을 정지하고 새로운 피부가 형성된 뒤에 재차 발라준다.[428]

참고 및 주의사항

이 약물을 발랐을 때 수포가 발생되는 것에 대하여 염려할 필요

---

428) 신민교 : 임상본초학, 도서출판 영림사, pp.213-214, 405-407, 543-544, 737-739, 816-817, 828-829, 2002.

가 없으며 대개 수포가 소실된 뒤에 딱지가 형성되고 딱지가 탈락된 뒤에 머리카락이 새롭게 나오기 시작한다. 그러므로 수포가 발생하면 더욱 효과가 좋게 된다.

치료방 2

처 방
생강 적당량.

조제법
신선한 생강을 깨끗이 씻어서 짓찧어 사용한다.

효능 및 주치
이 처방은 온경통락(溫經通絡) 등의 효능이 있으므로 반독(대머리) 및 탈발 등의 병증을 치료할 수 있다.

임상시술
임상에 응용할 때는 먼저 환부를 생리식염수 혹은 일반 염수로 깨끗이 씻어내고 소독된 거즈 등으로 수분을 완전히 닦아낸 뒤에 위의 약물을 따뜻하게 가열하여 붙여주고 그 위를 거즈나 붕대로 감고 부착포 등으로 고정시켜주되 매 1-2일에 1회씩 교환하여 붙여준다.[429]

---

429) 신민교 : 임상본초학, 도서출판 영림사, pp.294-295, 2002.

46. 비자痱子 치료방

처 방
고삼 대황(생) 황련 각 20g 웅황 용뇌(빙편) 각 10g.

조제법
위의 약물을 함께 거친 가루로 만들어 75% 알코올 300ml에 2-3일간 담갔다가 여과하여 사용한다.

효능 및 주치
이 처방은 지양(止痒), 소비(消痱) 등의 효능이 있으므로 비자(痱子) 즉, 무더운 여름철에 좁쌀 모양의 땀띠가 얼굴, 목, 등에 심하게 나타나 가렵고 화끈거리고 아픈 것 등의 병증을 치료할 수 있다.

임상시술
임상에 응용할 때는 먼저 환부를 생리식염수 등으로 깨끗이 소독하고 물기를 제거한 뒤에 위의 약액을 면봉 등으로 찍어서 발라준다.[430]

참고 및 주의사항

---

430) 신민교 : 임상본초학, 도서출판 영림사, pp.394-396, 402-404, 608-609, 785-787, 859-860, 2002.

이 처방은 유독하므로 사용할 때 입에 들어가거나 눈에 들어가는 것을 방지해야하며 특별한 주의가 필요하다.

47. 액취腋臭 치료방

치료방 1

처 방
유황 웅황 사상자 각 6g 대황 밀타승 각 3g 경분 1.5g.

조제법
위의 약물을 함께 고운 가루로 만들어 저장하고 사용한다.

효능 및 주치
이 처방은 거풍조습(燥濕), 살충(殺蟲) 등의 효능이 있으므로 호취(狐臭), 즉 액취 등의 병증을 치료할 수 있다.

임상시술
임상에 응용할 때는 먼저 환부인 겨드랑이를 생리식염수 혹은 일반 염수로 깨끗이 씻어내고 소독된 거즈 등으로 수분을 완전히 닦아낸 뒤에 위의 약물을 적당량의 식초를 넣고 고르게 반죽하여 저녁 잠자기 전에 붙여주고 그 위를 거즈나 붕대로 감고 부착포 등으로 고정시켜주되 익일 아침에 제거하여준다.[431]

참고 및 주의사항

이 처방은 맹독하므로 사용할 때 입에 들어가거나 눈에 들어가는 것을 방지해야하며 특별한 주의가 필요하다.

치료방 2

처 방

밀타승 120g에 고백반 60g 경분 15g 용뇌(빙편) 9g.

조제법

위의 약물을 함께 고운 가루로 만들어 밀폐용기에 저장하고 사용한다.

효능 및 주치

이 처방은 수삽지한(收澁止汗) 등의 작용을 하므로 호취(狐臭)와 수족다한(手足多汗) 등의 병증을 치료할 수 있다.

임상시술

임상에 응용할 때는 먼저 환부인 겨드랑이를 생리식염수 혹은 일반 염수로 깨끗이 씻어내고 소독된 거즈 등으로 수분을 완전히 닦아낸 뒤에 위의 약물을 적당량의 식초를 넣고 고르게 반죽하여 저

---

431) 신민교 : 임상본초학, 도서출판 영림사, pp.213-214, 785-787, 847-849, 853-854, 859-861, 2002.

녁 잠자기 전에 붙여주고 그 위를 거즈나 붕대로 감고 부착포 등으로 고정시켜주되 익일 아침에 제거하여 준다.[432]

참고 및 주의사항
이 처방은 맹독하므로 사용할 때 입에 들어가거나 눈에 들어가는 것을 방지해야하며 특별한 주의가 필요하다.

48. 독사교상 毒蛇咬傷 치료방

치료방 1

처 방
계육(생) 적당량.

조제법
위의 계육(생) 사용한다.

효능 및 주치
이 처방은 익기(益氣), 발독(拔毒) 등의 효능이 있으므로 독사교상의 상구(傷口)에 붙여서 제독할 수 있다.

---

432) 신민교 : 임상본초학, 도서출판 영림사, pp.853-854, 2002.

임상시술

임상에 응용할 때는 급히 환부를 생리식염수 혹은 일반 염수로 깨끗이 씻어 소독한 뒤에 소독된 거즈 등으로 수분을 완전히 닦아 낸 뒤에 위의 생계육 적당량을 붙여주어 계육이 변색되면 교환하여주되 매일 연속으로 붙여줌으로서 독사독을 제독할 수 있다.[433]

참고 및 주의사항

여기에서 생계육이란 살아 있는 닭을 잡아서 털을 뽑아내고 내장을 제거한 뒤에 그 살코기를 취하여 사용하는 것이다.

치료방 2

처 방

청목향 백지 각 등분.

조제법

위의 약물을 함께 고운 가루로 만들어서 적당량의 식초를 혼합하여 고르게 반죽해서 고약을 만들어 사용한다.

효능 및 주치

이 처방은 해독소종(解毒消腫) 등의 효능이 있으므로 독사교상의

---

433) 중화본초 편찬위 : 중화본초, 상해인민출판사, 상해, pp.9 · 466-468, 1999.

상구(傷口)에 붙여서 제독할 수 있다.

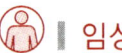 임상시술

임상에 응용할 때는 급히 환부를 생리식염수 혹은 일반 염수로 깨끗이 씻어 소독한 뒤에 소독된 거즈 등으로 수분을 완전히 닦아 낸 뒤에 위의 약물 적당량을 붙여주되 매일 2회씩 붙여줌으로서 독사독을 제독할 수 있다.[434)435)]

치료방 3

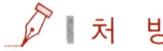 처 방

구약 금은화 포공영 연교 자화지정 각 등분 식초 적당량.

조제법

위의 약물 가운데서 먼저 구약 금은화 포공영 연교 자화지정 등을 함께 고운 가루로 만들어 적당량의 식초에 버무려서 사용한다.

효능 및 주치

이 처방은 화담산적(化痰散積), 소종해독(消腫解毒) 등의 효능이 있으므로 옹절종독(癰癤腫毒), 단독, 나력(瘰癧)결핵 또는 독사교상 등의 병증을 치료할 수 있다. 또한 각종 암종, 뇌류(腦瘤) 등의

---

434) 신민교 : 임상본초학, 도서출판 영림사, pp.724=726, 752, 2002.
435) 중화본초 편찬위 : 중화본초, 상해인민출판사, 상해, pp.3·466-469, 5·883-888, 1999.

병증에 대하여도 응용할 수 있다.

 | 임상시술

임상에 응용할 때는 급히 환부를 생리식염수 혹은 일반 염수로 깨끗이 씻어 소독한 뒤에 소독된 거즈 등으로 수분을 완전히 닦아낸 뒤에 위의 약물 적당량을 붙여주되 매일 2회씩 붙여줌으로서 독사독을 제독할 수 있다.[436]

 | 참고 및 주의사항

이 처방은 발포의 우려가 있으므로 오래도록 붙이는 것은 적당하지 못하다.

치료방 4

 | 처 방

웅황 섬소 주사 각 등분, 지마유 적당량.

| 조제법

위의 약물가운데서 웅황 섬소 주사를 함께 고운가루로 만들어 사용할 때는 지마유를 적당량 넣고 고르게 반죽하여 고약으로 만들어 사용한다.

---

436) 신민교 : 임상본초학, 도서출판 영림사, pp.411-412, 431-432, 439-440, 445-447, 849-850, 2002.

✔ 효능 및 주치

이 처방은 공독살충(攻毒殺蟲) 등의 효능이 있으므로 독사교상, 옹창종독, 정창악종 등의 병증을 치료할 수 있다.

임상시술

임상에 응용할 때는 급히 환부를 생리식염수 혹은 일반 염수로 깨끗이 씻어 소독한 뒤에 소독된 거즈 등으로 수분을 완전히 닦아 낸 뒤에 위의 약물 적당량을 붙여주되 매일 2회씩 붙여줌으로서 독사독 등의 병증을 제독할 수 있다.[437]

참고 및 주의사항

이 처방은 발포의 우려가 있으므로 오래도록 붙이는 것은 적당하지 못하다.

치료방 5

처 방

웅황 오령지 각 등분 지마유 적당량.

조제법

위의 웅황 오령지를 함께 고운 가루로 만들어 저장하고 사용한다.

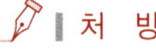

437) 신민교 : 임상본초학, 도서출판 영림사, pp.556-557, 634-636, 859-860, 2002.

✓ 효능 및 주치

이 처방은 공독살충(攻毒殺蟲) 등의 효능이 있으므로 독사교상, 옹창종독, 정창악종 등의 병증을 치료할 수 있다.

임상시술

임상에 응용할 때는 급히 환부를 생리식염수 혹은 일반 염수로 깨끗이 씻어 소독한 뒤에 소독된 거즈 등으로 수분을 완전히 닦아낸 뒤에 위의 약물 적당량을 지마유로 고르게 반죽하여 붙여주되 매일 2회씩 붙여줌으로서 독사독 등의 병증을 제독할 수 있다.[438]

참고 및 주의사항

이 처방은 맹독성의 약물이므로 먹어서는 절대로 안 되며 눈에 들어가서도 절대로 안 되고 특별한 주의가 요구된다.

---

438) 신민교 : 임상본초학, 도서출판 영림사, pp.859-860, 2002.

PART 6.
악성종양과 질환에 대한 패치임상

근대에 이르러 지구의 문명이 급진적으로 발달되면서 부수적으로 각종의 악성종양 즉, 암(癌)을 비롯한 성인병이나 난치병들이 복잡하게 나타나는 것을 볼 수 있다. 이러한 질환들은 과학이 첨단적으로 발달하였으면서도 아직 과학적으로 그 원인을 확실히 알아내지 못할 뿐만 아니라 조기진단 및 치료법이 만족할 만큼 이루어지지 못하고 있는 것이 현실이다.

그러나 과학적으로 완전히 해석할 수는 없다고 하더라도 인류의 전통적인 치료법은 오히려 좋은 결과를 나타낼 수도 있다.

앞에서도 언급하였지만 우리 인체는 장부와 경락이 상호 복잡하게 연계되고 생리적인 활동 또한 내외와 상하, 그리고 종횡으로 협동과 길항을 하면서 서로 조절하는 조화력을 지니고 있다.

그러므로 각종의 "암(癌)"이라고 이름 짓는 난치병이라고 하더라도 소화기를 통한 내복치료와 체표를 통한 패치요법으로 상호 협공토록 함으로써 약물의 약리효과가 신속히 병소에 전달되어 병독을 해소시킬 수 있다.

결과적으로는 전통약물의 패치임상을 통하여 모든 생체 기능을 정상으로 조화시켜주는 것이 이들 난치병 해소의 한 가지 새로운 기술이라고 생각한다.

  따라서 이러한 연구가 계속적으로 진행되고 국가적 차원에서 이러한 실질적인 연구의 뒷받침이 이루어진다면 인류의 성인병과 난치병퇴치에 있어서 하나의 획(劃)을 그을 수 있으리라 믿어 의심치 않는다.

1. 뇌종양腦腫瘍 치료방

치료방 1

처 방

오수유 100g 식초 적당량.

조제법

먼저 오수유를 고운 가루로 만들고 여기에 적당량의 식초를 넣고 고르게 반죽하여 사용한다.

 ### 효능 및 주치

이 처방은 이기(理氣), 산어(散瘀), 해독(解毒), 지통(止痛) 등의 효능이 있으므로 뇌암에서 나타나는 두훈두통 등의 병증을 치료할 수 있다.

 ### 임상시술

임상에 응용할 때는 먼저 양쪽 족심의 용천혈을 뜨거운 물(40℃)에 10-20분간 담갔다가 깨끗이 씻어내고 소독된 거즈 등으로 수분을 완전히 닦아낸 뒤에 위의 약물을 붙여주고 그 위를 거즈로 가볍게 덮고 붕대니 반창고로 고정시켜주되 격일로 1회씩 교환하여 붙여준다.[439)440)441)]

---

439) 상민의 : 실용항암중초약, 중국의약과기출판사, 북경, pp.151-152, 1996.
440) 중화본초 편찬위 : 중화본초, 상해인민출판사, 상해, pp.4·927-933, 1999.

치료방 2

 처 방

금전도근(혹은 전초 신선한 것) 적당량 소금 약간.

 조제법

위의 금전도근(혹은 전초 신선한 것) 적당량을 취하여 물로 깨끗이 씻은 뒤에 약간의 소금을 첨가하고 짓찧어 사용한다.

 효능 및 주치

이 처방은 거풍(祛風), 소종(消腫) 등의 효능이 있으므로 심부농종(深部膿腫), 풍습성관절염(風濕性關節炎) 및 뇌종양 등의 병증을 치료할 수 있다.

 임상시술

임상에 응용할 때는 먼저 두발을 삭발하고 생리식염수 혹은 일반 염수로 깨끗이 씻어내고 위의 약물을 붙이고 24-36시간 방치 하였다가 약물을 제거한다. 약물을 제거하면 국소에 수포가 발생되는데 이때는 소독된 침으로 찔러서 포진액을 소독면 등으로 흡수시켜 제거하고 생리식염수로 소독하여 준다.[442]

참고 및 주의사항

---

441) 신민교 : 임상본초학, 도서출판 영림사, pp.104-105, 306-308, 2002.
442) 중화본초 편찬위 : 중화본초, 상해인민출판사, 상해, p.3·202, 1999.

이 처방에 사용한 금전도는 모간과(미나리아재비과, Ranunculaceae)에 속한 다년생초질등본인 호주으아리(호주철선련, *Clematis huchounsis* T_{AMURA})의 근 혹은 전초인데 또한 하변위령선이라고도 부르는 약물로서 일반적으로 2-3회 시술하여 득효할 수 있다.

치료방 3

처 방
구약 금은화 포공영 연교 자화지정 각 등분 식초 적당량.

조제법
위의 약물 가운데서 먼저 구약 금은화 포공영 연교 자화지정 등을 함께 고운 가루로 만들어 적당량의 식초에 버무려서 사용한다.

효능 및 주치
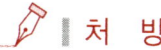
이 처방은 화담산적(化痰散積), 소종해독(消腫解毒) 등의 효능이 있으므로 각종 암종, 뇌류(腦瘤) 등의 병증을 치료할 수 있다.

임상시술
임상에 응용할 때는 먼저 두발을 삭발하고 생리식염수 혹은 일반 염수로 깨끗이 씻어내고 위의 약물을 붙이고 24-36시간 방치 하였다가 약물을 제거한다. 약물을 제거하면 국소에 수포가 발생되는데 이때는 소독된 침으로 찔러서 포진액을 소독면 등으로 흡수시켜

제거하고 생리식염수 등으로 소독하여 준다. 일반적으로 2-3회 시술하면 득효할 수 있다.[443]

2. 임파선암 淋巴腺癌 치료방

치료방 1

처 방
마전자 식초 각 적당량.

조제법
위의 마전자를 유발(乳鉢)에 넣고 식초를 첨가하여 곱게 갈아서 사용한다.

효능 및 주치
이 처방은 통경락(通經絡), 해독(解毒), 산결소종(散結消腫), 지통(止痛) 등의 효능이 있으므로 피부암 및 임파선암 등의 병증을 치료할 수 있다.

임상시술
임상에 응용할 때는 먼저 환부를 생리식염수 혹은 일반 염수로

---

443) 신민교 : 임상본초학, 도서출판 영림사, pp.411-412, 431-432, 439-440, 445-447, 849-850, 2002.

깨끗이 씻어내고 소독된 거즈 등으로 수분을 완전히 닦아낸 뒤에 위의 약물 적당량을 붙여주거나 발라주고 필요에 따라서 그 위를 거즈나 붕대로 감고 부착포 등으로 고정시켜주되 매일 1-2회씩 교환하여 붙여주거나 발라준다.[444)445)]

치료방 2

처 방
대산 적당량.

조제법
적당량의 신선한 대산을 짓찧어 사용한다.

효능 및 주치
이 처방은 살충(殺蟲), 소종(消腫), 해독(解毒) 등의 효능이 있으므로 오색(五色)의 단독과 피부암 또는 임파선암 등의 병증을 치료할 수 있다.

임상시술
임상에 응용할 때는 먼저 환부를 생리식염수 혹은 일반 염수로 깨끗이 씻어내고 소독된 거즈 등으로 수분을 완전히 닦아낸 뒤에

---
444) 섭명홍 : 치암중약급기처방, 만섭출판사, p.79, 1986.
445) 신민교 : 임상본초학, 도서출판 영림사, pp.703-705, 2002.

위의 약물 적당량을 붙여주거나 발라주고 필요에 따라서 그 위를 거즈나 붕대로 감고 부착포 등으로 고정시켜주되 매일 1-2회씩 교환하여 붙여주거나 발라준다.[446)447)]

치료방 3

처 방
남성(생) 적당량 식초 약간.

조제법
위의 생천남성 적당량을 짓찧어 약간의 식초를 첨가하고 고르게 혼합하여 사용한다.

효능 및 주치
이 처방은 조습화담(燥濕化痰), 거풍해경(祛風解痙), 산결지통(散結止痛) 등의 효능이 있으므로 임파선악성종양과 피부암 등의 병증을 치료할 수 있다.

임상시술
임상에 응용할 때는 먼저 환부를 생리식염수 혹은 일반 염수로 깨끗이 씻어내고 소독된 거즈 등으로 수분을 완전히 닦아낸 뒤에

---

446) 섭명홍 : 치암중약급기처방, 만섭출판사, pp.114-116, 1986.
447) 신민교 : 임상본초학, 도서출판 영림사, pp.839-840, 2002.

소독된 침 등으로 환부를 자락(刺絡)하고 위의 약물을 붙여주거나 발라주고 필요에 따라서 그 위를 거즈나 붕대로 감고 부착포 등으로 고정시켜주되 매일 1-2회씩 교환하여 붙여주거나 발라준다.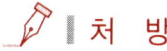

치료방 4

처 방

오배자 패모 산자고 독활 향부자(생) 각 30g 남성(생) 반하(생) 각 15g 식초 적당량.

조제법

먼저 위의 약물 가운데서 식초를 제외한 모든 약물을 함께 고운 가루로 만들어 저장하고 사용한다.

효능 및 주치

이 처방은 조습화담(燥濕化痰), 산결지통(散結止痛) 등의 효능이 있으므로 임파선악성종양과 피부암을 치료할 수 있다.

임상시술

임상에 응용할 때는 먼저 환부를 생리식염수 혹은 일반 염수로 깨끗이 씻어내고 소독된 거즈 등으로 수분을 완전히 닦아낸 뒤에

---

448) 섭명홍 : 치암중약급기처방, 만섭출판사, pp.126-129, 1986.
449) 신민교 : 임상본초학, 도서출판 영림사, pp.744-747, 2002.

소독된 침 등으로 환부를 자락(刺絡)하고 위의 약물 적당량을 취하여 적당량의 식초를 넣고 고르게 반죽하여 고약을 만들어서 붙여주거나 발라주고 필요에 따라서 그 위를 거즈나 붕대로 감고 부착포 등으로 고정시켜주되 매일 1-2회씩 교환하여 붙여주거나 발라준다.450)451)

치료방 5

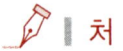 **처 방**

정력자 60g 두시 250g.

 조제법

위의 약물을 함께 짓찧어 동전 두께정도의 빈대떡모양으로 만들어 사용한다.

✔ **효능 및 주치**

이 처방은 행수소종(行水消腫) 등의 효능이 있으므로 갑상선암, 악성 임파선암(Sarcoma) 등의 병증을 치료할 수 있다.

 임상시술

---

450) 상민의 : 실용항암중초약, 중국의약과기출판사, 북경, pp.125-127, 1996.
451) 신민교 : 임상본초학, 도서출판 영림사, pp.321-322, 477-478, 572-573, 744-747, 763-765, 819-821, 828-829, 2002.

임상에 응용할 때는 먼저 환부를 생리식염수 혹은 일반 염수로 깨끗이 씻어내고 소독된 거즈 등으로 수분을 완전히 닦아낸 뒤에 위의 약물 적당량을 붙여주고 그 위에 손가락 크기의 쑥뜸 봉을 올려놓고 뜸을 떠주되 5일에 1회씩 떠준다.[452)453)]

치료방 6

처 방
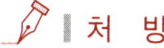
묘조초 30g 홍화 15g.

조제법
위의 약물을 고량주에 담갔다가 여과하여 여액을 사용한다.

효능 및 주치
이 처방은 활혈통경(活血通經), 거어지통(止痛), 소종(消腫), 소라(消瘰) 등의 효능이 있으므로 악성임파선암 등의 병증을 치료할 수 있다.

임상시술
임상에 응용할 때는 먼저 환부를 생리식염수 혹은 일반 염수로 깨끗이 씻어내고 소독된 거즈 등으로 수분을 완전히 닦아낸 뒤에

---

452) 상민의 : 실용항암중초약, 중국의약과기출판사, 북경, pp.62-63, 1996.
453) 신민교 : 임상본초학, 도서출판 영림사, pp.290-291, 774-775, 2002.

위의 약물을 발라주되 매일 2-3회 발라준다.[454)455)456)]

3. 갑상선암 甲狀腺癌 치료방

치료방 1

 처 방

칠고초 적당량.

 조제법

신선한 칠고초를 취하여 짓찧어서 사용한다.

✔ 효능 및 주치

이 처방은 소옹(消癰), 연견산결(軟堅散結) 등의 효능이 있으므로 옹종(癰腫), 나력(瘰癧) 및 갑상선암 등의 병증을 치료할 수 있다.

임상시술

임상에 응용할 때는 먼저 환부를 생리식염수 혹은 일반 염수로 깨끗이 씻어내고 소독된 거즈 등으로 수분을 완전히 닦아낸 뒤에

---

454) 상민의 : 실용항암중초약, 중국의약과기출판사, 북경, pp.162-163, 1996.
455) 정보섭·신민교 : 도해향약대사전, 도서출판 영림사, pp.499-500, 1990.
456) 신민교 : 임상본초학, 도서출판 영림사, pp.534-535, 2002.

위의 약물 적당량을 붙여주고 그 위를 거즈나 붕대로 감고 부착포 등으로 고정시켜주되 매일 1-2회씩 교환하여 붙여준다.[457)458)]

치료방 2

처 방
독각련(전초) 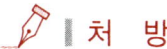 계단청 약간.

조제법
먼저 위의 독각련의 전초를 짓찧고 여기에 약간의 계란흰자위를 혼합하여 사용한다.

효능 및 주치
이 처방은 소옹(消癰), 연견산결(軟堅散結) 등의 효능이 있으므로 옹종(癰腫), 나력(瘰癧) 및 갑상선암 등의 병증을 치료할 수 있다.

임상시술
임상에 응용할 때는 먼저 환부를 생리식염수 혹은 일반 염수로 깨끗이 씻어내고 소독된 거즈 등으로 수분을 완전히 닦아낸 뒤에 위의 약물 적당량을 붙여주고 그 위를 거즈나 붕대로 감고 부착포

---

457) 상민의 : 실용항암중초약, 중국의약과기출판사, 북경, pp.137-138, 1996.
458) 정보섭·신민교 : 도해향약대사전, 도서출판 영림사, pp.359-360, 1990.

등으로 고정시켜주되 매일 1-2회씩 교환하여 붙여준다.[459]

☀️ 참고 및 주의사항

위의 독각련 전초가 없을 때는 그 덩이줄기를 사용하여도 된다.

4. 피부암 皮膚癌 치료방

치료방 1

✏️ 처 방

마전자 240g 오공 30마리 천화분 세신 각 9g 포황 백지 각 3g 자초 천산갑 웅황 각 1.5g 밀랍 60g.

조제법

먼저 마전자를 물에 삶아서 피모(皮毛)를 제거하고 지마유 300g에 마전자와 밀랍을 제외한 약물들을 함께 넣고 3-4시간 달여 여과하고 여기에 마전자를 재차 넣고 달여서 마전자가 황색으로 튀겨졌을 때(검게 타면 안 됨) 건져내고 농축시킨 뒤에 여기에 밀랍을 넣고 고르게 반죽하여 저장하고 사용한다.

✅ 효능 및 주치

이 처방은 활혈해독(活血解毒), 통경락(通經絡), 산결소종(散結消

---

459) 상민의 : 실용항암중초약, 중국의약과기출판사, 북경, pp.206-207, 1996.

腫), 지통(止痛) 등의 효능이 있으므로 각종의 피부암 등의 병증을 치료할 수 있다.

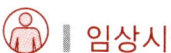 임상시술

임상에 응용할 때는 먼저 환부를 생리식염수 혹은 일반 염수로 깨끗이 씻어내고 소독된 거즈 등으로 수분을 완전히 닦아낸 뒤에 위의 약물 적당량을 붙여주거나 발라주고 필요에 따라서 그 위를 거즈나 붕대로 감고 부착포 등으로 고정시켜주되 매일 1-2회씩 교환하여 붙여주거나 발라준다.⁴⁶⁰⁾⁴⁶¹⁾

치료방 2

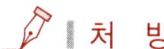 처 방

수질 망초 웅황 대황 각 등분.

조제법

위의 약물을 함께 고운 가루로 만들어 저장하고 사용한다.

효능 및 주치

이 처방은 파어통경(破瘀通經), 청리습열(淸利濕熱), 해독(解毒)

---

460) 섭명홍 : 치암중약급기처방, 만섭출판사, pp.24-25, 1986.
461) 신민교 : 임상본초학, 도서출판 영림사, pp.327-329, 369-370, 391-392, 514-515, 562-563, 622-623, 703-705, 724-726, 859-860, 2002.

등의 효능이 있으므로 생체 피부표면에 나타난 각종의 피부암 등의 병증을 치료할 수 있다.

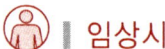 임상시술

임상에 응용할 때는 먼저 환부를 생리식염수 혹은 일반 염수로 깨끗이 씻어내고 소독된 거즈 등으로 수분을 완전히 닦아낸 뒤에 위의 약물 적당량을 식초로 반죽하여 붙여주거나 발라주고 필요에 따라서 그 위를 거즈나 붕대로 감고 부착포 등으로 고정시켜주되 매일 1-2회씩 교환하여 붙여주거나 발라준다.[462)463)]

치료방 3

 처 방

사포도근 식초 각 적당량.

 조제법

위의 신선한 사포도근을 채취하여 짓찧어서 사용한다.

✔ 효능 및 주치

이 처방은 청열해독(淸熱解毒), 거풍제습(祛風除濕), 산어파결(散瘀破結) 등의 효능이 있으므로 피부암 등의 병증을 치료할 수 있다.

---

462) 섭명홍 : 치암중약급기처방, 만섭출판사, pp.36-37, 1986.
463) 신민교 : 임상본초학, 도서출판 영림사, pp.544-545, 785-788, 859-860, 2002.

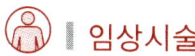 임상시술

　임상에 응용할 때는 먼저 환부를 생리식염수 혹은 일반 염수로 깨끗이 씻어내고 소독된 거즈 등으로 수분을 완전히 닦아낸 뒤에 위의 약물 적당량을 식초로 반죽하여 붙여주거나 발라주고 필요에 따라서 그 위를 거즈나 붕대로 감고 부착포 등으로 고정시켜주되 매일 1-2회씩 교환하여 붙여주거나 발라준다.[464)465)]

치료방 4

처 방
　사엽초(신선한 것) 적당량.

조제법
　위의 사엽초 신선한 것 적당량을 취하여 짓찧어서 사용한다.

효능 및 주치
　이 처방은 청열이수(淸熱利水), 해독소종(解毒消腫), 항암 등의 효능이 있으므로 피부암, 요로감염, 적백대하, 옹종, 피부창독, 수종 등의 병증을 치료할 수 있다.

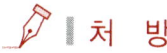 임상시술

---

464) 섭명홍 : 치암중약급기처방, 만섭출판사, pp.118-119, 1986.
465) 정보섭・신민교 : 도해향약대사전, 도서출판 영림사, pp.922-923, 1990.

임상에 응용할 때는 먼저 환부를 생리식염수 혹은 일반 염수로 깨끗이 씻어내고 소독된 거즈 등으로 수분을 완전히 닦아낸 뒤에 위의 약물 적당량을 붙여주고 필요에 따라서 그 위를 거즈나 붕대로 감고 부착포 등으로 고정시켜주되 매일 1-2회씩 교환하여 붙여준다.[466]

참고 및 주의사항

이 처방에서 사용한 사엽초는 천초과(꼭두서니과, Rubiaceae)에 속한 다년생초본인 좀네잎갈퀴(Galium gracilens Mak.)의 전초를 건조한 것인데 또한 사엽률이라고도 부르며 성미가 감평하다.

치료방 5

처 방
백굴채엽(신선한 것) 적당량.

조제법
백굴채엽(신선한 것)을 채취하여 깨끗이 씻은 뒤에 짓찧어서 즙을 내어 사용한다.

효능 및 주치
이 처방은 해독지양(解毒止痒), 요선(療癬) 등의 효능이 있으므

---

466) 섭명홍 : 치암중약급기처방, 만섭출판사, pp.150-152, 1986.

로 피부암 등의 병증을 치료할 수 있다.

 임상시술

임상에 응용할 때는 먼저 환부를 생리식염수 혹은 일반 염수로 깨끗이 씻어내고 소독된 거즈 등으로 수분을 완전히 닦아낸 뒤에 위의 약물 적당량을 발라주되 매일 2-3회 발라준다.[467)468)]

치료방 6

 처 방

천선자 식초 각 적당량.

 조제법

먼저 위의 약물 가운데 천선자를 고운 가루로 만들어 저장하고 사용한다.

✔ **효능 및 주치**

이 처방은 소종(消腫), 해독(解毒), 지통(止痛) 등의 효능이 있으므로 피부암의 표면이 견여석(堅如石)으로 미농(未膿)된 병증을 치료할 수 있다.

---

467) 섭명홍 : 치암중약급기처방, 만섭출판사, pp.200-201, 1986.
468) 신민교 : 임상본초학, 도서출판 영림사, p.723, 2002.

임상시술

임상에 응용할 때는 먼저 환부를 생리식염수 혹은 일반 염수로 깨끗이 씻어내고 소독된 거즈 등으로 수분을 완전히 닦아낸 뒤에 위의 천선자 가루 적당량을 취하여 적당량의 식초를 첨가하고 고르게 혼합하고 반죽하여 발라주되 매일 2-3회 발라준다.[469)470)]

치료방 7

처 방

신선한 상륙 적당량.

조제법

신선한 상륙 적당량을 취하여 짓찧고 여기에 약간의 소금을 첨가하여 사용한다.

효능 및 주치

이 처방은 통변행수(通便行水), 소종(消腫)독 등의 효능이 있으므로 피부암등의 병증을 치료할 수 있다.

임상시술

임상에 응용할 때는 먼저 환부를 생리식염수 혹은 일반 염수로

---

469) 상민의 : 실용항암중초약, 중국의약과기출판사, 북경, pp.6-7, 1996.
470) 중화본초 편찬위 : 중화본초, 상해인민출판사, 상해, pp.7·262-265, 1999.

깨끗이 씻어내고 소독된 거즈 등으로 수분을 완전히 닦아낸 뒤에 위의 약물 적당량을 발라주되 매일 2-3회 발라준다.[471][472]

5. 비인암鼻咽癌 치료방

치료방 1

처 방
강랑 10개 사향 약간.

조제법
위의 약물을 죽통속에 넣고 유지로 밀봉하고 측갱(厠坑, 대변구덩이) 속에 49일 동안 묻어두었다가 꺼내서 햇볕에 건조하여 약간의 사향을 넣고 고운 가루로 만들어 밀폐용기에 저장하고 사용한다.

효능 및 주치
이 처방은 소종악창(消腫惡瘡), 거비식육(祛鼻瘜肉) 등의 효능이 있으므로 비인암 등의 병증을 치료할 수 있다.

임상시술
임상에 응용할 때는 먼저 환부를 생리식염수 혹은 일반 염수로

---

471) 상민의 : 실용항암중초약, 중국의약과기출판사, 북경, pp.54-55, 1996.
472) 신민교 : 임상본초학, 도서출판 영림사, pp.794-795, 815-816, 2002.

깨끗이 씻어내고 소독된 면봉 등으로 위의 약물을 발라주되 매일 1-2회 발라준다.[473)474)]

치료방 2

처 방
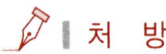
신이 6g 백지 아불식초 세신 각 3g 어뇌석 4덩이 용뇌(빙편) 4.5g.

조제법
위의 약물을 함께 고운 가루로 만들어 저장하고 사용한다.

효능 및 주치
이 처방은 소종배농(消腫排膿), 통규지통(通竅止痛) 등의 효능이 있으므로 비인암을 치료할 수 있다.

임상시술
임상에 응용할 때는 먼저 환부를 생리식염수 혹은 일반 염수로 깨끗이 씻어내고 위의 약물을 소독된 면봉에 찍어서 발라주거나 약물 가루를 직접 코로 들어 마시되 매일 1-2회 한다.[475)476)]

---

473) 섭명홍 : 치암중약급기처방, 만섭출판사, pp.32-33, 1986.
474) 신민교 : 임상본초학, 도서출판 영림사, pp.601-604, 2002.
475) 정보섭·신민교 : 도해향약대사전, 도서출판 영림사, pp.1035-1036, 1990.
476) 신민교 : 임상본초학, 도서출판 영림사, pp.327-329, 332-334, 608-609, 724-726, 2002.

치료방 3

처 방

금은화 9g 어뇌석 황백 붕사 각 6g 용뇌(빙편) 0.6g 지마유 적당량(별).

조제법

위의 약물을 함께 고운 가루로 만들어서 지마유 혹은 vaseline으로 고르게 반죽하여 고약을 만들어 저장하고 사용한다.

효능 및 주치

이 처방은 개규(開竅), 청열해독(淸熱解毒), 산열지통(散熱止痛) 등의 효능이 있으므로 비인암 등의 병증을 치료할 수 있다.

임상시술

임상에 응용할 때는 먼저 환부를 생리식염수 혹은 일반 염수로 깨끗이 씻어내고 위의 약물을 소독된 면봉에 찍어서 발라주거나 혹은 코로 직접 들어 마시되 매일 1-2회 한다.[477]

6. 아은암 牙齦癌 치료방

처 방

---

477) 신민교 : 임상본초학, 도서출판 영림사, pp.405-407, 411-412, 608-609, 854-855, 2002.

사과등 적당량.

조제법
위의 사과등(絲瓜藤)을 채취하여 음건한 것을 소존성(燒存性)으로 단탄(煅炭)을 만들어 저장하고 사용한다.

✓ 효능 및 주치
이 처방은 화혈맥(和血脉), 활근락(活筋絡), 항암(抗癌) 등의 효능이 있으므로 아은암을 치료할 수 있다.

임상시술
임상에 응용할 때는 위의 약물을 환부에 문질러서 발라주되 매일 1-2회 발라준다.[478]

7. 식도암 食道癌 치료방

치료방 1

처 방
혈갈 100g 용뇌(빙편) 10g.

---

478) 상민의 : 실용항암중초약, 중국의약과기출판사, 북경, pp.111-113, 1996.

조제법

위의 약물을 고운가루로 만들어 저장하고 사용한다.

효능 및 주치

이 처방은 청열(淸熱), 산어(散瘀), 지통(止痛) 등의 효능이 있으므로 식도암 등의 동통을 치료할 수 있다.

 임상시술

임상에 응용할 때는 먼저 환부를 생강조각으로 문질러 닦거나 혹은 따뜻한 물로 닦아낸 뒤에 위의 약물 가루를 7cm×10cm 크기의 한방부착포 위에 면봉으로 찍어서 4줄로 발라서 붙여주고 그 위를 거즈나 붕대로 감고 부착포 등으로 고정시켜주되 매일 1-2회씩 교환하여 붙여주어 통증이 제거되면 중지하고 계속 통증이 있을 때는 재차 붙여준다.[479)480)]

치료방 2

처 방

❶ 별갑 조휴 서부 각 30g 마전자 10g 패장 자충 봉출 전갈 대황 반변련 황약자 산자고 유향 몰약 각 15g.
❷ 송절유 적당량

---

479) 진동풍 : 중의외치잡지, (5) : 31, 1997.
480) 신민교 : 임상본초학, 도서출판 영림사, pp.608-609, 861-862, 2002.

❸ 용뇌(빙편) 혈갈 각 6g 오공 6마리 사향 0.5g 섬서 0.3g.

조제법

먼저 ❶의 약물을 함께 고운 가루로 만들고 여기에 ❷의 송절유를 적당히 넣고 고르게 혼합하여 풀 상태로 만들어 저장하고 별도로 ❸의 약물을 함께 고운 가루로 만들어 밀폐용기에 저장하고 사용한다.

✓ 효능 및 주치

이 처방은 청열해독(淸熱解毒), 소징산결(消癥散結), 소종지통(消腫止痛) 등의 효능이 있으므로 식도암 및 폐암 등의 동통을 치료할 수 있다.

임상시술

임상에 응용할 때는 먼저 환부를 생강조각으로 문질러 닦거나 혹은 따뜻한 물로 닦아낸 뒤에 위의 ❶❷로 만든 약물 적당량을 취하여 여기에 위의 ❸번 약물을 넣고 고르게 혼합하여 부착포 혹은 2겹의 거즈에 발라서 동통이 심한 부위를 선택하여 붙여주고 그 위를 거즈나 붕대로 감고 부착포 등으로 고정시켜주되 격일 1회씩 교환하여 붙여주되 3회를 주기로 붙여준다.[481)482)]

---

481) 장명 : 중의외치잡지, (5) : 26, 1996.
482) 신민교 : 임상본초학, 도서출판 영림사, pp.269-270, 420-421, 479-480, 548-549, 556-557, 564-565, 572-573, 578-579, 601-604, 608-609, 622-627, 693-694, 703-705, 721-722, 729-731, 785-787, 861-862, 2002.

치료방 3

처 방

감수 현호색 용뇌(빙편) 혈갈 위령선 부용 각 30g 자충 섬여피(건) 각 10g.

조제법

위의 약물을 함께 고운 가루로 만들어 부형제를 넣고 고르게 반죽하여 고약을 만들어 저장하고 사용한다.

효능 및 주치

이 처방은 청열해독(淸熱解毒), 소징산결(消癥散結), 소종지통(消腫止痛) 등의 효능이 있으므로 식도암 및 유방암 등의 동통을 치료할 수 있다.

임상시술

임상에 응용할 때는 먼저 환부를 생강조각으로 문질러 닦거나 혹은 따뜻한 물로 닦아낸 뒤에 위의 약물을 붙여주고 그 위를 거즈나 붕대로 감고 부착포 등으로 고정시켜주되 격일 1회씩 교환하여 붙여주되 3회를 주기로 붙여준다.[483)484)]

---

483) 하여명 : 중의외치잡지, (5) : 18, 1996.
484) 신민교 : 임상본초학, 도서출판 영림사, pp.418-419, 548-549, 557, 608-609, 696-698, 731-732, 789-791, 861-862, 2002.

8. 유방암 乳房癌 치료방

치료방 1

처 방
니추(혹은 니추활액) 백당 약간.

조제법
먼저 니추(미꾸라지, 활) 적당량을 잘게 썰어서 유발에 넣고 짓이긴 뒤에 백당을 조금 넣고 고르게 혼합하여 사용한다.

효능 및 주치
이 처방은 통혈맥(通血脈), 보중기(補中氣), 거습(祛濕), 소옹(消癰) 등의 효능이 있으므로 유방암을 치료할 수 있다.

임상시술
임상에 응용할 때는 먼저 환부를 생리식염수 혹은 일반 염수로 깨끗이 씻어내고 소독된 거즈 등으로 수분을 완전히 닦아낸 뒤에 위의 약물 적당량을 붙여주거나 발라주고 필요에 따라서 그 위를 거즈나 붕대로 감고 부착포 등으로 고정시켜주되 매일 1-2회씩 교환하여 붙여주거나 발라준다.[485)486)]

---
485) 섭명홍 : 치암중약급기처방, 만섭출판사, pp.56-57, 1986.
486) 중화본초 편찬위 : 중화본초, 상해인민출판사, 상해, pp.9 · 300-302, 1999.

참고 및 주의사항

이 처방은 일본의 민간치료방으로서 처방에 사용한 약물인 미꾸라지는 추어(鰍魚)라고도 부르는 것으로서 성미가 감평으로 보중기, 거습사 등의 효능이 있으며 그 활액(滑液)은 소옹(消癰)의 효능이 있어 당뇨병, 양기부족, 전염성간염, 치질, 개선(疥癬) 등의 병증을 치료할 수 있다.

치료방 2

처 방
무화과 지마유 각 적당량.

조제법
먼저 무화과를 고운 가루로 만들어서 적당량의 지마유로 반죽하여 저장하고 사용한다.

효능 및 주치
이 처방은 청열해독(淸熱解毒), 소종(消腫) 등의 효능이 있으므로 일체무명종독, 유결(乳結), 유방암 등의 동통을 치료할 수 있다.

임상시술
임상에 응용할 때는 먼저 환부를 생리식염수 혹은 일반 염수로 깨끗이 씻어내고 소독된 거즈 등으로 수분을 완전히 닦아낸 뒤에 위의 약물 적당량을 붙여주거나 발라주고 필요에 따라서 그 위를 거즈나 붕대로 감고 부착포 등으로 고정시켜주되 매일 1-2회씩 교환하여 붙여주거나 발라준다.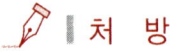

치료방 3

처 방
목서 적당량.

조제법
위의 신선한 목서를 잘게 썰어서 고운 갈아 사용한다.

효능 및 주치
이 처방은 해독(解毒), 소종(消腫), 항암(抗癌) 등의 효능이 있으므로 각종의 암병 동통을 치료할 수 있으나 주로 유방암 등의 동통을 치료할 수 있다. 이 약물은 유독하여 내복을 삼가야 한다.

임상시술
임상에 응용할 때는 먼저 환부를 생리식염수 혹은 일반 염수로 깨끗이 씻어내고 소독된 거즈 등으로 수분을 완전히 닦아낸 뒤에

---

487) 섭명홍 : 치암중약급기처방, 만섭출판사, pp.166-167, 1986.
488) 난 무 : 전남본초(二), 운남인민출판사, 중국 운남, pp.226-228, 1977.
489) 신민교 : 임상본초학, 도서출판 영림사, pp.419-421, 2002.

위의 약물 적당량을 붙여주거나 발라주고 필요에 따라서 그 위를 거즈나 붕대로 감고 부착포 등으로 고정시켜주되 매일 1-2회씩 교환하여 붙여주거나 발라준다.[490][491]

치료방 4

처 방
수선근 적당량.

조제법
신선한 수선근의 적당량을 취하여 짓찧어서 사용한다.

효능 및 주치
이 처방은 소옹(消癰), 배농(排膿) 등의 효능이 있으므로 유방암 및 피부암 등의 동통을 치료할 수 있다.

임상시술
임상에 응용할 때는 먼저 환부를 생리식염수 혹은 일반 염수로 깨끗이 씻어내고 소독된 거즈 등으로 수분을 완전히 닦아낸 뒤에 위의 약물 적당량을 붙여주거나 발라주고 필요에 따라서 그 위를 거즈나 붕대로 감고 부착포 등으로 고정시켜주되 매일 1-2회씩 교

---

490) 섭명홍 : 치암중약급기처방, 만섭출판사, pp.190-191, 1986.
491) 중화본초 편찬위 : 중화본초, 상해인민출판사, 상해, pp.4·834-835, 1999.

환하여 붙여주거나 발라준다.[492)493)]

치료방 5

처 방
오배자 유향 몰약 각 60g 아담자(거각)20g 식초 1250g.

조제법
위의 약물 가운데 먼저 식초를 제외한 오배자 유향 몰약 아담자를 함께 고운 가루로 만들어서 식초를 넣고 아주 약한 화력으로 가열하여 고약을 만들어 사용한다.

효능 및 주치
이 처방은 청열해독(淸熱解毒), 항암(抗癌) 등의 효능이 있으므로 유방암 등의 동통을 치료할 수 있다.

임상시술
임상에 응용할 때는 먼저 환부를 생리식염수 혹은 일반 염수로 깨끗이 씻어내고 소독된 거즈 등으로 수분을 완전히 닦아낸 뒤에 위의 약물 적당량을 붙여주거나 발라주고 필요에 따라서 그 위를 거즈나 붕대로 감고 부착포 등으로 고정시켜주되 격일로 1회씩 교

---
492) 상민의 : 실용항암중초약, 중국의약과기출판사, 북경, pp.49-50, 1996.
493) 중화본초 편찬위 : 중화본초, 상해인민출판사, 상해, p.8·213, 1999.

환하여 붙여주거나 발라준다.[494)495)]

치료방 6

처 방
맥곡 적당량.

조제법
위의 약물 신선한 것을 취하여 짓찧어서 사용한다.

효능 및 주치
이 처방은 청열소어(淸熱消瘀), 활혈화담(活血化痰) 등의 효능이 있으므로 유방암 등의 동통을 치료할 수 있다.

임상시술
임상에 응용할 때는 먼저 환부를 생리식염수 혹은 일반 염수로 깨끗이 씻어내고 소독된 거즈 등으로 수분을 완전히 닦아낸 뒤에 위의 약물 적당량을 붙여주고 그 위를 거즈나 붕대로 감고 부착포 등으로 고정시켜주되 격일로 1회씩 교환하여 붙여준다.[496)497)]

---

494) 상민의 : 실용항암중초약, 중국의약과기출판사, 북경, pp.125-127, 1996.
495) 신민교 : 임상본초학, 도서출판 영림사, pp.429-430, 721-722, 729-730, 828-829, 2002.
496) 상민의 : 실용항암중초약, 중국의약과기출판사, 북경, pp.136-137, 1996.
497) 정보섭·신민교 : 도해향약대사전, 도서출판 영림사, pp.132-133, 1990.

치료방 7

처 방

즉어 1마리 산약 120g 사향 0.5g.

조제법

위의 약물가운데서 사향을 제외한 즉어와 산약을 함께 삶아서 짓 찧어 죽 모양으로 만들어 사용한다.

효능 및 주치

이 처방은 소종지통(消腫止痛) 등의 효능이 있어 유방암 등의 동통을 치료할 수 있다.

임상시술

임상에 응용할 때는 먼저 환부를 생리식염수 혹은 일반 염수로 깨끗이 씻어내고 소독된 거즈 등으로 수분을 완전히 닦아낸 뒤에 먼저 위의 사향을 환부에 고르게 바르고 거기에 위의 약물 적당량을 재차 발라주고 그 위를 거즈나 붕대로 감고 부착포 등으로 고정시켜주되 격일로 1회씩 교환하여 붙여준다.[498]

9. 폐암 肺癌 치료방

---

498) 신민교 : 임상본초학, 도서출판 영림사, pp.185-189, 601-602, 2002.

치료방 1

처 방

산내 유향 몰약 대황 강황 치자 백지 황금 피마자(거각) 각 20g 소회향 정향 적작약 목향 황백 각 15g.

조제법

위의 약물을 함께 고운 가루로 만들어 저장하고 사용한다.

효능 및 주치

이 처방은 활혈지통(活血止痛), 해독(解毒), 항암(抗癌) 등의 효능이 있으므로 해수, 각혈, 흉통, 흉민, 기단(氣短) 및 X-선 검사에서 종류가 발견되는 폐암과 간암으로 인한 동통을 치료할 수 있다.

임상시술

임상에 응용할 때는 먼저 전흉부를 생리식염수 혹은 일반 염수로 깨끗이 씻어내고 소독된 거즈 등으로 수분을 완전히 닦아낸 뒤에 위의 약물을 계단청으로 반죽하여 유근혈(乳根穴)을 중점으로 붙여주고 그 위를 거즈나 붕대로 감고 부착포 등으로 고정시켜주되 매 1-2일에 1회씩 교환하여 붙여준다.[499)500)]

---

499) 가연재 : 절강중의잡지, (4) : 25, 1991.
500) 신민교 : 임상본초학, 도서출판 영림사, pp.242-244, 305-306, 372-374, 400-402, 405-406, 464-465, 517-518, 587, 721-722, 724-726, 729-731, 800-801, 822-823, 2002.

치료방 2

처 방

독각련(신선한 것) 500g 천남성 반하(생) 유향 몰약 각 100g 오공 100마리 마전자 급성자 각 50g 용뇌(빙편) 300g 황단 195g 지마유 5750g.

조제법

위의 약물 가운데서 먼저 독각련을 짓찧고 천남성 반하(생) 유향 몰약 오공 마전자 급성자를 함께 고운 가루로 만든 것과 용뇌(빙편) 가루를 모두 고르게 혼합한 뒤에 여기에 황단과 지마유를 넣고 고르게 반죽하여 고약을 만들어 사용한다.

효능 및 주치

이 처방은 공독산결(攻毒散結), 조습화담(燥濕化痰), 소비산결(消痞散結), 해독(解毒), 윤조(潤燥), 생기(生肌) 등의 효능이 있으므로 폐암 등의 동통을 치료할 수 있다.

임상시술

임상에 응용할 때는 먼저 전흉부와 배흉부를 생리식염수 혹은 일반 염수로 깨끗하 씻어내고 소독된 거즈 등으로 수분을 완전히 닦아낸 뒤에 위의 약물을 붙여주고 그 위를 거즈나 붕대로 감고 부착포 등으로 고정시켜주되 매 1-2일에 1회씩 교환하여 붙여준다.[501]

---

501) 정보섭・신민교 : 도해향약대사전, 도서출판 영림사, pp.377-379, 1990.

참고 및 주의사항

위의 독각련의 전초가 없을 때는 그 덩이줄기를 사용하여도 된다.

10. 간암肝癌 치료방

치료방 1

처 방

석고(단) 60g 대황 강황 각 50g 남성(생) 유향(제) 몰약(제) 섬여피(건) 밀타승 각 20g 용담 황단 용뇌(빙편) 정향 웅황 세신 각 15g.

조제법

위의 약물을 분쇄하기 쉽게 개별적으로 고운 가루로 만든 것을 함께 고르게 혼합하여 밀폐용기에 저장하고 사용한다.

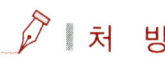

이 처방은 소종지통(消腫止痛) 등의 효능이 있으므로 간구동통(肝區疼痛), 소수핍력(消瘦乏力) 등이 나타나는 소화기의 악성종류인 간암 등의 동통을 치료할 수 있다.

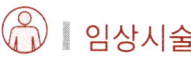

임상에 응용할 때는 먼저 상복부의 간구를 중심으로 생리식염수 혹은 일반 염수로 깨끗이 씻어내고 소독된 거즈 등으로 수분을 완전히 닦아낸 뒤에 위의 적당량의 약물을 취하여 적당량의 vaseline을 넣고 고르게 반죽하여 붙여주거나 경락의 압통부위에 붙여주고 그 위를 거즈나 붕대로 감고 부착포 등으로 고정시켜주되 매 1-2일에 1회씩 교환하여 붙여준다.[502)]

참고 및 주의사항

이 처방은 맹독성을 지니고 있으므로 입이나 눈에 들어가지 않도록 특별한 주의가 필요하다.

치료방 2

처 방

웅황 30g 백반(백반) 60g.

조제법

위의 약물을 함께 고운 가루로 만들어서 면호(麵糊)를 넣고 고르게 반죽하여 사용한다.

효능 및 주치

---

502) 신민교 : 임상본초학, 도서출판 영림사, pp.327-329, 365-367, 397-398, 517-518, 556-557, 608-609, 721-722, 729-731, 744-747, 785-787, 822-823, 853-854, 857-858, 859-860, 2002.

이 처방은 공독살충(攻毒殺蟲), 조습(燥濕), 수렴(收斂) 등의 효능이 있으므로 간암복수 등의 병증을 치료할 수 있다.

임상시술

임상에 응용할 때는 먼저 상복부의 간구를 중심으로 생리식염수 혹은 일반 염수로 깨끗이 씻어내고 소독된 거즈 등으로 수분을 완전히 닦아낸 뒤에 위의 적당량의 약물을 붙여주거나 경락의 압통 부위에 붙여주고 그 위를 거즈나 붕대로 감고 부착포 등으로 고정시켜주되 매 1-2일에 1회씩 교환하여 붙여준다.[503)504)]

참고 및 주의사항

이 처방은 붙이고 난 뒤에 대편을 수회배변하면 득효할 수 있다.

치료방 3

처 방

구약 경천삼칠 작상 초오두 가 저당량.

조제법

위의 약물 신선한 것을 취하여 함께 짓찧어 사용한다.

---

503) 섭명홍 : 치암중약급기처방, 만섭출판사, pp.62-63, 1986.
504) 신민교 : 임상본초학, 도서출판 영림사, pp.804-806, 859-860, 2002.

✓ 효능 및 주치

이 처방은 화담산적(化痰散積), 소종해독(消腫解毒), 활혈지통(活血止痛) 등의 효능이 있으므로 간암 등의 동통을 치료할 수 있다.

임상시술

임상에 응용할 때는 먼저 상복부의 간구를 중심으로 생리식염수 혹은 일반 염수로 깨끗이 씻어내고 소독된 거즈 등으로 수분을 완전히 닦아낸 뒤에 위의 적당량의 약물을 붙여주거나 경락의 압통 부위에 붙여주고 그 위를 거즈나 붕대로 감고 부착포 등으로 고정시켜주되 매 1-2일에 1회씩 교환하여 붙여준다.[505)506)507)]

치료방 4

처 방

목별자(거각) 3g 대산 웅황 각 1.5g 식초 약간.

조제법

먼저 위의 약물 가운데서 식초를 제외한 모든 약물을 함께 짓찧어 약간의 소금을 첨가하고 사용한다.

---

505) 섭명홍 : 치암중약급기처방, 만섭출판사, pp.191-194, 1986.
506) 정보섭·신민교 : 도해향약대사전, 도서출판 영림사, pp.601-602, 890-891, 1990.
507) 신민교 : 임상본초학, 도서출판 영림사, pp.302-303, 849-850, 2002.

✓ 효능 및 주치

이 처방은 생기산어(生肌散瘀), 소종해독(消腫解毒), 수렴지통(收斂止痛) 등의 효능이 있으므로 간암동통을 치료할 수 있다.

임상시술

임상에 응용할 때는 먼저 상복부의 간구를 중심으로 생리식염수 혹은 일반 염수로 깨끗이 씻어내고 소독된 거즈 등으로 수분을 완전히 닦아낸 뒤에 위의 적당량의 약물을 붙여주거나 경락의 압통 부위에 붙여주고 그 위를 거즈나 붕대로 감고 부착포 등으로 고정시켜주되 매 1-2일에 1회씩 교환하여 붙여준다.⁵⁰⁸⁾⁵⁰⁹⁾

치료방 5

처 방

곤포 해조 영지 울금 향부자 별갑 각 200g 대극 감수 각 150g 전갈 120g 도엽(별, 신선한 것) 10kg 마전자 100g 오공 100마리 섬서 80g 사향 0.12g.

조제법

위의 약물가운데서 사향을 제외한 모든 약물을 함께 큰 솥에 넣고 물 50리터를 부어 강한 화력으로 3시간 동안 달여서 먼저 도엽

---

508) 상민의 : 실용항암중초약, 중국의약과기출판사, 북경, pp.146-147, 1996.
509) 신민교 : 임상본초학, 도서출판 영림사, pp.554-555, 839-840, 859-860, 2(桃葉002.

(桃葉)을 건져내고 재차 2시간 동안 달여서 여과하여 여과액을 농축시켜 고약으로 만들어 밀폐저장하고 사용한다.

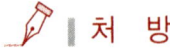 효능 및 주치

이 처방은 이수소종(利水消腫), 해독산결(解毒散結) 등의 효능이 있으므로 간암 등의 동통을 치료할 수 있다.

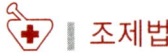 임상시술

임상에 응용할 때는 먼저 상복부의 간구를 중심으로 생리식염수 혹은 일반 염수로 깨끗이 씻어내고 소독된 거즈 등으로 수분을 완전히 닦아낸 뒤에 위의 고약 적당량을 2겹의 거즈나 헝겊에 3mm 두께로 펴서 바르고 고약 위에 사향 0.12g을 뿌려서 붙여주고 그 위를 거즈나 붕대로 감고 부착포 등으로 고정시켜주되 매 3일에 1회씩 교환하여 붙여주되 20일을 주기로 붙여준다.[510)511)]

치료방 6

처 방

지각 60g 삼릉 봉출 적작약 각 30g 자충 15g.

조제법

---

510) 호회강 : 중의외치잡지, (2) : 1, 1998.
511) 신민교 : 임상본초학, 도서출판 영림사, pp.269-270, 468-469, 477-478, 556-557, 622-625, 645-646, 703-705, 48-749, 767-768, 789-791, 793-794, 2002.

위의 약물을 고운 가루로 만들어 적당량의 면분과 깨끗한 물을 넣고 반죽하여 사용한다.

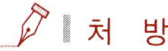
효능 및 주치

이 처방은 파기거어(破氣祛瘀), 소적지통(消積止痛) 등의 효능이 있으므로 간암 등의 동통을 치료할 수 있다.

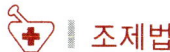
임상시술

임상에 응용할 때는 먼저 상복부의 간구를 중심으로 섬서 3g을 75% 알코올에 용해시킨 약액을 상복부의 간구에 바르고 난 뒤에 알코올이 모두 휘발되기를 기다렸다가 위의 고약을 붙여주고 그 위를 거즈나 붕대로 감고 부착포 등으로 고정시켜주되 매 회 2.5-3시간 동안 방치하여두었다가 제거하며 매일 1회 혹은 격일에 1회씩 붙여준다.[512)513)]

치료방 7

처 방

조휴(신선한 것) 30g 전라(육) 10매 용뇌(빙편) 1g.

조제법

---

512) 향종익 : 북경중의학원보, (2) : 32, 1990.
513) 신민교 : 임상본초학, 도서출판 영림사, pp.242-244, 479-481, 483-484, 548-549, 2002.

위의 약물 가운데서 먼저 조휴(신선한 것)와 전라(육)를 함께 짓찧고 여기에 용뇌(빙편)가루를 넣어 고르게 혼합한 뒤에 사용한다.

✓ 효능 및 주치

이 처방은 청열해독(淸熱解毒), 이수소종(利水消腫) 등의 효능이 있으므로 간암복수 등의 동통을 치료할 수 있다.

임상시술

임상에 응용할 때는 먼저 상복부의 간구를 중심으로 생리식염수 혹은 일반 염수로 깨끗이 씻어내고 소독된 거즈 등으로 수분을 완전히 닦아낸 뒤에 위의 약물을 붙여주고 그 위를 거즈나 붕대로 감고 부착포 등으로 고정시켜준다. 매 일 1회씩 교환하여 붙여주되 연속하여 3일을 붙여준다.[514)515)]

11. 위암 胃癌 · 췌장암 膵臟癌 치료방

치료방 1

처 방

적작약 도인 향부자 오약 각 12g 홍화 유향 각 6g 아위 4.5g 봉밀 적당량.

---

514) 하자강 : 요녕중의잡지, (10) : 478, 1994.
515) 신민교 : 임상본초학, 도서출판 영림사, pp.626-627, 2002.

조제법

위의 약물을 함께 고운 가루로 만들어 적당량의 봉밀을 넣고 고르게 반죽하여 고약을 만들어 저장하고 사용한다.

효능 및 주치

이 처방은 이기해울(理氣解鬱), 활혈거어(活血祛瘀), 소옹산종(消癰散腫), 소적산징(消積散癥) 등의 효능이 있으므로 췌장암 등의 동통을 치료할 수 있다.

 임상시술

임상에 응용할 때는 먼저 상복부를 중심으로 생리식염수 혹은 일반 염수로 깨끗이 씻어내고 소독된 거즈 등으로 수분을 완전히 닦아낸 뒤에 위의 고약 적당량을 붙여주고 그 위를 거즈나 붕대로 감고 부착포 등으로 고정시켜주되 매 3일에 1회씩 교환하여 붙여주되 20일을 주기로 붙여준다.[516)517)]

치료방 2

처 방

대산 100g 노근 20g 삼칠근 조휴 현호색 황약자 각 10g 천궁 6g 용뇌(빙편) 8g 사향 약간.

---

516) 정옥령 : 광명중의잡지, (1) : 42, 1994.
517) 신민교 : 임상본초학, 도서출판 영림사, pp.242-244, 466-468, 477-478, 534-535, 540-542, 545-546, 729-731, 2002.

조제법

먼저 대산과 사향을 제외한 모든 약물을 함께 고운 가루로 만들고 여기에 사향을 첨가하고 별도로 대산을 고운 짓찧어서 고르게 혼합하여 고약을 만들어 사용한다.

효능 및 주치

이 처방은 청열해독(淸熱解毒), 소종지통(消腫止痛) 등의 효능이 있으므로 상복부 동통, 구토, 반위, 구혈, 흑변, 소수, 상복부 포괴(包塊) 등이 나타나는 위암 등의 동통을 치료할 수 있다.

 ### 임상시술

임상에 응용할 때는 먼저 동통부위를 생리식염수 혹은 일반 염수로 깨끗이 씻어내고 소독된 거즈 등으로 수분을 완전히 닦아낸 뒤에 위의 약물을 붙여주거나 경락의 압통부위에 붙여주고 그 위를 거즈나 붕대로 감고 부착포 등으로 고정시켜주되 매일에 1회씩 교환하여 붙여준다.

12. 흉복수암 胸腹水癌 치료방

처 방

---

518) 중국중약잡지 (1) : 57, 1991.
519) 신민교 : 임상본초학, 도서출판 영림사, pp.363-365, 497-498, 530-532, 578-579, 601-604, 608-609, 626-627, 731-732, 839-840, 2002.

감수 사인 각 9g 대산 적당량.

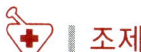 조제법

먼저 감수와 사인을 고운 가루로 만들어 놓고 적당량의 대산을 짓찧어 혼합하고 고르게 섞고 약간의 청수로 풀과 같이 만들어서 사용한다.

✔ 효능 및 주치

이 처방은 청열이수(淸熱利水), 소종(消腫) 등의 효능이 있으므로 흉복수암, 간암 등의 병증을 치료할 수 있다.

임상시술

임상에 응용할 때는 먼저 하복부를 생리식염수 혹은 일반 염수로 깨끗이 씻어내고 소독된 거즈 등으로 수분을 완전히 닦아낸 뒤에 위의 약물을 붙여주고 그 위를 거즈나 붕대로 감고 부착포 등으로 고정시켜주되 매일 1회씩 교환하여 붙여준다.[520]

13. 복강암 腹腔癌 치료방

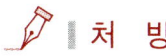

처 방

---

520) 신민교 : 임상본초학, 도서출판 영림사, pp.172-175, 789-791, 839-840, 2002.

전라 1개 소금 반 수저.

 조제법

위의 약물을 함께 짓찧어서 사용한다.

 효능 및 주치

이 처방은 청열이수(淸熱利水) 등의 효능이 있으므로 복강암 등의 동통을 치료할 수 있다.

 임상시술

임상에 응용할 때는 먼저 하복부를 생리식염수 혹은 일반 염수로 깨끗이 씻어내고 소독된 거즈 등으로 수분을 완전히 닦아낸 뒤에 위의 약물을 붙여주고 그 위를 거즈나 붕대로 감고 부착포 등으로 고정시켜주되 매일 1회씩 교환하여 붙여준다.[521)522)]

치료방 2

 처 방

대산 전라 차전자 각 등분.

 조제법

---

521) 섭명홍 : 치암중약급기처방, 만섭출판사, pp.50-51, 1986.
522) 신민교 : 임상본초학, 도서출판 영림사, pp.815-816, 2002.

위의 약물을 함께 오래도록 달여서 여과한 여액을 농축하여 고약으로 만들어 저장하고 사용한다.

✅ 효능 및 주치

이 처방은 청열이수(淸熱利水), 소종지통(消腫止痛) 등의 효능이 있으므로 수기종만(水氣腫滿)의 복강암 등의 동통을 치료할 수 있다.

👤 임상시술

임상에 응용할 때는 먼저 제부(배꼽) 즉 신궐혈 주위를 생리식염수 혹은 일반 염수로 깨끗이 씻어내고 소독된 거즈 등으로 수분을 완전히 닦아낸 뒤에 위의 약물을 붙여주고 그 위를 거즈나 붕대로 감고 부착포 등으로 고정시켜주되 매일 1회씩 교환하여 붙여준다.[523)524)]

14. 자궁경암子宮頸癌 치료방

치료방 1

✒️ 처 방
농길리 적당량.

---

523) 섭명홍 : 치암중약급기처방, 만섭출판사, pp.114-116, 1986.
524) 신민교 : 임상본초학, 도서출판 영림사, pp.669-670, 839-840, 2002.

조제법

　위의 약물을 깨끗이 씻어 말린 것을 고운 가루로 만들어 적당량의 생리식염수를 넣고 고르게 반죽하여 풀과 같이 만들어 사용하거나 혹은 신선한 것을 짓찧어서 사용하며 또는 농축하여 고약을 만들어 사용하기도 하고 농축하여 전제(栓劑)로 만들어 사용한다.

 효능 및 주치

　이 처방은 청열이습(淸熱利濕), 해독(解毒) 등의 효능이 있으므로 피부암, 위암, 직장암, 자궁경암, 음경암 등의 동통을 치료할 수 있다.

임상시술

　임상에 응용할 때는 먼저 음도를 2%의 붕산수로 소독하고 위의 약물을 농축하여 전제(栓劑)로 만들어 음도에 삽입하되 매일 2회씩 하고 기타의 경우에는 환부를 생리식염수 혹은 일반 염수로 소독된 거즈 등으로 수분을 완전히 닦아낸 뒤에 위의 약물 붙여주거나 발라주고 필요에 따라서 그 위를 거즈나 붕대로 감고 부착포 등으로 고정시켜주되 매일 1-2회씩 교환하여 붙여주거나 발라준다.[525)526)]

치료방 2

---

525) 섭명홍 : 치암중약급기처방, 만섭출판사, pp.87-89, 1986.
526) 신민교 : 임상본초학, 도서출판 영림사, pp.566-567, 2002.

처 방

남성(생, 혹은 반하(생)) 60g 75% 알코올 5ml.

조제법

위의 남성 신선한 것을 취하여 깨끗이 씻어서 75% 알코올 5ml을 넣고 짓찧어 묽은 죽 같이 된 뒤에 이를 거즈로 여과하고 여과한 여액을 전제(栓劑)로 만들어 사용한다.

효능 및 주치

이 처방은 조습화담(燥濕化痰), 거풍해경(祛風解痙), 산결지통(散結止痛) 등의 효능이 있으므로 자궁경암 등의 동통을 치료할 수 있다.

임상시술

임상에 응용할 때는 먼저 음도를 2% 붕산수로 깨끗이 씻어내고 위의 전제(栓劑)를 음도에 삽입하여 주되 매일 1-2회씩 교환하여 준다.[527)528)]

치료방 3

처 방

---

527) 섭명홍 : 치암중약급기처방, 만섭출판사, pp.126-129, 1986.
528) 신민교 : 임상본초학, 도서출판 영림사, pp.744-747, 819-821, 2002.

남성(생) 반하(생) 각 등분.

 조제법

위의 약물을 깨끗이 씻어서 짓찧어 전제(栓劑)로 만들어 사용한다.

효능 및 주치

이 처방은 조습화담(燥濕化痰), 거풍해경(祛風解痙), 산결지통(散結止痛) 등의 효능이 있으므로 자궁경암 등의 동통을 치료할 수 있다.

 임상시술

임상에 응용할 때는 먼저 음도를 2% 붕산수로 깨끗이 씻어내고 위의 전제(栓劑)를 음도에 삽입하여 주되 매일 1-2회씩 교환하여 준다.[529)530)]

치료방 4

처 방

흑장단 60g 고삼 오배자 각 15g 용뇌(빙편) 6g.

 조제법

---

529) 섭명홍 : 치암중약급기처방, 만섭출판사, pp.126-129, 1986.
530) 신민교 : 임상본초학, 도서출판 영림사, pp.744-747, 819-821, 2002.

위의 약물을 함께 고운 가루로 만들어 저장하고 사용한다.
"흑장단"이란 계단황 1000g에 적당량의 두발을 넣고 연기가 나올 때 까지 오래도록 달여 만든 것이다.

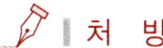

효능 및 주치

이 처방은 청열조습(淸熱燥濕), 거풍살충(袪風殺蟲), 이수소종(利水消腫) 등의 효능이 있으므로 자궁경암 동통을 치료할 수 있다.

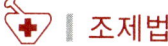

임상시술

임상에 응용할 때는 먼저 음도를 2% 붕산수로 깨끗이 씻어내고 위의 전제(栓劑)를 음도에 삽입하여 주되 매일 1-2회씩 교환하여 준다.[531)532)]

치료방 5

처 방

남성(생) 60g 반하(생) 배반 가 30g 산두근 15g 오공 10 마리.

조제법

위의 약물을 함께 고운 가루로 만들어 저장하고 사용한다.

---

531) 상민의 : 실용항암중초약, 중국의약과기출판사, 북경, pp.125-127, 1996.
532) 신민교 : 임상본초학, 도서출판 영림사, pp.394-396, 608-609, 828-829, 2002.

✓ 효능 및 주치

이 처방은 청열해독(淸熱解毒), 조습소비(燥濕消痞), 공독산결(攻毒散結) 등의 효능이 있으므로 자궁경암의 동통을 치료할 수 있다.

임상시술

임상에 응용할 때는 먼저 음도를 2% 붕산수로 깨끗이 씻어내고 위의 약물을 전제(栓劑)로 만들어 음도에 삽입하여 주되 매일 조석으로 1-2회씩 교환하여 준다.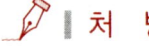

15. 신장암 腎臟癌 치료방

치료방 1

처 방
남성(생) 20g 등황 용뇌(빙편) 각 3g 사향 0.3g.

조제법
위의 약물을 함께 고운 가루로 만들어 저장하고 사용한다.

✓ 효능 및 주치

---

533) 강소중의 (3) : 11, 1992.
534) 신민교 : 임상본초학, 도서출판 영림사, pp.426-427, 622-623, 744-747, 804-806, 819-821, 2002.

이 처방은 소종해독(消腫解毒), 지혈(止血), 살충(殺蟲), 산결지통(散結止痛) 등의 효능이 있으므로 신장암을 치료할 수 있다.

 임상시술

임상에 응용할 때는 먼저 요부를 생리식염수 혹은 일반 염수로 깨끗이 씻어내고 소독된 거즈 등으로 수분을 완전히 닦아낸 뒤에 위의 약물을 주초(酒醋) 각 상반(相半)으로 반죽하되 풀 상태의 고약으로 만들어서 붙여주고 그 위를 거즈나 붕대로 감고 부착포 등으로 고정시켜주되 약물이 마르면 교환하여 붙여주며 매일 3-4회씩 교환하여 붙여준다.[535)536)]

치료방 2

 처 방

선인장(신선한 것) 오배자 대황 용뇌(빙편) 마전자 각 등분.

 조제법

먼저 선인장을 고운 짓찧고 여기에 오배자 대황 용뇌(빙편) 마전자를 함께 고운 가루로 만든 것을 혼합하고 반죽하여 고약으로 만들어 사용한다.

---

535) 관제생 : 강소중의, (31) : 2, 1986.
536) 신민교 : 임상본초학, 도서출판 영림사, pp.601-604, 608-609, 744-747, 2002.

✔ 효능 및 주치

이 처방은 행기활혈(行氣活血), 청열해독(淸熱解毒), 공적도체(攻積導滯), 청리습열(淸利濕熱), 산결소종(散結消腫), 지통(止痛) 등의 효능이 있으므로 신장암 동통을 치료할 수 있다.

임상시술

임상에 응용할 때는 먼저 요부를 생리식염수 혹은 일반 염수로 깨끗이 씻어내고 소독된 거즈 등으로 수분을 완전히 닦아낸 뒤에 위의 약물을 붙여주고 그 위를 거즈나 붕대로 감고 부착포 등으로 고정시켜주되 격일에 1회씩 교환하여 붙여준다.[537)538)539)]

치료방 3

처 방

대황 100g 혈갈 유향 몰약 각 50g 섬서 웅황 용뇌(빙편) 황단 망초 각 30g 요사 10g 사향 1g.

조제법

위의 약물을 함께 고운 가루로 만들어 저장하고 사용한다.

---

537) 서소홍 : 사천중의, (5) : 8, 1996.
538) 정보섭·신민교 : 도해향약대사전, 도서출판 영림사, pp.531-532, 1990.
539) 신민교 : 임상본초학, 도서출판 영림사, pp. 2002.

✅ 효능 및 주치

이 처방은 행어통경(行瘀通經), 연견산결(軟堅散結), 공독산종(攻毒散腫), 청리습열(淸利濕熱), 산열지통(散熱止痛) 등의 효능이 있으므로 신장암 동통을 치료할 수 있다.

👤 임상시술

임상에 응용할 때는 먼저 요부를 생리식염수 혹은 일반 염수로 깨끗이 씻어내고 소독된 거즈 등으로 수분을 완전히 닦아낸 뒤에 위의 약물을 식초로 풀 상태로 반죽하여 붙여주고 그 위를 거즈나 붕대로 감고 부착포 등으로 고정시켜주되 매일 1회씩 교환하여 붙여준다.[540)541)]

16. 방광암膀胱癌 치료방

✏️ 처 방

오약 건강 필발 각 30g. 오수유 세신 소회향 각 10g.

💊 조제법

위의 약품을 함께 고운 가루로 만들어서 여기에 약간의 냉수를 붓고 끓여 약즙이 자작할 때 사용한다.

---

540) 왕경재 : 합서중의, (5) : 195, 1993.
541) 신민교 : 임상본초학, 도서출판 영림사, pp.556-557, 601-604, 608-609, 721-722, 729-731, 785-788, 857-862, 2002.

✓ 효능 및 주치

이 처방은 온경이기(溫經理氣), 난하초(暖下焦) 등의 효능이 있으므로 방광암 동통을 치료할 수 있다.

임상시술

임상에 응용할 때는 먼저 하복부를 생리식염수 혹은 일반 염수로 깨끗이 씻어내고 소독된 거즈 등으로 수분을 완전히 닦아낸 뒤에 위의 약물을 붙여주고 그 위를 거즈나 붕대로 감고 부착포 등으로 고정시켜주되 매일 2회씩 교환하여 붙여준다.[542]

---

542) 신민교 : 임상본초학, 도서출판 영림사, pp.293-294, 305-308, 314-315, 327-329, 466-468, 2002.

저자약력

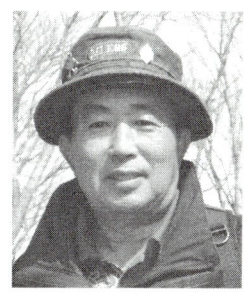

신민교 박사

- 아호 : 단재신농(丹齋神農)
- 학력 : 대신농업고등학교 졸업(여주)
  경희대학교 한의학과 졸업
  경희대학교 대학원 한의학박사 학위취득
- 경력 : 서울 한의원 원장(면허번호 2263)
  대한본초학회 회장 역임
  보건복지부 중앙약사심의위원 역임
  한국생약학회 이사 역임
  경희대학교 대학원(한의학과) 외래교수 역임
  중국 연변대학교 의과대학 객좌교수 역임
  경희대학교 총동문회 이사 역임
  원광대학교 한의과대학 교수 역임
  원광대학교 한의과대학 학장 역임
  원광대학교 한의학연구소 소장 역임
  원광대학교 명예교수(현)
  동신대학교 한의학과 외래교수(현)

서울 성신여자대학교 대학원 외래교수(현)
- 저서 : 원색임상본초학, 도인기공학, 국역향약집성방, 도해향약(생약)대사전, 우리집한약방, 최신한방임상진료, 임상본초학
- 논문 : Studies on a New Method of Attaching Traditional Medicines for Treatment of Incurable Diseases(The 13th ICOM) 외 다수

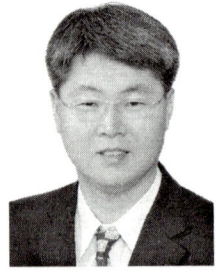

노영득 박사

- 아호 : 구보(龜寶)
- 학력 : 공주고등학교졸업
  원광대학교 한의과대학 한의학과 졸업
  동대학원 한의학박사 학위취득
- 자격 : 대한민국 한의사 국가고시합격
  한의사면허 취득(No. 5361)
- 경력 : 서울 한의원 원장(구리)
  대한본초학회 회원
  사상체질의학회 회원
  대한한의통증제형학회 회원
  한방전립선학연구회 창립회원
- 논문 : 1. 한국산 산초나무과에 대한 본초학적고찰(석사)

2. 목단피의 항염효과에 관한연구(박사)
3. Studies on a New Method of Attaching Traditional Medicines for Treatment of Incurable Diseases(The 13th ICOM)

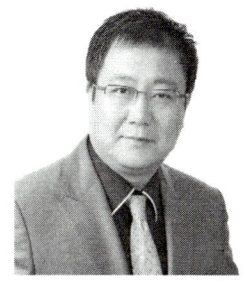

신창호 박사

- 아호 : 여송(與松)
- 학력 : 서울한영고등학교졸업
  원광대학교 분자생물학과 졸업
  중국 북경중의약대학 중의학과 졸업
  원광대학교 한의학전문대학원 제3의학과 졸업
  동대학원 한의학박사 학위취득
- 경력 : 서울한의원 행정원장(구리)
  한방패치요법 책임연구원
- 논문 : 1. 전통약물의 첩부요법 연구(석사)
  2. 당뇨병 예방과 치료를 위한 약선의 문헌적 연구(박사)
  3. Studies on a New Method of Attaching Traditional Medicines for Treatment of Incurable Diseases(The 13th ICOM)

바르거나 붙여서 치료하는
천연물 패치요법

2008. 12. 30. 초판발행

공저자 : 신민교·노영득·신창호
발행인 : 김 대 경
발행처 : 도서출판 의성당

주　소 : 서울특별시 강서구 화곡8동 159-40
　　　　　1969.12.19. 제11-45호
전　화 : (02) 2666-7771~5, 2607-7771~3
팩　스 : (02) 2607-6071
이메일 : esdang@hanmail.net
홈페이지 : www.esdang.com (의성당)

ISBN : 978-89-88676-83-7-93510

정　가 : 35,000원

이 책은 저작권법에 따라 허락 없이
복사 또는 인용하실 수 없습니다.